"十四五"时期国家重点出版物出版专项规划项目
湖北省公益学术著作出版专项资金资助项目

神 经 外 科 亚 专 科 学 丛 书

名誉主编　赵继宗

总 主 编　赵洪洋　王　硕　毛　颖

神经肿瘤

SHENJING ZHONGLIU

主 编◆江　涛　吴　震

华中科技大学出版社
http://press.hust.edu.cn
中国·武汉

内 容 简 介

本书是"神经外科亚专科学丛书"之一。

本书共十五章,包括概述、颅骨肿瘤、神经上皮组织肿瘤、颅内神经鞘瘤、脑膜瘤、颅内黑色素瘤、孤立性纤维性肿瘤/血管外皮细胞瘤、血管网状细胞瘤、中枢神经系统淋巴瘤、颅内生殖细胞肿瘤、鞍区肿瘤、表皮样囊肿和皮样囊肿、脊索瘤、边缘系统肿瘤、神经纤维瘤病。

本书可作为相关临床医师、科研人员及医学生的专业书籍和参考读物。

图书在版编目(CIP)数据

神经肿瘤/江涛,吴震主编.—武汉:华中科技大学出版社,2023.6
(神经外科亚专科学丛书)
ISBN 978-7-5680-9546-4

Ⅰ.①神… Ⅱ.①江… ②吴… Ⅲ.①神经组织肿瘤-神经外科手术 Ⅳ.①R739.405.6

中国国家版本馆 CIP 数据核字(2023)第 109040 号

神经肿瘤 江 涛 吴 震 主 编
Shenjing Zhongliu

总 策 划:车 巍
策划编辑:陈 鹏
责任编辑:张 琴 郭逸贤
封面设计:原色设计
责任校对:刘小雨
责任监印:周治超
出版发行:华中科技大学出版社(中国·武汉) 电话:(027)81321913
武汉市东湖新技术开发区华工科技园 邮编:430223
录 排:华中科技大学惠友文印中心
印 刷:湖北新华印务有限公司
开 本:889mm×1194mm 1/16
印 张:12.5
字 数:386 千字
版 次:2023 年 6 月第 1 版第 1 次印刷
定 价:128.00 元

丛书编委会

名誉主编 赵继宗

总主编 赵洪洋 王硕 毛颖

顾问（按姓氏笔画排序）

李新钢 余新光 赵世光 赵国光 游潮 漆松涛

委员（按姓氏笔画排序）

于炎冰 马杰 王旋 王飞跃 王灯亮 王贵怀

王海均 付朋 乐革芬 冯军 朱文德 任学芳

刘松 刘如恩 刘佰运 刘建民 刘景平 江涛

许妮娜 孙云 孙时斌 李良 李一明 李储忠

李德志 杨林 杨晓笙 杨鹏飞 吴震 吴祎炜

吴瀚峰 汪磊 张黎 张文川 张亚卓 张丽华

张建国 范艳竹 周迎春 周建新 赵阳 赵沃华

胡锦 侯立军 姜晓兵 洪涛 姚东晓 奚才华

高亮 唐艳 菅凤增 符棂 康德智 游赣

谢春成 雷德强

总主编秘书 冯军 王海均

丛书序

  神经外科发展至今，随着科学技术的进步，人们对中枢神经系统疾病的治疗效果和减少并发症发生的要求越来越高，精准化和精细化治疗是满足这一要求的必经之路。神经外科亚专科学的建立和发展正是顺应了这一要求，采用了精准化和精细化的组织形式，以利于对精准化和精细化治疗研究的不断深入进行。

  在这一大背景下，我们组织了全国神经外科亚专科学的领军人物，分别主编"神经外科亚专科学丛书"的十一个分册。本丛书介绍了相关亚专科学的理论知识和临床实践经验，除了强调规范化的传统治疗外，重点阐述了近年来在神经外科亚专科学领域出现的新技术、新业务，并指导性地提出了这些新技术、新业务的应用要点和注意事项。本丛书是神经外科医生、护士和相关领域工作人员临床诊疗必备的重要参考书。术业专精，才能术业精进，博而不精已不能满足当前科学技术迅速发展的需求，我们需要培养在神经外科亚专科学领域深入钻研、熟练掌握先进设备操作技术等的专家。将时间和精力集中于焦点，突破的机会就会大大增加，这也是早出人才、快出人才的路径，同时可为患者带来先进的治疗手段和更好的治疗效果。

  我国的神经外科事业在一代又一代奋斗者的努力下，已跻身世界先进行列。这套"神经外科亚专科学丛书"反映了当今中国神经外科的亚专科学水平。本丛书为"十四五"时期国家重点出版物出版专项规划项目、湖北省公益学术著作出版专项资金资助项目。本丛书的出版必将极大地推动我国神经外科学及其亚专科学的发展进步，为神经外科从业人员带来一部系统的集神经外科学及其亚专科学之大全的鸿篇巨制。

华中科技大学同济医学院附属协和医院原神经外科主任
湖北省医学会神经外科分会原主任委员
湖北省医师协会神经外科医师分会原主任委员
二级教授，博士研究生导师

首都医科大学神经外科学院副院长
中华医学会神经外科学分会主任委员
教授，博士研究生导师

复旦大学附属华山医院院长
中华医学会神经外科学分会候任主任委员
教授，博士研究生导师

2023年5月

前　言

　　近年来,脑科学的发展极大地促进了神经外科的进步。2013年,美国政府通过"BRAIN"计划,推进创新神经技术,进行大脑研究。"中国脑计划"于2021年正式启动,重点开展阶梯式的脑研究计划:认识大脑—模拟大脑—保护大脑—开发大脑。其核心目标在于为脑疾病寻找更好的治疗方案并开发人脑的潜力。随着医学和新能源技术、信息技术、生物工程技术的快速发展,医工结合也步入新的时代,整合资源、深入合作尤为关键。唯有不断加强交流协作、突显学科交叉,才有助于引导和推动脑科学研究的深入和脑疾病临床治疗效果的进一步提高。

　　神经外科是医学领域中疾病风险极高、手术难度很大、致残致死率较高的专业,所以神经外科青年医师及专科医师的规范化培训极其重要。这不仅需要在巩固住院医师规范化培训的基础上,深入强化神经外科专科医师专业理论和操作技能的规范化训练,更需要在此过程中融入与时俱进的创新临床思维和技术理念,最终为脑科学的创新发展和产业化转化奠定基础。

　　本书作为神经外科亚专科学丛书中的重要分册,覆盖了2021年世界卫生组织中枢神经系统肿瘤分类下神经肿瘤理论知识的介绍,包括疾病的典型临床特征、重要的病理生理学机制、标准的诊断标准和关键的诊疗技术等,旨在强化临床思维、规范临床操作、提升科研教学能力。

　　书中难免存在一些缺点与不足,恳请各位读者提出宝贵的意见和建议,以便再版时修正。

江　涛

目　录

第一章 概 述

颅内肿瘤是神经外科最常见的疾病。多数是起源于颅内各组织的原发性颅内肿瘤,其中,原发于中枢神经系统的脑胶质瘤是十大常见肿瘤之一,年发病率为 15～20/10 万人,年患病率约 130.8/10 万人。继发性颅内肿瘤则来源于身体其他部位的恶性肿瘤转移或邻近组织肿瘤的侵入。颅内肿瘤约占全身肿瘤的 5%,占儿童肿瘤的 70%,可发生于任何年龄,以 20～50 岁最为多见,男性略多于女性。随着 20 世纪中期神经影像学技术的发展,颅内肿瘤定位和定性诊断的准确性达到了新高度。近些年,PET、功能 MRI、脑磁图、神经导航、术中 CT/MRI、立体定向放射外科、术中唤醒麻醉技术的涌现和普及,明显改善了颅内肿瘤的治疗效果。尤其是随着放化疗、分子靶向治疗、基因免疫治疗等技术的不断更新,部分恶性颅内肿瘤患者的生存时间和生活质量得到了有效的提升和改善。

然而,目前颅内肿瘤的整体治疗水平还不尽如人意,特别是恶性胶质瘤,和全身其他器官的恶性肿瘤一样,治疗效果尚没有突破性的进展,这也给许多新思路和新技术的出现提供了一定的发展空间。"精准医疗"的概念正在引领医疗观念发生重大革新。神经导航、多模态影像学技术、术中唤醒麻醉和电生理技术的引入及广泛应用,大大提高了颅内肿瘤尤其是脑胶质瘤手术的精准化和个体化。随着二代测序技术的成熟,肿瘤全基因组测序开启了颅内肿瘤个体化分子靶向治疗的全新时代。利用基因组学技术构建恶性肿瘤的全景图谱,实现全基因组测序指导下更加精确的个体化治疗,是未来医学发展的趋势。

我国在《国家中长期科学和技术发展规划纲要(2006—2020 年)》中将"脑科学与认知"列入基础研究八个科学前沿问题之一。"中国脑计划"已从认识脑、保护脑、模拟脑三方面全面启动。其中在"保护脑"方面,对脑重大疾病开展系统深入的转化医学研究是对医疗卫生机构提出的要求。"中国脑计划"重点指出了数据库的重要性。对于颅内肿瘤而言,系统收集临床资料、建立样本库和配套的高质量数据库(影像、认知、功能、遗传)无疑是推动我国颅内肿瘤诊疗取得可持续发展的基础力量。十余年来,我国脑胶质瘤临床科研事业取得长足发展。由中国脑胶质瘤协作组发起的中国脑胶质瘤基因组图谱计划先后获得多个国家级项目支持,构建了国内最大的脑胶质瘤生物样本库和基因组学数据库,这不仅便于完善中国癌症数据采集标准,促进我国脑胶质瘤的基础与临床研究,更有助于架起我国脑胶质瘤学科与国际沟通的桥梁,对于我国神经肿瘤学科走向世界起到重要的推动作用。

当前,困扰我国颅内肿瘤综合诊疗水平发展的主要问题之一是从业人员分散和技术参差不齐。目前我国从事该领域工作的临床医生和专职研究人员分布在神经外科、头颈外科、神经影像科、放射治疗科、神经病理科、肿瘤内科、康复治疗科等,诊疗水平因医院层级不同而呈现较大差距。唯有不断加强交流协作、凸显学科交叉,才有助于引导和推动研究的深入和临床治疗水平的进一步提高。

(江涛)

第二章 颅 骨 肿 瘤

第一节 概 述

颅骨肿瘤是一类神经外科少见病,其发病率大约占颅内肿瘤的 2%,占全身骨骼肿瘤的 1%～2%。颅骨肿瘤病变大致可以分为原发性肿瘤、继发性肿瘤和肿瘤样病变三大类。原发性肿瘤有良恶性之分,继发性肿瘤通常为其他远处的肿瘤经血液循环转移到颅骨或邻近肿瘤直接侵犯和播散所致。一般发病散在,临床及影像学表现相似,诊断和鉴别诊断有时困难,也常常被临床医生所忽视或误诊。

详细的病史采集、神经系统查体结合头部结构影像(CT、MRI 平扫及强化)及功能分子影像(SPECT、PET)是进行准确临床诊断的必备条件。各种颅骨肿瘤的生物学、组织学特点不同,对于手术治疗、放射治疗(简称放疗)、化学治疗(简称化疗)的反应也各有差异,通常药物治疗无效,保留重要结构和功能前提下的全切手术是目前的主要根治方法。个别恶性颅骨肿瘤(如纤维肉瘤)常需结合放化疗进行综合治疗。临床最常见的病变是颅骨肿瘤,多发生在颅面部,手术处理起来相对容易,但个别颅骨肿瘤累及颅底和相关重要血管神经结构,涉及神经外科、耳鼻喉科、口腔科、颌面外科、肿瘤科、放疗科等多学科领域,根治颇为困难(表 2-1)。

表 2-1 颅骨肿瘤特点及治疗方式

肿瘤类别	肿瘤名称	组织学特点	X线影像学表现	CT影像学表现	MRI T1影像学表现	MRI T2影像学表现	影像学强化表现	其他	年龄	症状和体征	治疗方式
良性原发性颅骨肿瘤	骨瘤	与正常骨相似但骨髓减少	成骨性	成骨性				最常见的原发性骨病变,筛窦和额窦最常受累,与加德纳综合征和结节性硬化症相关		局部疼痛和肿胀	整块切除
	骨样骨瘤	血管纤维间质和不典型骨	核心低密度,边缘成骨性	核心低密度,边缘成骨性			可被增强	在骨扫描上显影	青少年和年轻人,男、女比例为1.7:1	使用非甾体抗炎药后出现夜间疼痛	整块切除

续表

肿瘤类别	肿瘤名称	组织学特点	X线影像学表现	CT影像学表现	MRI T1影像学表现	MRI T2影像学表现	影像学强化表现	其他	年龄	症状和体征	治疗方式
良性原发性颅骨肿瘤	成骨细胞瘤	大类上皮细胞，成骨细胞						与骨样骨瘤相似，但直径大于2 cm			整块切除
	血管瘤	骨小梁伴随内皮细胞排列成的通道	放射状，内板不受累				CT和MRI明显增强			局部肿胀和压痛	生长或有症状时切除
	淋巴瘤	骨小梁内内皮细胞通道有淋巴细胞	溶骨性	溶骨性	混合信号	混合信号			20岁之前	易感知的潜在柔软肿物	生长或有症状时切除
	表皮样囊肿	产生蜡角蛋白的鳞状上皮	溶骨和成骨性	溶骨和成骨性	低信号	高信号	除内囊外CT和MRI均无增强	MRI扩散限制增加		脑膜炎囊肿内容物渗漏风险	整块切除
	皮样囊肿	可能包含皮肤附属物：头发、指甲、汗腺和牙齿	溶骨和成骨性	溶骨和成骨性	高信号	高信号	无增强	中线与先天性颅面畸形有关，与静脉窦关系密切	儿童和女人	如果存在相关的真皮窦道会增加脑膜炎风险，脑膜炎囊肿内容物渗漏	整块切除

续表

肿瘤类别	肿瘤名称	组织学特点	X线影像学表现	CT影像学表现	MRI T1影像学表现	MRI T2影像学表现	影像学强化表现	其他	年龄	症状和体征	治疗方式
良性原发性颅骨肿瘤	软骨瘤	软骨细胞		分小叶,高密度			CT和MRI明显增强,MRI可显示骨核上的软骨帽	最常见的是颅底,尤其是蝶骨,横向位置,罕见恶性病变,与奥利埃病和马富奇综合征有关		颅神经病变	在可行情况下整块切除
	巨细胞瘤	局部出血和多核巨细胞	溶骨性	低密度,无强化	等信号	等信号	明显增强	颅底比穹隆更常见。局部浸润型,复发风险高	20～40岁	头痛及颅神经病变	在可行情况下整块切除,有放疗成功的报道,对于部分术后复发采用放疗
	动脉瘤性骨囊肿	无内皮的血窦	溶骨性	溶骨伴液平	液平	液平	固体成分可能增强	可扩张,并喷外观	30岁后少见,男、女比例为2∶1	局部肿胀和压迫	整块切除,术前栓塞可有帮助
	脂肪瘤	小梁骨内成熟的脂肪细胞	透X线不显影	低密度,可能钙化	高信号	高信号				常无症状	观察,如果形状变化,侵袭或有症状时切除
	脑膜瘤	上皮膜抗原和波形蛋白阳性染色	通常硬化和骨质增生	通常硬化和骨质肥厚	低信号	高信号	明显均匀的增强	更可能是非典型或明显恶性的,血管造影可能显示	儿童额外发病率高	可触及肿物,最常见	在可行情况下整块切除

续表

肿瘤类别	肿瘤名称	组织学特点	X线影像学表现	CT影像学表现	MRI T1影像学表现	MRI T2影像学表现	影像学强化表现	其他	年龄	症状和体征	治疗方式
恶性原发性颅骨肿瘤	骨肉瘤	含有骨的肉瘤细胞基质;肉瘤细胞可能没有弹性	广泛的骨溶解和"日光射线"形态	广泛的骨溶解和"日光射线"形态	多相的	多相的	均匀增强	碱性磷酸酶水平具有提示作用,可能意味着纤维发育不良的恶性病变	放疗后出现,骨佩吉特病或骨纤维发育不良	触及肿物,头痛,颅神经病变,取决于位置、大小	可行情况下整块切除,术前栓塞可能有帮助,放疗相对不推荐,虽有人用过;化疗是必需的

1. 骨性肿瘤　骨瘤(osteoma)是头盖骨最常见的原发性颅内肿瘤,占所有骨性肿瘤的0.4%。骨样骨瘤很常见,但骨化性纤维瘤很少见。成骨细胞瘤约占骨性肿瘤的1%。

2. 软骨性肿瘤　又称为软骨瘤(chondroma)和软骨黏液样纤维瘤(chondromyxoid fibroma),较为罕见。软骨母细胞瘤(chondroblastoma)虽然更少见,但在相关文献报道中约占良性颅骨肿瘤的10%。

3. 结缔组织肿瘤　结缔组织增生性纤维瘤(desmoplastic fibroma)是罕见的骨瘤,仅有个案报告。

4. 组织细胞肿瘤　巨细胞肉芽肿(giant cell granuloma)、非骨化性纤维瘤(non-ossifying fibroma)和黄瘤(xanthoma)在颅骨肿瘤中罕见。

5. 血管或血液源性肿瘤　嗜酸性肉芽肿(eosinophilic granuloma)通常累及颅骨。血管瘤(hemangioma)占良性颅骨肿瘤的10%,但在Mayo报道的良性颅骨肿瘤中占比约70%。

其他类型颅骨肿瘤包括动脉瘤性骨囊肿、表皮样和皮样瘤、脑膜瘤和纤维异常增生等,相对少见。佩吉特病的患病率在美国超过40岁的人群中高达1%～5%,涉及身体任何部位骨结构。

骨瘤、骨化性纤维瘤、软骨瘤和巨细胞肉芽肿在女性比男性更常见。骨样骨瘤、成骨细胞瘤、嗜酸性肉芽肿和佩吉特病对男性的影响比女性更大。血管瘤的男女患病率比例为1:2。骨性肿瘤、结缔组织肿瘤、巨细胞肉芽肿和纤维发育不良通常发生于年轻人。软骨性肿瘤则多发于20～50岁。嗜酸性肉芽肿、非骨化性纤维瘤和黄瘤患者通常小于20岁。表皮样瘤、皮样瘤和淋巴管瘤通常见于儿童。血管瘤的发病年龄多为4～6岁。脑膜瘤和佩吉特病则常影响50岁以上人群。2%的佩吉特病患者和0.5%的纤维发育不良患者恶化为骨肉瘤、纤维肉瘤或软骨肉瘤。预后、并发症发生率和死亡率取决于肿瘤性质、位置(颅底或颅穹)、肿瘤大小、是否复发、是否影响鼻窦或颅底以及颅底的颅神经是否受压。

受篇幅所限,本章主要讲述骨瘤、骨纤维结构不良、表皮样囊肿、动脉瘤性骨囊肿和嗜酸性肉芽肿。

(陈心　江荣才)

第二节　骨　瘤

颅骨骨瘤(osteoma of skull)是一种隆凸于骨面的肿瘤,多累及颅骨和下颌骨,是最常见的一种颅骨良性肿瘤(benign tumor of skull)(图 2-1)。胚胎发育时颅骨颅穹隆部为膜性成骨,利于骨瘤生长,而颅底部为软骨内成骨,所以颅穹隆部的骨瘤远较颅底多见,其最常见的发病位置是额窦,其次是筛窦,这两个部位的骨瘤占总病例的 75%。其他部位颅骨及颅底少见。此外,骨瘤倾向于扩张生长,这可能导致额骨及眶内容物的移位。手术整体切除骨瘤通常可以治愈。

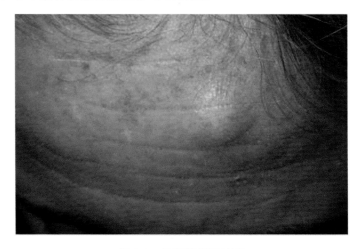

图 2-1　前额部颅骨骨瘤

多发性骨瘤可能与加德纳综合征(一种常染色体显性遗传病)有关,其特征是骨瘤、肠息肉和软组织肿瘤三联症病变,其可能会影响颅骨、下颌骨、面部骨骼和鼻旁窦,因此,鼻旁骨瘤患者应进行结肠镜检查和 DNA 测试。有报道显示骨瘤也与结节性硬化症有关。

骨瘤可发生在任何年龄,好发于 20～30 岁青壮年。发病率与性别无关。

一、病理改变

组织学上,骨瘤通常由与正常骨骼相似的成熟骨骼组成,但是骨髓量少。骨瘤通常可分为致密型和松质型。致密型骨瘤多起源于颅骨外板,表现为象牙样骨性肿块,镜下与正常骨皮质相似。松质型骨瘤起源于板障,结构松散,其中含有较多的纤维结缔组织,亦可见骨髓组织,多呈膨胀性生长(图 2-2)。

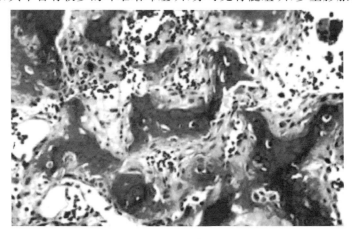

图 2-2　一例颅骨骨瘤患者病理学 HE 染色

二、辅助检查

（一）X 线

1. 致密型骨瘤　表现为圆形或椭圆形、边界清楚、局限性高密度影，内部结构致密均一。
2. 松质型骨瘤　内部疏松。

（二）CT

1. 致密型骨瘤　表现为与正常骨质相连的高密度肿物。圆形或卵圆形，边缘清、锐利。
2. 松质型骨瘤　显示内部密度不均，与平片相比更能明确骨瘤的部位、内部结构和起源（图 2-3）。

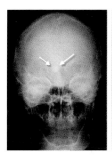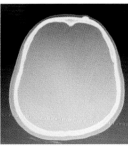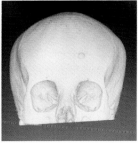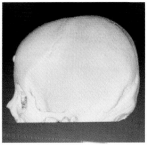

图 2-3　颅骨骨瘤 X 线、CT 平扫及三维重建

（三）MRI

效果不及 CT，骨瘤在 T1 和 T2 加权像上均呈边缘光滑的低信号或无信号灶，与母骨皮质连续无间隔。

三、临床表现和诊断

肿瘤生长缓慢，甚至可自行停止生长，故病程长达数年至数十年，平均 21 年。多数病例系因无意间发现无痛性颅骨肿物或轻微不适才来就诊，少数病例有头痛和眼球突出。检查见颅骨局部隆起，质地硬，与头皮无粘连，无红肿，表面光滑，边界较清，固定，偶有轻压痛。致密型骨瘤常累及颅骨外板，多膨胀性生长，使头颅变形。松质型骨瘤常累及颅骨内板，一般向颅内生长，严重者可引起高颅压症状和局限性神经系统体征。眶部骨瘤可引起眼球突出，视力下降。

（1）鼻窦附近：鼻窦附近的骨瘤可能会引起阻塞，从而阻止黏液引流并导致鼻窦感染。
（2）靠近眼睛：眼睛附近的骨瘤可能导致眼睛突出。
（3）前额或颅骨：前额或颅骨上的骨瘤可能会引起头痛。

四、鉴别诊断

1. 颅骨纤维异常增生症　病变广泛，可同时累及全身多处骨结构。颅骨平片早期提示孤立囊性变，颅骨变薄，外板为著，囊内有斑点状钙化及硬化；晚期提示广泛性硬化变，累及颅骨全层。
2. 颅骨骨膜下血肿钙化　呈蛋壳样钙化或广泛骨化，呈半球状向外突出，常有产伤史，不难鉴别。
3. 脑膜瘤　颅骨增生，累及颅骨全层，骨外板呈放射状增生，伴溶骨性骨破坏；内板弥漫增生，血管压迹增多、增粗迂曲。CT、MRI 可显示颅内的脑膜瘤组织，易于鉴别。

五、治疗

对于生长迅速而怀疑恶变或影响颅面部美容的骨瘤应手术切除，否则不必手术。绝大多数病例预后良好。但应注意本病可能是一种错构瘤，骨瘤与肠息肉和软组织肿瘤并存，称为加德纳综合征，是 5 号染色体异常的显性遗传病，骨瘤可发生于全身骨骼，以颅面骨较常见。肠息肉主要发生于结肠，其次胃和小肠亦可恶变。完整切除肿瘤直至正常颅骨边缘,通常可以治愈。简单刮除术可能会增大肿瘤残留及复发的可能。有学者主张对手术残留及位于颅底无法切除的肿瘤给予放疗。近来,有学者通过 3D 打印技术辅助骨瘤切除,可为患者保留一个良好的外观。

(赵子龙　江荣才)

第三节　骨纤维结构不良

骨纤维结构不良发生在颅骨,通常称为颅骨纤维异常增生症,是指正常的颅骨组织被异常增生的纤维组织所替代的一种颅骨骨性疾病。目前病因尚不明确,可能与胚胎结构缺陷导致的原始间叶组织发育异常有关,好发于颅骨扁平骨质(包括蝶、额、顶、枕、上颌等骨质),身体所有部位骨质均可累及。多见于儿童及青少年,20 岁前发病较多,男性发病率高于女性。

在大多数人中,只有一块骨头受到影响(单骨纤维结构不良)。20%～30% 的病例是多骨受累。多骨受累通常在 10 岁之前变得明显,而单骨受累常出现在青少年或年轻的成人。骨纤维结构不良是一种遗传病,是由基因突变引起的,而这种基因突变并不是父母传给孩子的。

一、病理表现

病灶呈灰红色或灰白色,质地坚实,切开有沙砾感。镜下以纤维结缔组织与新生骨为主。未成熟骨小梁大小不一,纤维间质主要为梭形细胞及胶原,二者比例不同,导致病理表现有所差异,极少恶化为软骨肉瘤。

二、辅助检查

(一)X 线

骨纤维结构不良分为三种类型。

1. 囊肿型骨纤维结构不良　多位于颅盖骨,类圆形囊性,无包膜,边界不清,囊内有钙化及骨硬化。外板变薄且板障增厚。

2. 硬化型骨纤维结构不良　多位于颅底,可累及颅骨全层,导致容貌改变。

3. 混合型骨纤维结构不良　多位于颅骨穹隆部,兼具上述两种类型的表现。

(二)CT

骨窗像可观察骨质改变,分辨率较高。

(三)MRI

T1 低信号,T2 轻度增高或强度不均一(图 2-4、图 2-5)。

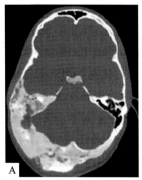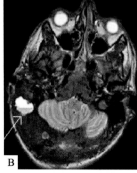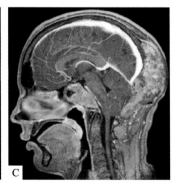

图 2-4　枕骨纤维异常增生综合征的影像学表现

A. CT 颅骨像显示,右侧枕骨明显呈现颅骨纤维异常增生;B、C. 增生局部呈现 T1 高信号及 T2 低信号,如箭头所示,增生纤维中伴有囊性变,囊性变内有出血及液面。

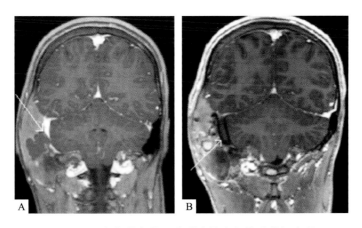

图 2-5 颞部颅骨纤维异常增生综合征的磁共振表现

A. 右侧颞部颅骨纤维异常增生明显,向内侧明显压迫同侧枕叶及小脑半球;B. 同侧乙状窦受压,乙状窦内置入支架防止窦闭塞。

三、临床表现

该病通常较为温和,没有特殊症状。但严重的骨纤维异常增生则可导致轻到中度的骨痛,肿胀感,明显的骨畸形。如果发生在手臂和腿部,可以引起骨折和腿骨弯曲变形。累及额眶及颞部时可导致骨质增厚、颅骨外突,颅前窝底及眶部受累多见,出现面部隆起及不对称改变,眼眶缩小及眼球外突的"骨性狮容",眶间距可明显增宽,严重时可达 6~8 cm。鞍区病变可导致垂体功能受累,出现内分泌紊乱,出现性早熟等表现。视神经管受累可导致视神经受压,引起视力下降,严重者可致失明。累及颞骨可表现为听力下降及传导性耳聋。

该病还可合并内分泌紊乱、皮肤色素沉着(尤其是女性早熟时),称为 Albright 综合征。该病除可导致甲状旁腺增大之外,其他内分泌症状均与垂体功能变化有关。其病情严重程度与颅骨增生亦无明显相关性。

实验室检查:血钙、磷、碱性磷酸酶等一般无异常。碱性磷酸酶在广泛病变时可升高,尿液检查多正常。

四、诊断及鉴别诊断

1. 颅骨骨瘤 生长慢、无痛、宽基底,除引起外形变化外,无明显特殊症状,CT 及 X 线检查提示无明显骨质破坏及血管增生。

2. 脑膜瘤 多累及颅骨全层,骨质破坏变薄,血供丰富,板障静脉较多,CT 强化明显。

五、治疗及预后

该病预后良好,多数不需要治疗,且无法治愈。

该病的治疗重点是减轻疼痛和修复或稳定骨骼。如无明显功能障碍,无须手术;青少年进展较快,累及视神经管且有手术指征时,可行视神经管减压术;容貌改变时可通过整容手术治疗。放化疗无效。

(权伟 江荣才)

第四节　表皮样囊肿

表皮样囊肿(epidermoid cyst),又称胆脂瘤,来自胚胎发育时期残留在颅骨内的外胚层细胞,囊腔内含复层鳞状上皮,无皮肤附件。表皮样囊肿主要分布于颅骨,远节指骨、上颌骨、胫骨和股骨等部位亦可形成。表皮样囊肿占颅内肿瘤的 1%。其中,75% 发生于硬膜内,25% 发生于颅骨板障内,后者被称为板障表皮样囊肿。有学者认为,大多数发生于颅骨的板障表皮样囊肿属于先天性的,是由于胚胎发育期中、外胚层残余组织异位(成为日后发生先天性表皮样囊肿的病理来源),而非真正肿瘤;但也有学者认为系外伤导致表皮组织种植于板障并不断角化而形成,称为获得性表皮样囊肿。

一、病理学特点

囊肿大体呈灰白色。囊内物质多为灰白色层状结节,质较易碎,内可见多量角化物。局部见泡沫细胞聚集,伴散在慢性炎症细胞浸润。囊壁可见纤维组织增生、纤维化、透明变、钙化及炎症细胞浸润伴陈旧性出血,并可见胆固醇结晶裂隙、异物巨细胞反应及肉芽肿形成,部分巨噬细胞胞质内可见角质样物质。肿瘤增大与细胞膜脱屑和降解过程有关,并可导致临床症状的进一步发展。

二、临床表现

板障表皮样囊肿发展缓慢,病程较长,主要表现为头痛或者逐渐增大的无痛性头部肿块。临床上常表现为偶然发现颅骨表面隆起,触之有橡胶感肿块,无压痛。眼眶部位的病变常表现为无痛性突眼及眼球运动障碍。少数病例间断有内容物通过窦道自头皮溢出,导致继发性感染,甚至引起骨髓炎。若侵犯内板并穿破硬膜,可出现癫痫和(或)神经功能缺失的症状,甚至出现高颅压症状。

三、辅助检查

1. X 线 局部颅骨呈椭圆形或不规则形缺损,边界清楚,密度减低区偶见残余碎骨片。文献报道,约有 78% 患者可见硬化边,病变周围出现明显的完整硬化带。

2. CT 表现为类圆形低密度区,可呈火山口样骨质缺损,内外板变薄、中断,囊肿 CT 密度值为 −20 ～ +35 Hu,其周围环形高密度影边界清楚,周围无水肿,增强扫描无强化效应。当囊壁和囊内容物中蛋白质、脂类物质、胆固醇结晶含量较多时,可表现为稍高密度(图 2-6)。

3. MRI 表皮样囊肿内胆固醇以结晶形式存在,分子较大,T1 低信号(有时因囊内容物成分不同,如囊内有陈旧性出血或蛋白质含量增高时,可呈不均匀高信号),T2 高信号。DWI(弥散加权成像)呈高信号表现。增强后通常无强化(病灶发生感染时除外)(图 2-6)。

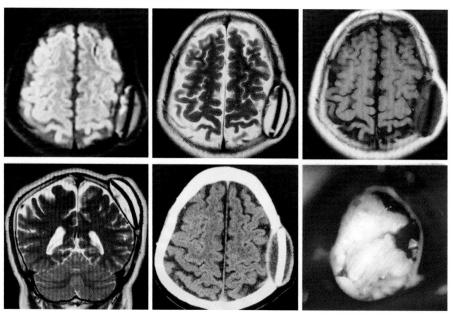

图 2-6 一例复发左顶骨板障表皮样囊肿患者的 DWI 轴位、T1 轴位、T2 轴位、
T2 冠状位、CT 轴位平扫影像及术中所见大量白色匀质角化物

四、诊断及鉴别诊断

依据 CT 及 MRI 检查,多数板障表皮样囊肿可诊断,伴有感染、囊内出血时可呈不典型影像学表现,需要仔细鉴别。

1.皮样囊肿　本病好发于额颞部及中线部位,皮样囊肿内含液态脂类物质,故 MRI T1、T2 均为高信号。

2.动脉瘤性骨囊肿　包块常疼痛,病变呈泡沫状,外板穿破可见骨膜掀起,形成膜下骨,似包壳,囊腔内密度不均。因富含血管结构,MRI T2 为高信号。

3.颅骨纤维异常增生症　早期为孤立囊性变,颅骨变薄,外板显著;囊内有斑点状钙化与骨质硬化。常常累及眼眶部,造成突眼、眼球活动障碍等表现。

4.单发骨髓瘤　多数为 5～20 mm 大的圆形穿凿状不规则骨破坏,边缘清,无硬化,周围骨质疏松。尿本周蛋白检测可为阳性。

5.骨肉瘤　发展快,病程短。病变周边骨质破坏不规则,边缘无硬化,呈放射状骨针状表现。

五、治疗及预后

表皮样囊肿对放疗不敏感,手术全切是本病的唯一治疗方法,尤其囊壁必须全切除,否则极易复发。术中应小心剥离并完整切除囊壁,使囊肿得以全切。当囊壁与硬脑膜粘连紧密时,可将两者一并切除并行硬脑膜修补,避免术后继发化学性脑膜炎,但应注意避免损伤脑组织。对于窦旁肿瘤全切困难时,可反复电烧残余囊壁造成热损伤,并涂抹 75% 乙醇或 20% 甲醛固化囊壁细胞成分以防止复发。本病术后一般预后良好,偶有发生恶变的报道,故应早期彻底切除。

（王东　江荣才）

第五节　动脉瘤性骨囊肿

动脉瘤性骨囊肿(aneurysmal bone cyst,ABC)是一种高度血管化的肿瘤样良性病变。1942 年首先由 Jaffe 和 Lichtenstein 命名。发病率极低,文献报道以个案报道为主。可发生于任何年龄,好发于 10～30 岁。女性稍多。病变呈膨胀性生长,好发于长骨及脊柱,约占 75%,发生于颅骨者占 2%～6%,以颞骨、枕骨及额骨多见,也可发生在其他任何部位。

一、发病机制

本病发病机制尚不清楚,但现在已被证明与 USP6 基因重排相关,具有肿瘤性质。Lichtenstein 认为 ABC 是原发病变,板障内异常静脉破裂可导致静脉压持续性增高,血管床充血扩张,动静脉瘘形成。继发性 ABC 的发生与外伤、骨瘤和颅骨纤维异常增生症直接相关。静脉压增高使板障扩张,引起骨质吸收和反应性修复。肉眼所见:病变侵犯板障,切面可见许多骨性或纤维性分隔的蜂窝样结构,内有血管充满血液,类似于血窦,还有无血管组织或海绵状血管组织。镜下特点:病灶内遍布充满血液的血管,血管壁无弹性纤维和平滑肌层,有纤维组织间隔,厚薄不一。囊壁和间隔可出现具有诊断意义的软骨样钙化。管腔周围是扁平梭形的内皮样细胞、含铁血黄素和多核巨细胞。

二、临床表现

发生于颅顶部者,可见局部肿块,肿块固定,边界清,基底较宽,表面光滑,与头皮无粘连,有疼痛感,且有压痛及囊性波动感,但无搏动,表面可触及骨刺样改变,有时可闻及血管杂音。有的表现为突眼、结膜水肿和静脉充血,可闻及血管杂音。如囊肿向颅内生长,可产生颅内压增高及相应神经系统缺失症状。颅底 ABC 可有颅神经麻痹的表现,位于颅中窝的病变可对骨质造成破坏,且影响范围较大,对周围组织具有侵袭性。试验性穿刺能抽出血性液体。左额部动脉瘤性骨囊肿的免疫组织化学表现见图 2-7。

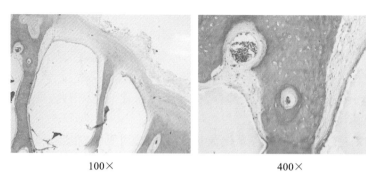

100×　　　　　　　　　　　　　　400×

图 2-7　左额部动脉瘤性骨囊肿的免疫组织化学表现（HE 染色）

三、辅助检查

1. X 线　囊性低密度区，边界清楚，呈"爆米花"样生长，病灶呈"蜂窝状"改变，有骨性间隔。颅骨内外板变薄，可有硬化带。动脉瘤性骨囊肿可分为：①进展型：无骨源性修复征象，无边界和骨膜包壳。②活动型：边界较清和有不完整骨膜包壳。③静止型：有完整的骨膜包壳和明显边界。

2. CT　颅骨内外板可见不同密度的球形囊性肿物；单房或多房状膨胀性骨质破坏区伴内部骨质分隔影，其内软组织肿块密度不均匀，见斑片状低密度区。增强扫描见囊腔内原有的高密度影很快增强，低密度区无强化。这可能是因为有的肿瘤囊腔与动脉相连，有的与静脉相通，有的与动静脉均不相通导致囊内容物性质不同。CT 的不同表现可反映出肿瘤的病理过程：溶骨阶段→骨与骨膜分离阶段→愈合和骨化阶段。

3. MRI　病变主体呈等 T1、长 T2 信号，病变内部含有数量、大小不等的囊性部分，信号不均一，多数病灶囊内可见液-液平面，病变边缘均可见低信号边界。增强扫描后可见囊壁及病灶内的分隔强化（图 2-8）。

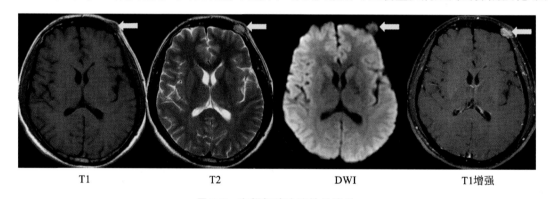

T1　　　　　　T2　　　　　　DWI　　　　　T1增强

图 2-8　左额部动脉瘤性骨囊肿

T1 呈等信号，T2 长信号，DWI 等信号，T1 增强后呈分隔强化。

4. DSA　可见供血动脉扩张、动-静脉瘘、斑片状高密度区。如 DSA 未见异常，可将造影剂直接注入病灶区，此时可见到动脉异常影像。囊肿一般由颈外动脉系统尤其是脑膜中动脉供血。

四、诊断及鉴别诊断

应与肉瘤和转移瘤相鉴别，这两种肿瘤均发展迅速且累及范围广，而本病始终为局限性病变。本病与颅骨骨髓炎的 X 线片表现相似，但后者有全身炎症表现及血常规检查结果异常等，可以此鉴别。本病青春期可见，而巨细胞瘤多发生于 20～40 岁，青春期前罕见，且多发生于蝶骨及颞骨岩部。DSA 造影可以鉴别。

五、治疗及预后

最佳治疗方案为早期彻底切除，降低复发率，预后良好。次全切除和刮除术可导致复发，单纯刮除术复发率可达 18%～30%。切除范围应至正常颅骨。对于较大的动脉瘤性骨囊肿,可以分次切除。对于颅底部肿瘤全切困难时,术后可行放疗,但有可能发生照射后肉瘤变。对于不宜手术或者复发的 ABC 患者,可选择 RANK 配体(RANKL)抑制剂地诺单抗(denosumab)治疗。地诺单抗治疗 ABC 在临床症状和影像学上都是有效的,并且显示出良好的药物安全性,可作为手术的合理替代治疗。截至目前,该药物治疗 ABC 尚属超适应证用药。

(熊建华　江荣才)

第六节　嗜酸性肉芽肿

嗜酸性肉芽肿是一种原因不明、进展缓慢的溶骨性疾病。全身除指骨和趾骨外均可被侵犯,但多见于扁平骨,颅骨为好发部位,多数病例为多发,单发于颅骨者预后较佳。有学者认为本病是一种朗格汉斯细胞组织细胞增生症(Langerhans cell histiocytosis),其特征是网状内皮系统呈假瘤样生长。也有学者认为本病是由感染引起的一种免疫变态反应性疾病。此病多发于小儿和青年,男性多于女性。

一、病理

嗜酸性肉芽肿为灰褐色或灰黄色,质地较脆,病理大致可分为四个阶段:①早期:有大量组织细胞,少量浆细胞、淋巴细胞和嗜酸性粒细胞。②肉芽期:出现富有血管的肉芽,有大量嗜酸性粒细胞及单核吞噬细胞,有时可见泡沫细胞,同时有局限性坏死或出血。③黄色肿块期:特点为出现大量含有脂质的细胞。④晚期:肉芽组织被结缔组织所代替,有纤维化现象和新骨形成。

二、辅助检查

本病临床症状轻而影像学表现较明显。

1. X 线　圆形或椭圆形透亮区,边界清楚,分叶状或不规则颅骨内外板及板障破坏,外板更显著,无骨膜反应。病灶内残留点状小骨片,其密度没有死骨密度高,无外排现象,嗜酸性粒细胞浸润。

2. CT　病灶内脂质小点和外凸的肉芽组织外缘有一条弧形的细黑线,可能为颅骨外膜下组织,其外有一条细白线包围,可能是颅骨外膜(图 2-9A)。肉芽组织破坏颅骨内板,向颅内突出,边缘弧形包围成一条细白线,可能是颅骨内膜或硬脑膜,同时挤压附近的蛛网膜、软脑膜及脑组织,但彼此分界不清,当病变浸润颅骨内外膜时,细白线就模糊不清。这些现象是颅骨平片所不能显示的。

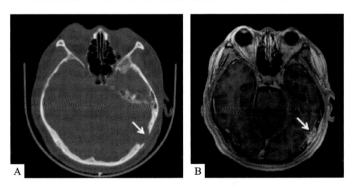

图 2-9　一例嗜酸性肉芽肿患者的影像学表现

3. MRI　平扫等信号,边界清楚。增强后明显均匀强化(图 2-9B)。显示不及 CT 清楚。根据影像学表现,嗜酸性肉芽肿可分为 4 期:①早期:病变局限于板障内,小囊状透亮区边缘清楚。患者多无症状,不易被发现。②进展期:病变增大呈膨胀性破坏,一侧颅板(多见外板)部分或全部被破坏,伴软组织肿胀。③痊愈期:边缘清楚、光滑完整的颅骨缺损。④修复期:病变区先内板后外板向心性骨化修复,板障逐渐恢复,最终修复如常。

三、临床表现和诊断

患者常有头痛、低热及体重减轻。小病灶可无症状,病变穿破骨质侵犯软组织可形成头皮下肿块,伴局部疼痛,肿块较硬,有压痛但不剧烈。

（1）实验室检查:血常规发现白细胞总数略增高,嗜酸性粒细胞增多,血沉加快。

（2）病灶活检:病理见嗜酸性粒细胞浸润即可确诊。

四、鉴别诊断

1.表皮样囊肿　肿块有囊性波动感,板障及外板被破坏,内板完整,呈圆形、椭圆形,边界清楚。X线显示周围有硬化带,病灶内无残余碎片,偶见牙齿;切线位显示颅骨缺损呈上口大、下口小。

2.骨化性纤维瘤　多累及颅底,颅骨平片表现为蛋壳样圆形肿块影,边缘清楚,板障囊性扩张,常破坏外板,外板破坏区呈毛玻璃样改变,其内见斑点或条纹状钙化,周围轻度硬化。

3.血管瘤　板障膨胀增厚,内外板均被破坏,边缘轻度硬化,缺损区有车轮状辐射或不规则排列的粗大骨小梁。越靠近中心部,骨小梁越不明显,这是本病特征之一。

4.黄脂瘤病　多见于2～4岁儿童。患者眼球突出,有尿崩症,常伴中耳炎、齿龈炎、肝脾大、淋巴结肿大等全身网状内皮细胞增生表现。颅骨破坏呈地图样缺损。

5.颅骨转移瘤　患者年龄较大,有原发灶,较硬,边缘不规则,溶骨破坏,板障无膨胀性及硬化缘,在病灶内无脂质小点。

五、治疗

本病是良性自限性疾病,可自行痊愈。为了加速痊愈,主张手术或放疗。病变较小者可较大范围手术切除,否则容易复发。对于多发病变,进行小剂量放疗效果满意。

激素和抗肿瘤药物可以控制病情发展。泼尼松龙或醋酸氢化泼尼松介入性骨穿刺治疗也可取得良好效果。外周血嗜酸性粒细胞计数是判断预后的指标之一。

本病对放疗较敏感,对多发病变广泛者,经活检证实后应进行放疗,一般用6～9 Gy照射即可。病变较小者可行手术切除治疗,一般预后较好(图 2-10)。

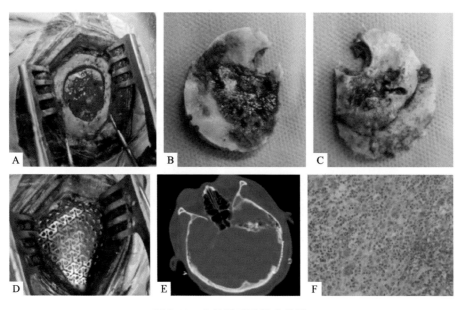

图 2-10　左枕骨嗜酸性肉芽肿

（尉辉杰　江荣才）

参 考 文 献

[1] 陈越,邓跃飞,郑眉光,等.巨大颅骨血管瘤合并动脉瘤样骨囊肿一例[J].中华医学杂志,2019,99(47):3750-3751.

[2] 傅筱敏,韩本谊.颅骨嗜酸性肉芽肿的 CT 和 MRI 诊断[J].临床放射学杂志,2007,26(3):248-250.

[3] 黎昕,李丽红,黄柏锋.颅骨嗜酸性肉芽肿影像学诊断[J].中国 CT 和 MRI 杂志,2011,9(5):69-72.

[4] 李文生,黄瑞宏,周希汉,等.颅骨嗜酸性肉芽肿 12 例治疗体会[J].中国临床神经外科杂志,2012,17(4):232-233.

[5] 李洋,郝大鹏,左安俊,等.颅骨动脉瘤样骨囊肿 CT 及 MRI 表现[J].中国医学影像技术,2015,31(12):1797-1800.

[6] 王福转,宫凤云,葛涛.动脉瘤样骨囊肿的影像学分析[J].中国实用医药,2013,8(6):113-114.

[7] 王忠诚.王忠诚神经外科学[M].武汉:湖北科学技术出版社,2005.

[8] 杨树源,张建宁.神经外科学[M].2 版.北京:人民卫生出版社,2015.

[9] 张建宁.神经外科学高级教程[M].北京:中华医学电子影像出版社,2022.

[10] 赵继宗.神经外科学[M].北京:人民卫生出版社,2007.

[11] 周良辅.现代神经外科学[M].上海:复旦大学出版社,2012.

[12] Alhumaid I,Abu-Zaid A. Denosumab therapy in the management of aneurysmal bone cysts:a comprehensive literature review[J].Cureus,2019,11(1):e3989.

[13] Arana E,Latorre F F,Revert A,et al. Intradiploic epidermoid cysts[J].Neuroradiology,1996,38(4):306-311.

[14] Asi K W,Abdelmeguid A,Bell D,et al. Massive aneurysmal bone cyst of the skull base treated with denosumab[J].Head Neck,2018,40(12):E107-E113.

[15] Bonekamp D,Jacene H,Bartelt D,et al. Conversion of FDG PET activity of fibrous dysplasia of the skull late in life mimicking metastatic disease[J].Clin Nucl Med,2008,33(12):909-911.

[16] Boubbou M,Atarraf K,Chater L,et al. Aneurysmal bone cyst primary-about eight pediatric cases:radiological aspects and review of the literature[J].Pan Afr Med J,2013,15:111.

[17] Brosjö O,Pechon P,Hesla A,et al. Sclerotherapy with polidocanol for treatment of aneurysmal bone cysts[J].Acta Orthop,2013,84(5):502-505.

[18] Ciappetta P,Artico M,Salvati M,et al. Intradiploic epidermoid cysts of the skull:report of 10 cases and review of the literature[J].Acta Neurochir (Wien),1990,102(1-2):33-37.

[19] Hnenny L,Roundy N,Zherebitskiy V,et al. Giant aneurysmal bone cyst of the anterior cranial fossa and paranasal sinuses presenting in pregnancy:case report and literature review[J].J Neurol Surg Rep,2015,76(2):e216-e221.

[20] Kaul R,Gupta N,Gupta S,et al. Eosinophilic granuloma of skull bone[J].J Cytol,2009,26(4):156-157.

[21] Nakahara T,Fujii H,Hashimoto J,et al. Use of bone SPECT in the evaluation of fibrous dysplasia of the skull[J].Clin Nucl Med,2004,29(9):554-559.

[22] Roszko K L,Collins M T,Boyce A M. Mosaic effects of growth hormone on fibrous dysplasia of bone[J].N Engl J Med,2018,379(20):1964-1965.

[23] Terkawi A S,Al-Qahtani K H,Baksh E,et al. Fibrous dysplasia and aneurysmal bone cyst of the skull base presenting with blindness:a report of a rare locally aggressive example[J].Head Neck Oncol,2011,3:15.

[24] Toescu S M,Alalade A F,Steele L,et al. Frontal skull osteoblastoma with aneurysmal bone cyst-

like changes associated with trauma during pregnancy：a case report[J]. Acta Neurochir(Wien)，2017,159(2)：393-396.

[25]　Wang T H，Ma H，Huang L Y，et al. Printing a patient-specific instrument guide for skull osteoma management[J]. J Chin Med Assoc,2020,83(10)：918-922.

[26]　Yan J,Zhou S,Li Y. Benign orbital tumors with bone destruction in children[J]. PLoS One，2012,7(2)：e32111.

第三章　神经上皮组织肿瘤

第一节　星形细胞和少突胶质细胞肿瘤

一、概述

　　脑胶质瘤的发病率为 5～8/10 万,占所有原发性中枢神经系统肿瘤的 40%～60%,约占中枢神经系统恶性肿瘤的 80%,是最常见的颅内原发性恶性肿瘤。脑胶质瘤的发病是由先天的遗传高危因素和环境的致癌因素相互作用所导致的。一些已知的遗传病,如神经纤维瘤病 1 型以及结节性硬化疾病等,为脑胶质瘤的遗传易感因素。此外,一些坏境的致癌因素也可能与脑胶质瘤的发生相关,如电离辐射、亚硝酸盐食品、病毒或细菌感染及生活环境等因素。

　　2016 年,世界卫生组织(WHO)中枢神经系统肿瘤分类联合组织病理和分子特征的诊断对脑胶质瘤的分类分级进行了修改完善(表 3-1)。脑胶质瘤可分为弥漫性星形细胞和少突胶质细胞肿瘤、其他星形细胞肿瘤和其他脑胶质瘤。同时,脑胶质瘤的诊断需包含相关的基因特征,主要包括异柠檬酸脱氢酶(IDH)突变状态、染色体 1p/19q 联合缺失状态、O^6-甲基鸟嘌呤-DNA 甲基转移酶(MGMT)启动子甲基化、表皮生长因子受体(EGFR,Ⅷ)扩增、α 地中海贫血伴智力低下综合征 X 连锁基因(ATRX)突变、端粒酶逆转录酶(TERT)启动子突变、肿瘤抑制基因(TP53、CDKN2A/2B)突变、原癌基因 BRAF(V600E)突变、成纤维细胞生长因子受体(FGFR)基因融合等。

表 3-1　2016 年 WHO 脑胶质瘤分类

肿瘤分类	ICD-O 编码
弥漫性星形细胞和少突胶质细胞肿瘤	
弥漫性星形细胞瘤,IDH 突变型	9400/3
弥漫性星形细胞瘤,IDH 野生型	9400/3
弥漫性星形细胞瘤,NOS	9400/3
间变性星形细胞瘤,IDH 突变型	9401/3
间变性星形细胞瘤,IDH 野生型	9401/3
间变性星形细胞瘤,NOS	9401/3
肥胖细胞型星形细胞瘤,IDH 突变型	9411/3
胶质母细胞瘤,IDH 野生型	9440/3
巨细胞型胶质母细胞瘤	9441/3
胶质肉瘤	9442/3
上皮样胶质母细胞瘤	9440/3
胶质母细胞瘤,IDH 突变型	9445/3
胶质母细胞瘤,NOS	9440/3
弥漫性中线胶质瘤,H3K27M 突变型	9385/3
少突胶质细胞瘤,IDII 突变和 1p/19q 联合缺失型	9450/3

肿瘤分类	ICD-O 编码
少突胶质细胞瘤,NOS	9450/3
间变性少突胶质细胞瘤,IDH 突变和 1p/19q 联合缺失型	9451/3
间变性少突胶质细胞瘤,NOS	9451/3
少突星形细胞瘤,NOS	9382/3
间变性少突星形细胞瘤,NOS	9382/3
其他星形细胞肿瘤	
毛细胞型星形细胞瘤	9421/1
毛黏液样型星形细胞瘤	9425/3
室管膜下巨细胞型星形细胞瘤	9384/1
多形性黄色瘤型星形细胞瘤	9424/3
间变性多形性黄色瘤型星形细胞瘤	9424/3
其他脑胶质瘤	
第三脑室脊索样型脑胶质瘤	9444/1
血管中心型脑胶质瘤	9431/1
星形母细胞瘤	9430/3

二、形态学及分子病理学特点

(一) 弥漫性星形细胞和少突胶质细胞肿瘤

弥漫性星形细胞和少突胶质细胞肿瘤包括 Ⅱ 级的弥漫性星形细胞瘤、Ⅱ 级的少突胶质细胞瘤、Ⅳ 级的胶质母细胞瘤,以及儿童相关的弥漫性中线胶质瘤。这种新分类不仅仅基于组织病理和肿瘤的生物学行为表现,更多的是基于 IDH1 和 IDH2 基因的突变状态(图 3-1),并由此将毛细胞型星形细胞瘤、多形性黄色瘤型星形细胞瘤(生长方式局限,缺乏 IDH 突变,有 BRAF 融合/突变)与弥漫性中线胶质瘤区分开来。

1. 弥漫性星形细胞瘤、间变性星形细胞瘤和肥胖细胞型星形细胞瘤　星形细胞瘤是脑胶质瘤中最常见的类型,包括弥漫性星形细胞瘤和间变性星形细胞瘤。按 2016 年 WHO 病理分级,弥漫性星形细胞瘤属 Ⅱ 级,多生长在幕上皮质,也可侵入深部白质及幕下结构(如小脑、脑干)。间变性星形细胞瘤分化较差,属 Ⅲ 级,相对于弥漫性星形细胞瘤恶性程度高,细胞分化不良。间变性星形细胞瘤是一种过渡型肿瘤,有发展为多形性胶质母细胞瘤的可能。在这一类型肿瘤中,有一部分恶性程度高,预后结果明显不如低级别星形细胞瘤。在 2016 年 WHO 病理分级中,由于纤维性星形细胞瘤和原浆型星形细胞瘤的生物学特性相似且与弥漫性星形细胞瘤定义重合部分较多,故此种分类被删去,只保留肥胖细胞型星形细胞瘤的亚型。在组织病理的诊断基础上,诊断星形细胞瘤还要求基因检测中未出现 1p/19q 联合缺失(注:如出现 1p/19q 联合缺失,应诊断为少突胶质细胞瘤),出现 ATRX 及 TP53 突变是诊断星形细胞瘤的特征性但非必需条件。最后,根据 IDH 突变状态进行相应命名。如:弥漫性星形细胞瘤,IDH 突变型;间变性星形细胞瘤,IDH 野生型。如缺乏 IDH 检测指标评价,则归为 NOS 类。

肥胖细胞型星形细胞瘤是较为少见的一种类型,好发于大脑半球及透明隔部位,随其侵袭性增加,恶性程度增高。临床上常很难鉴别,一般当肥胖细胞数量超过 20% 时,就可定性为肥胖细胞型星形细胞瘤。

2. 少突胶质细胞瘤和间变性少突胶质细胞瘤　少突胶质细胞瘤(WHO Ⅱ 级)是一类恶性程度较低、生长缓慢的肿瘤。常发生于白质内的少突胶质细胞中。常见的好发部位是额叶、颞叶、胼胝体。术后易

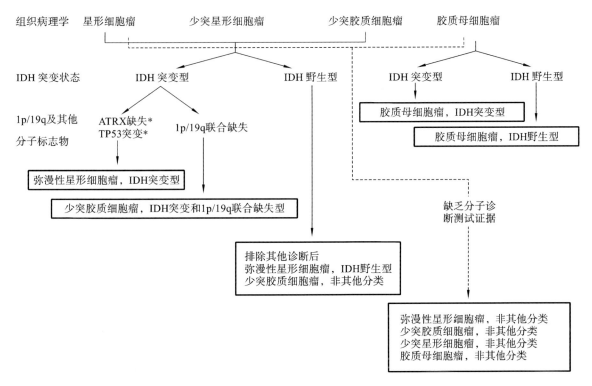

图 3-1　2016 年 WHO 弥漫性星形细胞和少突胶质细胞肿瘤分类

*,特征性但非诊断必需标志物;非其他分类,没有足够的证据分到其他特定的诊断。

复发,肿瘤可以恶变为胶质母细胞瘤。少突胶质细胞瘤有家族遗传倾向,相比于星形细胞瘤患者预后更好,生存期更长。

　　间变性少突胶质细胞瘤(WHO Ⅲ级)是少突胶质细胞瘤恶变的结果。但其恶性程度较少突胶质细胞瘤低。这类肿瘤组织学表现为细胞密集、核多形性、多数核有丝分裂、具有明显的细胞核异型性,可有血管内皮增生及肿瘤组织坏死。

　　目前的分子病理诊断认为染色体 1p/19q 联合缺失是少突胶质细胞瘤的诊断性分子标志物。2021年的 WHO 指南推荐根据 IDH 突变状态及 1p/19q 联合缺失情况对少突胶质细胞瘤进行相应命名,如少突胶质细胞瘤,IDH 突变和 1p/19q 联合缺失型;缺乏 IDH 和 1p/19q 检测指标评估的应归为 NOS 类。

　　3. 少突星形细胞瘤及间变性少突星形细胞瘤　组织病理学认为当少突胶质细胞瘤的肿瘤组织内混杂有数量不等的星形细胞时,该肿瘤被称为少突星形细胞瘤。出现这种现象的原因是少突细胞的始祖细胞是双向分化的,既可分化为少突细胞,又可分化为星形细胞。少突星形细胞瘤患者的预后介于星形细胞瘤与少突胶质细胞瘤之间。在 2016 年的 WHO 病理分级中,少突星形细胞瘤的命名方式不再被推荐使用。分子病理诊断认为几乎所有的组织学特征显示星形细胞和少突细胞两种成分的肿瘤可根据是否具有 ATRX 基因和染色体 1p/19q 联合缺失情况而归至星形细胞瘤或少突胶质细胞瘤中。当组织学和分子基因型出现不一致的情况时,以基因型诊断为主,如弥漫性胶质瘤出现星形成分但却具有 IDH 突变型和 1p/19q 联合缺失时,应诊断为少突胶质细胞瘤,IDH 突变和 1p/19q 联合缺失型。如肿瘤组织学表现为少突胶质细胞瘤形态但却具有 IDH、ATRX 和 TP53 突变,而没有 1p/19q 联合缺失时,应诊断为弥漫性星形细胞瘤,IDH 突变型。WHO Ⅱ级的少突星形细胞瘤和 WHO Ⅲ级的间变性少突星形细胞瘤在缺少分子病理诊断时被归为 NOS 类。

　　4. 胶质母细胞瘤　胶质母细胞瘤是恶性程度最高的一种表型,约占胶质瘤的50%。胶质母细胞瘤具有极强的侵袭性,可使肿瘤同时出现在灰、白质,并可沿胼胝体或长传导束播散,跨过中线出现在对侧半球。2021 年分类将胶质母细胞瘤分为:①胶质母细胞瘤,IDH 野生型(约占90%),其与临床所定义的原发性胶质母细胞瘤表现一致,主要见于 55 岁以上的患者,IDH 突变率很低。②胶质母细胞瘤,IDH 突变型(约占10%),其近似于临床所定义的继发性胶质母细胞瘤,主要见于有低级别胶质瘤病史且相对年轻的患者。③胶质母细胞瘤,NOS,特指缺失 IDH 检测评价的胶质母细胞瘤。④巨细胞型胶质母细胞瘤:约占胶质母细胞瘤的5%,好发于老年人,以大脑半球浅表部位居多,颞顶叶皮质最为多见。⑤胶质肉瘤:一般认为胶质肉瘤由双相组织学构成,含有神经胶质和肉瘤两种成分。⑥上皮样胶质母细胞瘤:特点为肿瘤生长的位置较浅;肿瘤与周围组织边界清晰但常伴有转移;肿瘤组织内有较大的上皮样细胞。⑦具有原始神经元成分的胶质母细胞瘤:一类新增加的胶质母细胞瘤类型,这种类型起先被认为是具有PNET(原始神经外胚层肿瘤)成分的胶质母细胞瘤。通常包括各个级别的浸润性星形细胞瘤(少数含有少突胶质细胞瘤成分)。时常出现 MYC 或 MYCN 扩增,并且这类肿瘤多易沿脑脊液播散。⑧小细胞胶质母细胞瘤(small cell glioblastoma):在多形性胶质母细胞瘤中,以增殖的小细胞为主,表现为均匀一致的小蓝细胞,有人也称它为小蓝色细胞肿瘤(small blue cell tumor)。这类肿瘤的部分区域的表现类似于少突胶质细胞瘤,常常伴有 EGFR 扩增。⑨颗粒细胞胶质母细胞瘤(granular cell glioblastoma):胞质呈颗粒状(类似于巨噬细胞),富含溶酶体。值得注意的是,小细胞胶质母细胞瘤和颗粒细胞胶质母细胞瘤即使组织学缺少典型的微血管增生或坏死,亦提示不良预后。

5.弥漫性中线胶质瘤 根据 2016 年 WHO 病理分类新增加的脑胶质瘤类型。这一概念从以前的小儿胶质瘤中演变而来。尽管儿童和成人胶质瘤在生物学特性上不同,但其均具有相同的组织学特点。弥漫性中线胶质瘤好发于儿童,亦可见于成人。一般生长在中线区域(如丘脑、脑干、脊髓)。肿瘤一般呈浸润性生长,其分子病理学特点为 H3F3A 基因的 K27M 突变。目前将伴有 H3F3A 基因的 K27M 突变的弥漫性内生型脑桥胶质瘤(DIPG)统称为弥漫性中线胶质瘤。

(二)其他星形细胞肿瘤

1.毛细胞型星形细胞瘤 一类具有独特的形态学和生物学特点的星形细胞瘤亚型,具有双向组织学表现:紧密排列,带有 Rosenthal 纤维的双极细胞,以及带有微囊和颗粒体、结构疏松的多极细胞。

2.毛黏液样型星形细胞瘤 可视其为毛细胞型星形细胞瘤的一种独特亚型,肿瘤内无经典型毛细胞型星形细胞瘤中的双相性形态,很少见到 Rosenthal 纤维和嗜酸性颗粒小体。临床上较毛细胞型星形细胞瘤更具有侵袭性。

3.室管膜下巨细胞型星形细胞瘤 起源于侧脑室室管膜下层,生长缓慢。大部分肿瘤外观呈暗红色,形态不规则,表面光滑,呈结节状,有时有分叶。

4.多形性黄色瘤型星形细胞瘤 常发生于幕上,以额颞部多见。WHO 分类属于 Ⅱ 级,约占所有颅内星形细胞瘤的1%。其中 2/3 患者发病年龄在 18 岁以下。患者多伴有长期的癫痫发作病史。

5.间变性多形性黄色瘤型星形细胞瘤 这是一种在 2016 年 WHO 病理分级中新增加的肿瘤类型,其预后时间明显短于 Ⅱ 级的多形性黄色瘤型星形细胞瘤。

(三)其他脑胶质瘤

1.第三脑室脊索样型脑胶质瘤 一种罕见的局限于第三脑室的低级别神经上皮组织肿瘤(WHO Ⅱ级)。分子病理:GFAP 常呈弥漫性强阳性。

2.血管中心型脑胶质瘤 血管中心型脑胶质瘤(WHO Ⅰ级)主要见于儿童和青少年,肿瘤多位于大脑皮质浅层,可向皮质下白质延伸,好发部位为额顶叶、颞叶及海马,临床主要表现为药物难治性癫痫。影像学主要表现为 T1 像皮质呈弥漫性或花边样高信号,T2 像呈蒂状,向脑室延伸。手术全切后预后较好。

3.星形母细胞瘤 星形母细胞瘤是一类罕见的神经上皮组织肿瘤,占胶质瘤的 0.45%～2.8%。肿瘤多位于大脑半球表浅部位,多累及额顶叶,其次为颞叶和枕叶。影像学表现为边界清楚的皮质或皮质下肿物,目前认为其具有星形细胞瘤和室管膜瘤的双重特征。根据肿瘤细胞的异质性、细胞密度以及核分裂象,可将该类型肿瘤分为低级别型和高级别型。

三、临床表现

1.癫痫　癫痫是脑胶质瘤患者最常见的临床症状,幕上肿瘤患者的癫痫发生率超过 50%。癫痫发作常是患者的首发症状,也可伴随其他症状。低级别脑胶质瘤患者的癫痫发生率为 65%～100%;而在胶质母细胞瘤中,其发病率为 40%～60%。癫痫发作类型与肿瘤部位有关,额叶肿瘤多为癫痫大发作;中央区及顶叶肿瘤多导致癫痫部分性发作;颞叶肿瘤可表现为伴有幻嗅的精神运动性发作;而枕叶肿瘤的临床癫痫发生率较低,部分肿瘤累及视觉皮层时可能诱导癫痫视幻觉发作。患者的年龄,肿瘤的病理类型、定位深浅以及体积会影响癫痫发生率。一般认为:年轻患者更易出现癫痫症状;含少突细胞成分的胶质瘤比单纯星形细胞瘤更易诱发癫痫;肿瘤定位越表浅、越累及中央前回及辅助运动区,越易引起癫痫症状;肿瘤最大直径小于 4 cm 的患者的临床癫痫发生率略高。

2.颅内压增高　由于颅腔空间非常有限,肿瘤占位经常推挤或侵犯脑组织结构,导致颅内压增高。颅内压增高通常表现为头痛、呕吐和视乳头水肿。症状的发展通常为慢性、进行性加重;当瘤内出血时,肿瘤短时间内迅速增大,导致颅内压突然增高。严重者或肿瘤晚期患者多有脑疝形成。另外,肿瘤部位、性质和患者年龄对颅内压增高都有影响:中线或者脑室系统内肿瘤患者的颅内压增高通常出现得较早;恶性胶质瘤生长较快,周围脑组织水肿严重,颅内压增高症状或者体征出现得也较早;老年患者由于脑组织萎缩,颅内空间相对充裕,导致在肿瘤体积较大时才会出现颅内压增高表现。肿瘤占位引起的头痛多为发作性钝痛,头痛的部位与肿瘤定位无明显关联。

3.神经功能障碍

(1)运动感觉障碍:患者出现的运动感觉障碍与肿瘤累及位置有关。当肿瘤累及中央前回或内囊时,患者可出现肌力下降或偏瘫。当肿瘤累及锥体外系时,患者可出现对侧肢体肌肉强直、震颤及运动亢进。当肿瘤累及中央后回或累及丘脑时,患者可出现对侧感觉障碍。当肿瘤累及小脑时,患者可出现共济失调。

(2)语言障碍:分为运动性失语和感觉性失语两种基本类型,见于优势大脑半球肿瘤。优势半球额下回后方(Broca 区)受侵犯时,患者保留理解语言的能力,但是丧失语言表达的能力,称为运动性失语;当优势半球颞上回后部(Wernicke 区)受侵犯时,患者虽然保留语言表达的能力,但不能理解语言,称为感觉性失语。当肿瘤累及额叶时,患者会出现语言运用障碍,表现为语义错乱、句法结构错误等。

(3)视野障碍:颞叶深部和枕叶肿瘤影响视辐射,可出现视野缺损,早期表现为同向性象限视野缺损,随着肿瘤体积增大,视野缺损的范围增大。

(4)认知功能障碍:当肿瘤累及额叶时,患者出现执行功能下降、决策缓慢、记忆力下降、默认网络改变等。当肿瘤累及右侧顶叶或破坏腹侧上纵束时,可造成患者空间认知障碍,出现左侧忽视。

(5)精神障碍:当肿瘤侵犯或累及额叶、扣带回前部、边缘系统及双侧颞叶时,可出现相关精神症状。肿瘤累及腹侧前额叶会导致患者出现负面情绪、易激惹等症状。当肿瘤累及扣带回时,可出现情绪认知障碍等。

四、辅助检查

目前有助于诊断低级别脑胶质瘤的辅助检查主要为 CT、MRI。根据 CT 及 MRI 不同序列,可对脑胶质瘤的级别及成分进行初步诊断。常用的 MRI 检查序列有 T1WI、T2WI、T2-FLAIR、T1 增强、MRS(磁共振波谱)、PWI 等。若肿瘤累及功能区,还可进行血氧水平依赖性功能磁共振成像(BOLD-fMRI)、弥散张量成像(DTI)等检查。T1WI、T2WI、T2-FLAIR 序列有助于判断病灶范围及水肿情况;T1 增强像、MRS 序列有利于判断肿瘤恶性程度,了解肿瘤代谢情况;PWI 序列可提供肿瘤及周围血流灌注情况。通过 BOLD-fMRI 可了解脑皮质相关功能区的激活情况(图 3-2);通过 DTI 可了解皮质下纤维束的走行及与肿瘤的位置关系。

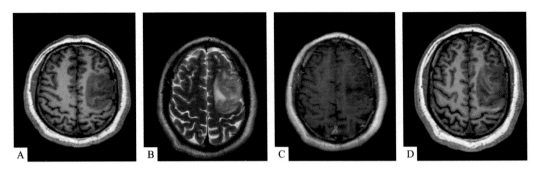

图 3-2　功能区胶质瘤的 MRI 表现

A. T1WI 序列；B. T2WI 序列；C. T1 增强序列；D. BOLD-fMRI(红色部分为患者患侧握拳运动的皮质激活区)。

五、诊断及鉴别诊断

(一)诊断

1. 星形细胞瘤

(1)病史：多以癫痫为首发症状，好发于儿童及青壮年。

(2)部位：好发于额叶后部、颞叶、岛叶及顶叶前部。

(3)影像学表现。

①CT 表现。

a. 平扫：颅内呈边界不清的均匀或不均匀的低密度病灶，常位于一侧大脑半球，有一定的占位效应和肿瘤周围水肿。10%～20%存在钙化。

b. 增强 CT：一般不强化或轻度强化(除毛细胞型星形细胞瘤和肥胖细胞型星形细胞瘤外)。若有强化，则提示局部恶变。

②MRI 表现：肿瘤在 T1WI 上表现为低或等信号，在 T2WI 及 T2-FLAIR 上表现为均匀高信号。钙化、囊性变、出血及肿瘤周围水肿较罕见。注射 Gd-DTPA 后，肿瘤可有轻度均匀强化或不强化。

③MRS 表现：与正常脑组织相比，胆碱(Cho)峰值升高，N-乙酰天冬氨酸(NAA)峰值降低，肌酸(Cr)和肌醇(MI)峰值略下降，乳酸(Lac)峰值可出现异常升高，Cho/Cr 或 Cho/NAA 的值升高，但升高程度远低于胶质母细胞瘤。

(4)病理学诊断：根据活检或术后病理结果可明确诊断。组织中细胞轻度增多，可保留正常脑组织，钙化少见，血管数量可呈轻微增加或不增加。免疫组织化学或 Sanger 测序显示 ATRX 基因缺失。

2. 间变性星形细胞瘤

(1)病史：好发于青壮年或中年，进展较快，发病后半年到 2 年内即可出现神经功能障碍、颅内压增高等症状。

(2)部位：可发生于大脑大部分区域，好发于额叶后部、颞叶、岛叶及顶叶前部。

(3)影像学表现。

①CT 表现。

a. 平扫：肿瘤边界不清，病灶常呈混杂密度影，肿瘤周围水肿及占位效应明显，可有出血。

b. 增强 CT：多数可出现强化，有时表现为不规则的强化环。

②MRI 表现：肿瘤在 T1WI 上表现为混杂的低或等信号，有时可见出血及囊性变。在 T2WI 及 T2-FLAIR 上表现为中心高信号、周围等信号并可伴有"指压状"水肿高信号。注射 Gd-DTPA 后，肿瘤可出现部分或环状不规则强化。

③MRS 表现：与正常脑组织相比，胆碱(Cho)峰值升高，N-乙酰天冬氨酸(NAA)峰值降低，肌酸(Cr)和肌醇(MI)峰值略下降，乳酸(Lac)峰值可出现异常升高，Cho/Cr 或 Cho/NAA 的值升高，但升高程度远低于胶质母细胞瘤。

（4）病理学诊断：根据活检或术后病理结果可明确诊断。组织中星形细胞密集、分化程度不一，可出现明显的核异型性，核分裂象多见并可伴有微血管生成。坏死较少见。

3.胶质母细胞瘤（GBM）

（1）病史：可以任何形式起病，常见症状有癫痫、头痛、认知功能障碍等。继发 GBM 后患者常以癫痫复发且药物难以控制就诊。GBM 可发生于任何年龄，好发于中老年人（主要在 45～70 岁发病）。

（2）部位：可发生在大脑大部分区域，好发于幕上。

（3）影像学表现。

①CT 表现。

a.平扫：可见混杂高密度病灶，中央为低密度坏死或囊性变，钙化较少见，常见不同时相的出血。病灶周围水肿严重，脑室常受压变形，中线结构可发生移位。

b.增强 CT：出现不均匀或环状强化，坏死区常位于肿瘤实质内，呈边界不齐的低密度影。

②MRI 表现：肿瘤在 T1WI 上表现为边界不清的混杂信号，常伴有坏死、囊性变，占位效应明显。注射 Gd-DTPA 后，肿瘤发生明显不均匀强化或沿囊壁出现"花环"样不均匀强化，强化部分代表细胞密度高及新生血管丰富的肿瘤外周部分，血管流空现象常见。T2WI 及 T2-FLAIR 表现为不均匀混杂信号，肿瘤周围水肿明显，常呈"指压状"。T2WI 表现为"肿瘤＋水肿"的影像。

③MRS 表现：与正常脑组织相比，胆碱（Cho）峰值明显升高，N-乙酰天冬氨酸（NAA）峰值明显降低，肌酸（Cr）和肌醇（MI）峰值下降，乳酸（Lac）峰值可出现异常升高，Cho/Cr 或 Cho/NAA 的值显著升高。

（4）病理学诊断：根据活检或术后病理结果可明确诊断。组织中细胞轻度增多，可保留正常脑组织，钙化少见，血管数量可呈轻微增加或不增加。免疫组织化学或 Sanger 测序显示 ATRX 基因缺失。

4.少突胶质细胞瘤

（1）病史：多以癫痫为首发症状或存在多年癫痫病史。好发于成人，平均诊断年龄为 40 岁。

（2）部位：90％以上生长在幕上，额叶多见。

（3）影像学表现。

①CT 表现。

a.平扫：肿瘤呈低、等或略高密度病灶，多呈类圆形，边界不清晰。肿瘤周边大多伴有钙化，可呈条索状、局限点片状、不规则团块状。肿瘤周围水肿及占位效应不明显。

b.增强 CT：常无强化，若出现不规则或不均匀强化，则提示有恶变的可能。

②MRI 表现：肿瘤在 T1WI 上表现为低或等信号，在 T2WI 上表现为高信号，边界清楚，周围无水肿或仅有轻微水肿。注射 Gd-DTPA 后，大部分肿瘤可出现强化。

③MRS 表现：NAA 峰值下降，Cho 峰值上升。

（4）病理学诊断：根据活检或术后病理结果可明确诊断。73％的肿瘤在显微镜下可见钙化。组织呈蜂窝状，细胞核均匀一致，多呈不规则圆形。组织中存在单一的圆形细胞核伴有偏心的嗜酸性胞质边缘且没有明显细胞突起。肿瘤细胞水肿，整个细胞呈鱼眼样，细胞膜边界清楚、完整，呈"炸鸡蛋"样外观。肿瘤组织内，血管呈丛状增生，形成所谓的"鸡毛样血管结构"。

5.少突星形细胞瘤 根据 2016 年 WHO 病理分级，对于疑似少突星形细胞瘤，强烈建议使用分子病理学检测。若出现 ATRX 基因缺失，则归入星形细胞瘤；若 ATRX 基因正常但染色体 1p/19q 联合缺失，则归入少突胶质细胞瘤。若无分子病理结果，则只能诊断为少突星形细胞瘤，NOS。

（二）鉴别诊断

（1）无论胶质瘤级别高低，首先要与脑软化灶、局灶性脑炎、脑血管病、转移瘤、脑寄生虫病、淋巴瘤相鉴别。

①脑软化灶、局灶性脑炎：患者常有感染病史或合并中耳炎，近期有拔牙史等。在影像学上，脑脓肿呈环形厚壁强化，内壁光滑，周边水肿明显。DWI 序列是鉴别的关键，由于脓液中含有很多炎症细胞、细

菌及坏死组织,对于水分子弥散限制明显,故在 DWI 序列上呈高信号并且 ADC(表观扩散系数)值明显下降。

②脑血管病:患者既往常有高血压、动脉硬化病史。脑梗死患者可急性或亚急性起病,但在短期内渐进性加重。脑出血患者常突然起病,很快出现意识障碍。这两种疾病均会使患者出现偏瘫、偏盲、失语等症状及体征。在影像学上符合一定的血管分布区,较容易诊断。隐匿性脑梗死需要与低级别星形细胞瘤进行鉴别,而高血压性脑出血需要与肿瘤卒中进行鉴别。

③转移瘤:老年患者居多,常有其他部位肿瘤病史,多发于额叶或顶叶,病灶可为单发或多发。症状以颅内压增高、精神异常及癫痫为主。影像学检查结果显示肿瘤边界清楚,周围水肿明显。

④脑寄生虫病:致病源多为囊虫或绦虫。患者常出现癫痫、精神症状及颅内压增高的表现。血和脑脊液的补体结合试验以及酶联免疫吸附试验(ELISA)有助于诊断。

⑤淋巴瘤:常为多发,且好发于胼胝体、基底节及脑室周围,增强扫描呈明显均匀强化伴周围明显水肿。

(2)鉴别脑胶质瘤级别的高低需要结合临床特征及影像学特征。低级别脑胶质瘤生长相对缓慢,病史较长;而高级别脑胶质瘤特别是 GBM 进展迅速,患者病情变化快。在影像学特征上,低级别脑胶质瘤的囊性变及出血情况少见;T2WI 高信号,且信号较均匀,肿瘤周围水肿不明显;T1 增强中强化多不明显,若出现强化,则强化均匀。而高级别脑胶质瘤特别是 GBM,囊性变及出血情况常见;T2WI 呈高信号,但强度不均匀,肿瘤周围呈"指压状"水肿,水肿一般较严重;T1 增强中常呈明显不均匀强化,若发生囊性变,常呈"花环"样不均匀强化。

小脑星形细胞肿瘤好发于青少年,发病年龄在 10～20 岁,常为囊性,半数肿瘤具有瘤壁。临床症状多表现为脑积水和小脑功能障碍。需与髓母细胞瘤、室管膜瘤及血管母细胞瘤相鉴别。因这几种肿瘤生长在颅后窝,均可引起脑积水、颅内压增高,导致患者出现头痛、呕吐、共济失调等症状,从症状上较难鉴别。可通过流行病学特点及影像学特点鉴别。①髓母细胞瘤:好发于儿童,常见于小脑蚓部;CT 表现为高密度,增强后明显强化,可伴有钙化。MRI T1WI 呈低信号,T2WI 呈异常信号,瘤内可有囊、血管及钙化影,大多数肿瘤强化明显。②室管膜瘤:多好发于青壮年,以发生于第四脑室多见,肿瘤强化明显。③血管母细胞瘤:发病年龄偏大,是成人颅后窝最常见的原发性肿瘤。可发生于小脑半球、小脑蚓部及脑干。在影像学上,增强后典型表现为大囊小结节且仅结节强化。

六、治疗

脑胶质瘤需要多学科综合治疗,包括神经影像、手术、病理、放疗、化疗和支持治疗等。神经影像学检查是神经胶质瘤的非侵入性评估方式,被认为是个性化治疗和患者管理的关键手段之一,因为准确的诊断和划分对肿瘤治疗计划的制订以及治疗反应的评估至关重要。CT 能显示肿瘤相关特征,MRI 能更灵敏地显示肿瘤的存在以及它的比例和位置,这将有助于引导诊断和制订干预措施,如活检和治疗,包括手术和辐射。正电子发射断层成像(PET)可用于脑胶质瘤评估,特别是可用于鉴别诊断。

(一)手术治疗

手术切除仍然是脑胶质瘤必不可少的治疗措施。在"最大限度安全切除"原则下,应尝试保护患者的神经功能。手术切除程度应根据术后 72 h 内的增强 MRI 与术前 MRI 综合比对进行评估。全切除术的肿瘤患者一般伴有更好的临床预后。应用术中导航系统、术中磁共振成像、术中神经电生理监测等新技术既可增大切除范围,同时又可降低神经功能缺损风险。术中唤醒可以帮助神经外科医生切除邻近控制视觉、语言和肢体动作等脑功能区的肿瘤。此外,手术切除有利于肿瘤癫痫发作的控制,特别是对有长期癫痫病史的患者。脑胶质瘤的手术治疗大体可按肿瘤生长位置分为三类:非功能区胶质瘤手术,功能区胶质瘤手术,以及特殊部位(如岛叶、丘脑、脑干)胶质瘤手术。

1.非功能区胶质瘤手术　非功能区胶质瘤手术的治疗原则是肿瘤全切除。当肿瘤体积过大且一次开颅无法全切除时,可配合术后放疗及化疗。一般根据肿瘤位置进行常规全麻下开颅手术。

【适应证】

①未累及脑功能区的胶质瘤。

②患者有明确癫痫发作史。

③患者自愿接受手术。

④患者肿瘤累及功能区,但存在唤醒手术禁忌。

⑤患者肿瘤累及功能区,但不具备开展唤醒手术条件。

【禁忌证】

①严重心、肺、肝、肾功能障碍,不能手术者。

②其他不适合接受神经外科开颅手术的情况。

2. 功能区胶质瘤手术 功能区胶质瘤手术的治疗原则是在安全范围下最大限度地切除肿瘤。推荐在神经导航指导下,运用术中唤醒配合术中皮质及皮质下电刺激进行胶质瘤切除。此种方法可有效保护患者的神经功能,避免术后出现永久性神经功能损伤。

【适应证】

①累及脑功能区的胶质瘤。

②年龄一般不小于14周岁(取决于患者的认知与自控能力)。

③无明确的精神病史或严重精神症状。

④意识清醒,认知功能基本正常,术前能配合完成指定任务。

⑤自愿接受唤醒麻醉手术。

【禁忌证】

除常规全麻下开颅手术禁忌证外还应包括:

①患者术前出现严重颅内压增高症状或已存在脑疝。

②患者存在意识障碍或认知障碍。

③有明确的精神病史。

④年龄小于14周岁(相对禁忌)或患者心理发育迟滞。

⑤患者沟通交流障碍,存在严重失语,难以配合完成术中指定的检测任务。

⑥患者不能长时间耐受固定体位。

⑦麻醉医生和手术医生无唤醒手术经验。

⑧患者拒绝接受唤醒麻醉手术。

在神经导航指导下,运用术中唤醒配合术中皮质及皮质下电刺激进行脑胶质瘤切除的优势在于术者可在术中实时观察患者的情况,对患者的神经功能进行实时监测,可使手术切除更准确。其不足之处在于开展此项手术限制因素较多,对手术仪器及手术人员的经验要求较高。若患者无法进行唤醒手术,可在神经导航指导下进行肿瘤切除。需注意,当脑胶质瘤侵袭邻近运动区(<4 mm)时,基于功能磁共振的定位结果可能出现不准确的情况,患者术前可能出现运动障碍,影响术中定位效果。

3. 岛叶胶质瘤手术 岛叶在解剖和功能上是旁边缘系统(岛叶-额眶回-颞极)的核心,与整个大脑皮质及皮质下核团有丰富的神经联系。岛叶胶质瘤的外科治疗仍有很大的挑战性。目前多数观点认为,对于各级别的岛叶胶质瘤来说,积极的手术切除有助于延长患者的总生存期;对于低级别岛叶胶质瘤,扩大切除范围有助于延长无进展生存期,并有利于开展术后辅助治疗。岛叶位于外侧裂的基底,其表面走行的大脑中动脉的分支(M2段)发出中、短穿支动脉,分布于岛叶皮质和最外囊,长穿支动脉常经岛后短回和岛长回的顶部或上环岛沟穿过岛叶皮质汇合于卵圆中心,分布于与运动相关的皮质脊髓束、皮质核束以及优势半球与语言相关的弓状束、额枕束。岛叶皮质的内侧紧邻壳核、苍白球、尾状核及内囊,这些结构的血供来自大脑中动脉M1段的分支——豆纹动脉群。手术中损伤这些供血动脉会造成术后严重的神经功能障碍。选择手术入路时,对于局限于岛叶皮质的肿瘤,通常采用经侧裂入路暴露和切除;对于侵袭至岛盖的肿瘤,可采用经额叶或颞叶皮质入路,这样可以获得更大的手术空间,更容易分离大脑中动脉及其分支血管;对于巨大的肿瘤(Yasargil 分型 5 型),通常需要先切除额叶和(或)颞叶的肿瘤部分。肿瘤切除的内部边界,在解剖上以豆纹动脉为界,在功能上以内囊和锥体束为界。为了降低缺血的风险,肿瘤如果包绕豆纹动脉,可考虑将包绕部分的小部分肿瘤予以保留。基于肿瘤的生长侵袭过程,以及肿瘤与周围重要神经解剖结构的位置毗邻关系,对岛叶胶质瘤进行分型,有助于更为细致和全面地描述病变占位、生物学特点和患者的临床表现,进而制订个体化的手术治疗方案。

4. 丘脑胶质瘤手术　丘脑胶质瘤位于脑中线深部,与内囊、下丘脑、第三脑室等重要结构相邻,手术难度大,致残致死率高,对于治疗尚未形成一致观点。多数学者对手术持保守态度:对于早期诊断的患者持"等待并观察"的观点;对于影像学诊断考虑为低级别脑胶质瘤的患者,主张活检明确诊断后行放化疗以延长患者的生存时间;若伴有脑积水,可在活检的同时行脑室-腹腔分流术。近年来,由于神经外科手术技术水平的提高和丘脑手术入路的改善,手术病残率与病死率大大降低。虽然丘脑部位深在,但除其腹外侧面紧邻基底核和内囊外,其内侧面、后表面和上表面均是游离的,上述解剖特点决定了手术的可行性。尤其对于合并脑积水的高级别脑胶质瘤患者,先行脑室-腹腔分流术缓解临床症状后,积极行肿瘤切除,术后辅助针对性放化疗,有助于延长患者的术后生存期。现有手术入路包括经皮质(经额、经顶、经颞、经顶枕)经脑室丘脑肿瘤切除术、经胼胝体(经胼胝体前部、经胼胝体后部)经脑室丘脑肿瘤切除术、经胼胝体穹窿间丘脑肿瘤切除术、经侧裂丘脑肿瘤切除术和经幕下小脑上丘脑肿瘤切除术。基本手术原则:在保留正常生理功能的前提下最大限度地切除肿瘤,保证脑脊液循环通畅,缓解高颅压,为放疗、化疗创造条件。

5. 脑干胶质瘤手术　脑干胶质瘤手术原则是在保护功能的前提下最大限度地切除肿瘤,以延长患者的总生存期。对于不同部位的肿瘤应采取损伤最小的手术入路,脑干安全进入点的选择至关重要,建议在纤维束导航及术中神经电生理监测的引导下避开脑干内重要的传导束和核团,选择脑干表面离肿瘤最近的区域进入,术中应沿纤维束走行方向切开脑干,尽可能减少对脑干的机械牵拉,避免对正常供血动脉、引流静脉的损伤。部分伴有脑积水或高颅压症状但不适合肿瘤切除的患者可选择减压术、分流术缓解临床症状。放疗是弥漫性内生型脑桥胶质瘤的标准治疗方案,但只能短暂缓解症状,无法延长总生存期。除以下所列的适应证外,最终是否采取手术治疗需结合病情的轻重、患者的一般情况及意愿进行综合考虑。

【适应证】

①外生型脑干胶质瘤。

②局灶内生型脑干胶质瘤。

③伴有局灶性强化或 PET-CT 显示伴有局灶高代谢的弥漫性内生型脑干胶质瘤。不伴有局灶性强化或 PET-CT 显示不伴有局灶高代谢的弥漫性内生型脑干胶质瘤可选择开放活检术或立体定向活检术。

④观察期间表现出恶变倾向的脑干胶质瘤(体积增大,MRI 显示出现强化病灶或侵及周围结构)。

【禁忌证】

①弥漫性脑干胶质瘤累及整个脑干(中脑、脑桥、延髓)。

②伴有软脑膜播散或种植转移的脑干胶质瘤。

③KPS 评分<50 分,脑干功能严重衰竭者。

④合并多脏器功能异常,无法耐受手术者。

（二）综合诊断与辅助治疗

手术切除或活检获得足够量的肿瘤组织可用于组织学和分子生物学检测分析。目前,"综合诊断"应用于临床已成为确定脑胶质瘤个体化治疗方案的趋势。"综合诊断"内容除包括肿瘤级别和组织病理类型外,还要纳入关键的分子信息。中国脑胶质瘤协作组(CGCG)于 2018 年制定了《脑胶质瘤诊疗规范》,该规范提出了适合国人的脑胶质瘤分子诊断流程(图 3-3),为个体化诊断治疗提供了依据。

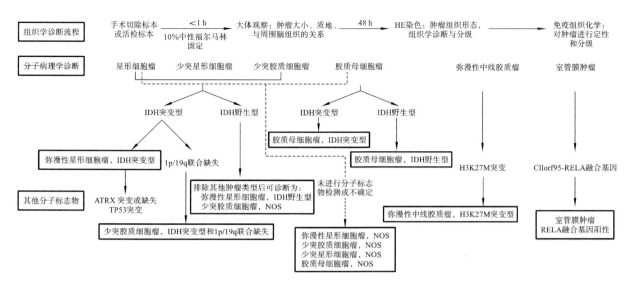

图 3-3　脑胶质瘤分子诊断流程

2018 年《脑胶质瘤诊疗规范》。

　　术后放疗和化疗是高级别脑胶质瘤标准治疗中不可缺少的部分,放疗推荐分次外照射,化疗推荐替莫唑胺化疗。替莫唑胺是相对耐受良好的口服烷化剂,易通过血脑屏障,在细胞内转化为强效的烷化剂,使鸟嘌呤烷基化,损伤 DNA,导致肿瘤细胞死亡。具体方案应根据患者的临床资料、手术切除程度、组织学分级及分子特征等综合考虑。此外,具体的治疗决策必须考虑患者的个体体征、肿瘤位置、放疗靶区、并发症和治疗毒性风险等问题。根据国人脑胶质瘤发病的具体情况及临床特征,CGCG 在 2018 年《脑胶质瘤诊疗规范》中提出了适合国人的脑胶质瘤综合治疗流程(图 3-4)。

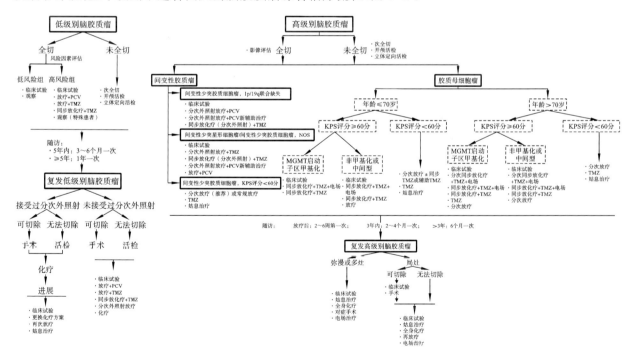

图 3-4　脑胶质瘤综合治疗流程

2018 年《脑胶质瘤诊疗规范》。

　　1. 低级别脑胶质瘤的处理原则　手术切除是低级别脑胶质瘤的主要治疗手段。目前推荐最大限度安全切除肿瘤的原则。大量研究证据表明,切除更大范围的肿瘤可显著延长患者的无进展生存期和总生存期。

　　对于低级别脑胶质瘤术后是否放疗及放疗时机,既往研究结果并未得到一致的答案。一般认为,对于低级别脑胶质瘤患者,主张首先根据已知影响预后的因素,将其归类为高风险组或低风险组。对于高风险组患者,术后应立即给予放疗以期带来更大的获益,而对于低风险组患者,可延迟术后放疗。根据2016 年 NCCN 关于中枢神经系统肿瘤的临床指南,对于年龄≤40 岁且接受全切除的低级别脑胶质瘤患者(低风险组),若患者无明显临床症状,可选择观察,5 年内每 3～6 个月复查 MRI,5 年后可每年复查MRI;如发现肿瘤进展,则进行放疗,总放疗剂量为 50.4～54 Gy,每次 1.8 Gy,这是目前低级别脑胶质瘤的标准放疗方案。

　　近年来,分子生物学研究显示,某些特殊的分子遗传学标志物可用于指导脑胶质瘤的临床治疗。如伴有 TERT 启动子区突变/野生型 IDH 的较低级别脑胶质瘤,其预后与 GBM 相近,此类患者应按照高级别脑胶质瘤进行临床治疗。尽管替莫唑胺(TMZ)已被证明比 PCV 方案(丙卡巴肼、洛莫司汀、长春新碱)更易耐受,可作为 PCV 早期治疗的替代方案,然而,根据最近基于 IDH 突变型脑胶质瘤的配对研究发现,TMZ 的使用存在增加 IDH 突变型肿瘤基因突变的潜在风险。

　　2. 间变性脑胶质瘤的处理原则　　最大范围安全切除肿瘤可改善患者的临床症状,有利于患者神经功能恢复,并延长患者总生存期。术后标准治疗为总剂量 60 Gy 的放疗。术后化疗应考虑肿瘤组织学类型、分子分型及临床状态等因素。伴有 1p/19q 联合缺失的间变性少突胶质细胞瘤患者可获益于化疗,选择术后放疗联合 PCV 方案化疗,患者临床预后更好。与 PCV 方案相比,TMZ 被认为毒性更小,患者更易耐受,但在患者有效率和生存率方面二者没有差异。根据循证医学建议,1p/19q 联合缺失型间变性脑胶质瘤可选择多种治疗方案:放疗联合 PCV 化疗,放疗联合 TMZ 化疗,放疗联合并辅助 TMZ 化疗,或仅化疗(TMZ 或 PCV 方案)。对间变性脑胶质瘤,MGMT 启动子区甲基化状态可预测 IDH 野生型肿瘤对烷化剂的敏感性,但其在 IDH 突变型肿瘤中没有预测价值。另一方面,IDH 野生型、无1p/19q 联合缺失、含有少突胶质细胞成分的间变性脑胶质瘤患者,接受放疗联合 PCV 化疗不会明显获益。对于新诊断的无 1p/19q 联合缺失型间变性脑胶质瘤患者,采用放化疗联合治疗的效果未见明显优于单纯放疗或单纯化疗。2016 年,NCCN 关于中枢神经系统肿瘤的临床指南推荐,新诊断的间变性星形细胞瘤接受术后放疗后可选择保守观察,在发现肿瘤进展后再行化疗。对于 IDH 突变、无 1p/19q 联合缺失型脑胶质瘤患者,ATRX 表达阳性者接受早期放疗联合 PCV 化疗可以明显获益。

　　3. GBM 的处理原则　　在最大范围安全切除肿瘤的前提下,术后 TMZ 同步放疗及辅助化疗是目前年龄小于 70 岁、新诊断 GBM 患者的标准治疗方案,该方案可显著提高 GBM 患者的生存率。放疗总剂量通常为 60 Gy,分 30 次,照射范围通常包含 MRI T1 像增强区及 T2 像和 FLAIR 像异常区边界外 2～3 cm。TMZ 同步化疗为患者在放疗期间每天接受 TMZ 化疗,剂量为 $75 \, mg/m^2$,一周 7 天;TMZ 辅助化疗为患者在放疗结束后每 28 天接受 5 天 TMZ 化疗,剂量为 $150～200 \, mg/m^2$,共持续 6 个周期。多项临床试验或队列研究均表明,伴有 MGMT 启动子区甲基化的 GBM 患者,接受烷化剂治疗可获得更长的生存时间。针对老年 GBM 患者(70 岁以上),TMZ 化疗与低分次放疗均可作为标准治疗方案。另外,伴有MGMT 启动子区甲基化的肿瘤患者,接受化疗后临床预后更好。依据 NOA-08 和 Nordic 临床试验结果,MGMT 启动子区甲基化状态可推荐作为常规检测指标。放疗联合 TMZ 化疗可显著延长 IDH 野生型 GBM 患者的生存时间,而 IDH 突变型患者接受放疗联合 TMZ 化疗或单纯放疗,其生存时间无明显差异。目前,IDH 已被作为诊断继发性 GBM 的分子标志物,可客观有效地用于与原发性 GBM 的鉴别诊断中。因此,IDH 突变和 MGMT 启动子区甲基化状态的检测有助于 GBM 患者治疗策略的制订。

　　当前脑胶质瘤领域的分子靶向药物中,已完成Ⅲ期临床试验的有血管内皮生长因子(vascular endothelial growth factor,VEGF)抑制剂贝伐珠单抗(bevacizumab)、VEGF 受体抑制剂西地尼布(cediranib)、整合素抑制剂西仑吉肽(cilengitide)、蛋白酶抑制剂恩扎妥林(enzastaurin)以及表皮生长因子受体(epidermal growth factor receptor,EGFR)抑制剂尼妥珠单抗(nimotuzumab)。其中以贝伐珠单抗的临床治疗效果最为明显,目前已被包括美国在内的全球近 40 个国家批准用于复发 GBM 的联合治疗。而针对新诊断的 GBM,联合贝伐珠单抗治疗往往只能延长患者的肿瘤无进展生存期,而对于总生存期无明显改善。另有Ⅱ期临床试验表明,对于 MGMT 启动子区非甲基化的 GBM 患者,联合贝伐珠单抗治疗比单纯 TMZ 治疗能显著延长患者的肿瘤无进展生存期,但结果仍需Ⅲ期临床试验证实。虽然其他几种分子靶向药物的临床试验均未得出预期的阳性结果,但是考虑到脑胶质瘤受复杂信号网络调控的异质性,未来分子靶向药物的选择需在大数据分析的基础上进行精准分子检测,制订个体化的治疗方案,这才是实现脑胶质瘤分子靶向治疗的发展方向。

近年来,随着肿瘤免疫学研究的不断深入,免疫检查点抑制剂、CAR-T 细胞、肿瘤疫苗、溶瘤病毒等新的免疫治疗策略不断涌现,脑胶质瘤特别是 GBM 的免疫治疗获得了快速发展。虽然大多数临床试验仍处于Ⅰ期和Ⅱ期阶段,但初步结果表明免疫治疗是安全的,并在某些特定的情况下改善了患者的无进展生存期(PFS)和总生存期。目前,多个临床试验正在测试用不同组合方法治疗脑胶质瘤,以获得广泛和持久的临床疗效。尽管免疫治疗起步较晚,但其已显示出强大的临床治疗效果和广泛的应用前景,为人类攻克脑胶质瘤增添了强有力的工具。

肿瘤电场治疗(tumor treating field,TTF)是一种抗细胞有丝分裂的创新物理疗法,近期的Ⅲ期临床试验证实了它在抑制肿瘤生长作用中的有效性和安全性。根据最新国内外临床诊疗指南的推荐,新诊断 GBM 的治疗可采用"手术+同步放化疗并辅助 TMZ+TTF"的新标准治疗方案。

4.脑胶质瘤患者术后康复原则 近年来,脑胶质瘤患者通过系统化及个体化综合治疗,术后生存时间和生活质量均有明显提高。良好的预后不仅与规范化治疗密切相关,术后康复也是重要影响因素。基本原则简述如下:

(1)帮助患者树立恢复的信心,正确认识疾病,避免因精神因素而引起疾病的变化。部分额叶/额颞叶胶质瘤患者术后可能出现负面情绪、易激惹等精神症状,需要得到医生与家人的理解,必要时咨询专业心理医生或精神科医生。

(2)嘱患者规律服药,尤其是抗癫痫药物,切忌自行停药。定时门诊随访,了解病情的转归。

(3)如患者术后出现偏瘫、失语等并发症,建议尽早进行功能康复治疗。

(4)接受术后放疗的患者,一般建议在出院后 2 周或 1 个月进行。放疗过程中若出现全身不适、纳差等症状,需及时与放疗医生沟通。

(5)接受术后化疗的患者,应定期做血、尿常规及肝、肾功能等检查,及时处理,避免肝肾过度损伤。

(6)术后定期随访十分重要,一般推荐低级别脑胶质瘤患者每半年进行头颅增强 MRI 检查,高级别脑胶质瘤患者需每 3 个月进行头颅增强 MRI 检查,以便及时了解病情变化。

七、预后

WHO Ⅰ级、Ⅱ级脑胶质瘤为低级别脑胶质瘤,Ⅲ级、Ⅳ级为高级别脑胶质瘤。Ⅰ级脑胶质瘤一般认为偏向于良性肿瘤,肿瘤全切除后即使术后不进行放化疗,复发的概率也很小。WHO Ⅱ~Ⅳ级的脑胶质瘤为恶性肿瘤。其中,除Ⅱ级的少突胶质细胞瘤(发现早,手术切除彻底,结合放化疗)可能达到根治效果外,绝大多数 WHO Ⅱ级及以上的脑胶质瘤,尤其是来源于星形胶质成分的脑胶质瘤,会复发且具有向高级别脑胶质瘤转化的潜能。在接受标准治疗前提下,目前Ⅱ级脑胶质瘤患者的中位生存期为 78.1 个月,1年生存率为 94%,5 年生存率达到 67%;Ⅲ级脑胶质瘤患者中位生存期为 37.6 个月,1 年生存率为 75%,5年生存率为 36%;而Ⅳ级脑胶质瘤患者中位生存期仅为 14.4 个月,1 年生存率为 61%,5 年生存率仅 9%。

影响脑胶质瘤患者预后的因素有很多,包括年龄、术前状态、肿瘤生长部位、肿瘤体积、肿瘤切除程度、术前神经功能缺失情况、病理类型、分子病理特征等。

(1)一般情况方面:年龄超过 40 岁,肿瘤最大直径超过 6 cm,肿瘤跨越中线,患者术前 KPS 评分<80分等因素均对患者总生存期不利。

(2)切除程度方面:最大安全范围下切除累及功能区的脑胶质瘤和全切非功能区脑胶质瘤可使患者获得较好的预后。肿瘤全切可以尽可能延长肿瘤复发间隔时间,降低肿瘤去分化率,减少肿瘤向更高级别脑胶质瘤转化的机会。

（3）组织病理方面：含有少突胶质成分脑胶质瘤患者的预后较好，其无进展生存期及总生存期较单纯星形细胞瘤的患者长。病理组织含肥大细胞成分或为肥大细胞型星形细胞瘤患者的预后较差。

（4）分子病理方面：肿瘤发生 ATRX 基因突变或缺失、IDH1/2 基因突变、染色体 1p/19q 联合缺失以及 TP53 基因突变对患者的预后有利。同时发生 IDH 基因突变和染色体 1p/19q 联合缺失的低级别脑胶质瘤患者的预后最理想。存在 MGMT 启动子区甲基化的患者可从 TMZ 治疗中获益。针对 IDH1/2 野生型的间变性少突或星形细胞瘤，它们具有类似 GBM 样的分子特征，如 EGFR、PDGFRA、CDK4、MDM2/4 扩增以及 PTEN、NF1、RB1、CDKN2A/B、染色体 10q 的缺失。这些分了特征在其他类型的 WHO Ⅱ～Ⅲ级的脑胶质瘤中更少见，同时也提示不良的预后。IDH1/2 突变型的 GBM（约占全部 GBM 的 10％）往往被认为是继发性胶质母细胞瘤，具有更低级别脑胶质瘤的特征，预后较好。此外，这类脑胶质瘤患者的预后也与 CDKN2A/B 的缺失密切相关。IDH 野生型的青少年或儿童脑胶质瘤的预后比成人或老年人好，这类肿瘤中多数伴有 BRAF V600E，FGFR1 基因突变，MYB/MYBL1 基因重排或者 MAPK 信号通路的改变等。

（游赣　江涛）

第二节　室管膜肿瘤

一、概述

室管膜肿瘤起源于脑室或脊髓中央导水管的室管膜细胞，其年发病率约为 0.43％，占所有原发性颅内肿瘤的 2％～6％，占神经上皮组织肿瘤的 4％～18.7％，占原发性椎管内肿瘤的 20％左右。所有室管膜肿瘤中，除了室管膜下瘤好发于老年人，余多见于儿童和青壮年，以儿童最为常见。肿瘤可发生于脑室系统的任何部位，以第四脑室最为多见。儿童患者中，约 90％发生于颅内，其中，2/3 位于颅后窝，1/3 位于幕上。室管膜肿瘤的 10 年总生存率在儿童患者中约为 64％，在成年患者中为 70％～89％。婴儿患者预后差，以间变性室管膜瘤较多见，且往往巨大，诊断后 5 年生存率为 42％～55％。

一直以来，手术切除程度被认为是唯一的预后相关指标。标准治疗是最大限度切除结合放疗。在已有临床试验中，为了避免或推迟放疗而采用的化疗方案，无论是对于年幼的首发患儿还是复发患儿，均不能改善预后。此外，有研究报道，婴幼儿患者采用大剂量化疗方案＋干细胞移植后，也未显示对预后有益。另有研究报道，术前辅助化疗有利于巨大肿瘤的切除或有利于次全切肿瘤的再次切除。近年来，颅内肿瘤分子病理学的快速发展陆续揭示了室管膜肿瘤各种预后相关的重要分子改变（详见第二部分）。

根据 2016 年世界卫生组织（WHO）中枢神经系统肿瘤分类结合组织病理和分子特征，可将室管膜肿瘤分为室管膜下瘤、黏液乳头型室管膜瘤、室管膜瘤（包括乳头型、透明细胞型和伸长细胞型）、RELA 融合基因阳性室管膜瘤和间变性室管膜瘤（表 3-2）。

表 3-2　2016 年 WHO 室管膜肿瘤分类

室管膜肿瘤分类	ICD 编码	肿瘤级别
室管膜下瘤	9383/1	Ⅰ
黏液乳头型室管膜瘤	9394/1	Ⅰ
室管膜瘤	9391/3	Ⅱ
乳头型室管膜瘤	9393/3	
透明细胞型室管膜瘤	9391/3	
伸长细胞型室管膜瘤	9391/3	
RELA 融合基因阳性室管膜瘤	9396/3	Ⅱ 或 Ⅲ
间变性室管膜瘤	9392/3	Ⅲ

二、形态学及分子病理学特点

大脑半球的室管膜肿瘤一般较大,有的生长在脑室腔内,有的在脑室旁陷入脑实质内生长。第四脑室的室管膜肿瘤和脑室底或脑室侧壁部分粘连,可自正中孔长出,如舌状伸入椎管,覆盖于颈脊髓表面;如果从侧孔长出,可侵入小脑脑桥角。另有少数肿瘤可发生在室间孔、第三脑室内或小脑脑桥角。肿瘤多为实性,可为部分囊性,瘤体呈灰红色,质稍韧或部分较软,有的呈分叶状,或向周围扩张性生长,和正常脑组织有相对界面。脊髓室管膜肿瘤位于脊髓内,和正常脊髓组织的边界清楚,肿瘤上下极可向脊髓中央管两端延伸。黏液乳头型室管膜瘤多发生于腰骶椎,质软,黏液状弥漫生长,广泛包绕马尾神经且向上向下累及多个节段,难以全切,2016 年 WHO 分级为 I 级,但最新的 cIMPACT-NOW(the consortium to inform molecular and practical approaches to CNS tumor taxonomyc-not WHO:中枢神经系统肿瘤分类分子信息及实践方法联盟)(第 7 版)建议将黏液乳头型室管膜瘤定为 WHO Ⅱ级。

显微镜下肿瘤细胞呈梭形、卵圆形或立方形,周围管腔呈菊花状排列,胞核呈圆形或卵圆形,核分裂少,胞质含量中等,间质为胶质纤维形成的网状结构。各型室管膜肿瘤的组织学特征:①室管膜下瘤:生长缓慢的良性肿瘤,WHO Ⅰ级,位于脑室壁,簇状脑胶质瘤细胞包埋在丰富的纤维基质中,常伴微囊形成;相关免疫组织化学指标为 GFAP、NCAM1、NSE、EMA、MDM2、Ki-67/ MIB-1。②黏液乳头型室管膜瘤:生长缓慢,发生于脊髓圆锥、马尾和终丝,镜下组织学以肿瘤细胞围绕血管黏液样间质轴心排列,呈乳头状结构为特点;相关免疫组织化学指标为 GFAP、S-100、波形蛋白、NCAM1、AE1/AE3、CD99、Ki-67/ MIB-1。③室管膜瘤:见于儿童和年轻人,WHO Ⅱ级,镜下细胞密度适中,核形态单一,呈圆形或卵圆形,染色质呈胡椒盐状,核分裂象罕见;血管周围假菊形团和室管膜周围菊形团是室管膜瘤的关键特征;根据形态特征可分为乳头型室管膜瘤、透明细胞型室管膜瘤和伸长细胞型室管膜瘤三个亚型;相关免疫组织化学指标为 GFAP、S-100、EMA、L1CAM、OLIG2、Ki-67/ MIB-1。④室管膜瘤,RELA 融合基因阳性:一类 RELA 融合基因阳性的幕上室管膜瘤,预后较其他类型室管膜瘤差;相关免疫组织化学指标为 GFAP、EMA、L1CAM、Ki-67/ MIB-1。分子病理:C11orf95-RELA 融合基因阳性。⑤间变性室管膜瘤:组织学特点为核分裂象增多,伴微血管增生及坏死。

组织病理上,室管膜肿瘤的同一肿瘤组织中往往同时存在不同级别的病灶,难以准确判断哪个局部病灶对预后的影响更大,故而诊断Ⅱ级和Ⅲ级(间变性)室管膜瘤可能存在困难,不同医生之间可以有完全不同的结论。近几年,随着颅内肿瘤分子病理研究的快速发展,目前广为接受的是基于 DNA 甲基化的 9 分类法(表 3-3)。这 9 种分子亚型在基因改变,基因表观特点,转录组学,好发年龄、性别和临床特点等方面均存在不同,并且对应肿瘤的不同发生部位(小脑幕上、幕下、脊髓),可能体现了各种亚型的不同细胞起源。其在患者风险评估方面优于传统的组织学分型,其中颅后窝 A 组和 RELA 融合基因阳性室管膜瘤预后较差,10 年总生存率分别低于 50% 和 20%;而其他亚型预后较好,5 年生存率达 100%,10 年总生存率为 88%~100%。基于肿瘤 DNA 甲基化分型的优势还在于,在肿瘤进展过程中这种分子分型可以保持不变,因为肿瘤 DNA 的甲基化表型主要映射的是初始起源细胞的基因表观学改变。

表 3-3 室管膜肿瘤亚型的关键分子及临床特征

解剖定位	脊髓(SP-)		颅后窝(PF-)				幕上(ST-)		
分子亚型	SE	MPE	EPN	SE	EPN-A	EPN-B	SE	EPN-YAP1	EPN-RELA
组织病理及分级	室管膜下瘤	黏液乳头型室管膜瘤	间变性室管膜瘤	室管膜下瘤	间变性室管膜瘤	间变性室管膜瘤	室管膜下瘤	间变性室管膜瘤	间变性室管膜瘤
	WHO Ⅰ	WHO Ⅰ	WHO Ⅱ/Ⅲ	WHO Ⅰ	WHO Ⅱ/Ⅲ	WHO Ⅱ/Ⅲ	WHO Ⅰ	WHO Ⅱ/Ⅲ	WHO Ⅱ/Ⅲ
染色体改变	6q 缺失	染色体不稳定	染色体不稳定	无	无	染色体不稳定	无	11q 畸变	11q 畸变、染色体碎裂

续表

解剖定位	脊髓(SP-)			颅后窝(PF-)				幕上(ST-)		
分子亚型	SE	MPE	EPN	SE	EPN-A	EPN-B	SE	EPN-YAP1	EPN-RELA
致癌驱动基因	?	?	NF2基因突变	?	?	?	?	YAP1基因融合	RELA基因融合
肿瘤定位	脊髓上段	脊髓下段	全脊髓	小脑	小脑	小脑	大脑半球	大脑半球	大脑半球
好发年龄/岁	49(22~68)	32(9~66)	41(11~59)	59(39~76)	3(0~51)	30(10~65)	40(25~70)	1.4(0~51)	8(0~69)
性别比(男:女)	1:1	1:1	1.7:1	3:1	1.8:1	0.7:1	2.5:1	0.3:1	1.8:1
5年总生存率/(%)	100	100	100	100	68	100	100	100	75
10年总生存率/(%)	100	NA	NA	NA	56	88	100	NA	49

注:SE,室管膜下瘤;MPE,黏液乳头型室管膜瘤;EPN,间变性室管膜瘤。

基于上述对室管膜肿瘤生物学基础及分子特征的研究进展,促使 cIMPACT-NOW 在 2016 年 WHO 中枢神经系统肿瘤分类的基础上,对室管膜肿瘤的分型提出了更新建议(表 3-4),要点归纳如下:①室管膜肿瘤分类主要依据肿瘤发生部位及相关分子遗传改变,该分类反映了室管膜肿瘤潜在的生物学特性;②幕上室管膜瘤根据 C11orf95 和 YAP1 基因进一步分型,因为这两个基因在对应亚型中参与大多数致癌基因的融合突变;③颅后窝室管膜瘤按照 PFA 和 PFB 这两种最广为接受的亚型进行分类;④伴有 MYCN 基因扩增的脊髓室管膜瘤作为单独的一种预后不良的室管膜肿瘤类型;⑤对于有明确分子分型的室管膜肿瘤亚型,尚无临床证据表明预后与 WHO 分级相关,因此未给予 WHO 定级;⑥罕见的室管膜下瘤仍然根据形态学标准进行分类,肿瘤分子亚型和相应的发生部位(幕上、幕下、脊髓)对临床预后没有指导意义(预后均非常好);⑦脊髓黏液乳头型室管膜瘤仍然依据形态学标准进行诊断,但因为临床上其更为恶性的生物学行为,分类为 WHO Ⅱ级;⑧传统室管膜瘤的组织病理学分类(乳头型、透明细胞型、伸长细胞型),意义仅限于形态学描述,由于其没有临床指导价值,不再出现在肿瘤分类中。

表 3-4　cIMPACT-NOW 对室管膜肿瘤的分型更新

肿瘤类型	WHO 分级
幕上室管膜瘤	Ⅱ/Ⅲ
幕上室管膜瘤,C11orf95 基因融合阳性	
幕上室管膜瘤,YAP1 基因融合阳性	
颅后窝室管膜瘤	Ⅱ/Ⅲ
颅后窝室管膜瘤,PFA 亚型	
颅后窝室管膜瘤,PFB 亚型	
脊髓室管膜瘤	Ⅱ/Ⅲ
脊髓室管膜瘤,MYCN 基因扩增	
黏液乳头型室管膜瘤	Ⅱ
室管膜下瘤	Ⅰ

三、临床表现

患者病程和临床表现因肿瘤部位不同而异。发生于第四脑室的肿瘤病程较短，由于肿瘤阻塞第四脑室，引起阻塞性脑积水，故颅内压增高症状出现早而程度重，早期出现发作性头痛、呕吐、视力下降、视乳头水肿等。如肿瘤直接刺激延髓呕吐中枢，呕吐可为首发症状；当影响第四脑室底前庭区时，可出现眩晕、耳鸣；压迫第四脑室底下半部时，可出现吞咽困难、声音嘶哑等。第四脑室内肿瘤有一定程度的活动性，当患者变动体位或头位时，可突然阻塞第四脑室出口而出现急性梗阻性脑积水，表现为呕吐、眩晕、头痛，即所谓 Bruns 征。如肿瘤同时侵犯小脑，可出现眼球震颤、行走不稳、指鼻试验阳性等小脑性共济失调症状和体征，多见于巨大生长肿瘤。合并慢性小脑扁桃体下疝时，表现为头部前倾，不向一侧偏斜，呈强迫性头位，颈部不敢随意转动。晚期可出现阵发性去大脑强直和意识丧失，即小脑性发作。室管膜肿瘤发生于侧脑室者病程较长，肿瘤较小时可无症状，当肿瘤阻塞室间孔时，会出现颅内压增高征象。发生于脑实质内者可以癫痫发作为首发症状。

室管膜下瘤的临床表现较为特殊，仅占所有中枢神经系统肿瘤手术病例的 0.51%，自然病程目前尚不明确，其生长十分缓慢甚至停滞，因此可能终生无任何临床表现。有报道称，约 40% 的室管膜下瘤缓慢生长并最终出现临床症状。颅内室管膜下瘤的临床表现主要继发于颅内压增高（体位性头痛、恶心、呕吐、意识障碍等）及占位效应（感觉异常、癫痫、肢体活动障碍等）。而脊髓室管膜下瘤主要表现为神经功能症状（感觉异常、运动障碍、排尿障碍、性功能障碍等），临床上难以与髓内星形细胞瘤及室管膜瘤进行鉴别。

四、辅助检查

辅助检查主要依靠 CT 和 MRI。

（一）CT

1. 平扫　肿瘤为等密度或略高密度病灶，其内可见小的低密度囊性变区或散在斑点状钙化灶，常伴占位效应，导致脑室系统增大或伴脑积水。

2. 增强扫描　多数肿瘤均匀强化，囊性变区不强化。肿瘤多为菜花形或不规则形，边缘不光整或呈分叶状，边界清楚。

室管膜下瘤 CT 表现为边界清楚的等密度或低密度结节影，直径通常不超过 2 cm，伴有囊性表现，但钙化少见，几乎无增强。

（二）MRI

（1）肿瘤分为实质部分和囊性部分，脑实质内的肿瘤囊性变发生率较高。肿瘤的实质部分和实性肿瘤 T1WI 为低或等信号，在 T2WI 为高信号。肿瘤囊性部分和囊性肿瘤 T1WI 上的信号与脑脊液相似，T2WI 为高信号。MRS 提示 Cho 峰值明显增高、NAA 峰值降低。

（2）Gd-DTPA 增强：增强后肿瘤有明显的异常强化，位于脑实质内的实性肿瘤常伴灶周水肿。

（3）颅内室管膜瘤有椎管内种植转移倾向，全脊髓 MRI 增强扫描可以发现小的种植病灶，对于高风险分子亚型和 WHO Ⅱ级、Ⅲ级肿瘤术后制订放疗方案和随访是必要的。

（4）脊髓黏液乳头型室管膜瘤 MRI 典型表现：腰骶段弥漫生长、T1 低信号、T2 显著高信号、增强明显强化的肿瘤，完全充填硬脊膜囊并包绕马尾神经和（或）脊髓圆锥，T2 轴位像可见肿瘤高信号内散在分布的马尾神经点状低信号。

（5）室管膜下瘤 MRI 表现：脑室内结节样肿块，周围多无水肿带，T1 等或低信号、T2 高信号，增强无强化。MRS 显示 Cho 峰值正常，NAA 峰值轻度降低，仅能提示低级别肿瘤。总的来说，MRI 影像无特异性，术前诊断困难。脊髓室管膜下瘤有偏中心生长特点，可以与脊髓室管膜瘤相鉴别。

室管膜肿瘤多位于脑室系统内，一般不伴有周围脑组织水肿，但位于脑实质内的室管膜肿瘤可伴轻微灶周水肿。位于第四脑室内的肿瘤较大时，MRI 亦可显示肿瘤经第四脑室侧隐窝侵及小脑脑桥角，可伴不同程度的占位效应,表现为脑干前移、小脑蚓部扁平、枕骨大孔疝等影像特点。侧脑室内的室管膜肿瘤常起源于室间孔附近,肿瘤较小时,呈一侧脑室内低或等信号;肿瘤较大时,常阻塞室间孔,造成一侧或两侧侧脑室积水。侧脑室内室管膜肿瘤亦可发生于侧脑室三角区,其脑积水征象出现得更晚。第三脑室内室管膜肿瘤常位于第三脑室的偏后部,与丘脑分界不清,可压迫、阻塞中脑导水管,造成第三脑室和两侧侧脑室扩大;亦可阻塞单侧或双侧室间孔,造成一侧或两侧侧脑室扩大。大脑半球脑实质内的室管膜肿瘤一般紧邻脑室,有时可部分突入脑室内。儿童和青少年大脑半球室管膜肿瘤常发生于大脑半球颞、顶、枕叶交界处和额叶,病灶内钙化和囊性变发生率较低;成人亦常发生于大脑半球颞、顶、枕叶交界处,但很少发生于额叶,肿瘤内部常见大片囊性变和钙化,有时可见瘤内出血。

五、诊断及鉴别诊断

1. 诊断

(1)病史:以颅内压增高和颅后窝颅神经及小脑症状多见,脊髓肿瘤常表现为肢体无力、疼痛、躯干束带感等异常感觉症状。室管膜下瘤见于成人、老年人;脊髓室管膜瘤见于成人;幕上和颅后窝肿瘤见于全年龄段,但以儿童和青少年多见;婴幼儿幕上邻近侧脑室的巨大肿瘤,应考虑室管膜肿瘤可能。

(2)部位:幕上侧脑室内和邻近脑室的脑实质内、第四脑室及邻近小脑脑桥角、脊髓髓内均可发生。大脑半球室管膜肿瘤可发生于大脑半球颞、顶、枕叶交界处和额叶。黏液乳头型室管膜瘤见于腰骶段硬膜囊内。

(3)影像学表现。

①CT 表现:平扫时,肿瘤为等密度或略高密度病灶,可见低密度囊性变区或散在斑点状钙化灶;增强扫描见多数肿瘤均匀强化,囊性变区不强化。

②MRI 表现:肿瘤形状多不规则,边缘分叶状,边界可见。肿瘤的实质部分和实性肿瘤在 T1 低或等信号、T2 高信号。肿瘤囊性部分和囊性肿瘤在 T1WI 上的信号与脑脊液相似,T2 高信号。实质部分增强扫描见强化明显,位于脑实质内的实性肿瘤常伴灶周水肿,位于脑室内伴有梗阻性脑积水。第四脑室肿瘤向小脑脑桥角生长可见推挤或包绕的椎动脉和小脑下后动脉流空信号。腰骶段弥漫生长、T1 低信号、T2 显著高信号、强化明显、包绕马尾神经则提示黏液乳头型室管膜瘤可能。

(4)病理学诊断:根据术后病理结果可明确诊断。组织病理诊断Ⅱ级和Ⅲ级(间变性)室管膜肿瘤不一定准确,且对预后判断价值有限,组织形态学分类(乳头型、透明细胞型、伸长细胞型)对预后判断也无意义,故需要强调分子病理学诊断的价值。

目前基于肿瘤 DNA 甲基化的分型在临床尚不能普及。有些临床易行的检测手段,有助于关键分子分型的诊断,如组蛋白 3 的 K27 三甲基化(H3K27me3)在预后较差的颅后窝 EPN-PFA 型室管膜肿瘤中发生率普遍降低,可以通过免疫组织化学检测 H3K27me3 区分 EPN-PFA 型与 EPN-PFB 型肿瘤,判断预后,具有很高的敏感性和特异性。利用免疫组织化学或 Fish 原位杂交方法检测 RelA 也具有和 DNA 甲基化分型 95% 以上的一致性,可用于鉴别幕上室管膜瘤中预后较差的 ST-EPN-RELA 型肿瘤。cIMPACT-NOW 提出的脊髓室管膜瘤伴 MYCN 基因扩增亚型,其预后差,OS 和 PFS 与 ST-EPN-RELA 和 PF-EPN-A 亚型类似,极易发生椎管内扩散转移。

需要指出,随着分子病理学的快速发展,室管膜肿瘤的病理分型更加精细化,比如 DNA 甲基化的 9 分类法、伴 MYCN 基因扩增亚型的提出、黏液乳头型室管膜瘤归为 WHO Ⅱ级,都是近 5 年来提出的新分型。基于室管膜肿瘤分子分型的临床治疗方案也将逐步被提出和完善。

2. 鉴别诊断　主要应与脑室内脉络丛乳头状瘤鉴别,且依部位不同,与以下病变鉴别:位于第四脑室者,应与髓母细胞瘤鉴别;位于第三脑室者,与胶样囊肿鉴别;侧脑室室管膜瘤应与侧脑室脑膜瘤鉴别;婴幼儿幕上巨大室管膜肿瘤与各种胚胎性肿瘤鉴别。

六、治疗

室管膜肿瘤的标准治疗是最大限度手术切除结合放疗。其中特别强调手术彻底,临床上有部分幕上肿瘤患者,在彻底切除后即使不放疗也无复发。对于初次不能全切除的肿瘤,尽可能在条件允许的情况下进行二次手术切除。对于术后复发或进展的室管膜肿瘤患者,仍然推荐在保障神经功能前提下,再次手术行最大范围病灶切除,可以显著延长患者总生存期。

疑诊为室管膜下瘤的患者可以选择观察,但需要定期复查。室管膜下瘤的自然病程目前尚不明确,其生长十分缓慢甚至停滞,可能终生无任何临床表现,约40%的室管膜下瘤在经历长短不一的静止期后开始缓慢生长并表现出临床症状。若出现症状,可选择手术切除,术中可见肿瘤质韧、乏血供、和周围组织边界非常清楚,手术全切可以治愈。有罕见病例报道称,室管膜下瘤可发生脑室内和室管膜下扩散,影像学表现有明显强化,镜下组织形态混合有室管膜肿瘤成分。

（一）手术治疗

手术治疗要求尽量切除肿瘤。手术原则:①注意勿损伤重要的组织结构,如大脑内静脉、丘脑、中脑及延髓。②切除肿瘤,改善脑脊液循环。第四脑室肿瘤可能累及第四脑室底,但细致轻柔操作仍然可以做到全切除。经第四脑室侧孔向小脑脑桥角生长的肿瘤往往包绕血管和神经,需要耐心剥离和切除。对于第四脑室肿瘤合并显著脑积水者,可于术前行脑室外引流或留置Ommaya囊,肿瘤全切后,脑积水大多数可以缓解而无须行分流术。

（二）辅助治疗

室管膜下瘤全切后无须辅助治疗,次全切和复发病例可以考虑放疗,但是放疗的作用和意义尚不明确。成人WHO Ⅱ级室管膜肿瘤未能手术全切者需行术后放疗,对于手术全切除者,可选择观察(肿瘤位于幕上或脊髓)或术后放疗(肿瘤位于颅后窝或黏液乳头型);原发于脊髓的成人室管膜肿瘤(WHO Ⅱ级)手术全切后无须补充放疗。儿童WHO Ⅱ级室管膜肿瘤未能手术全切者需行术后放疗;对于手术全切除者,术后行放疗尚有争议。WHO Ⅲ级间变性室管膜瘤无论是否手术全切,均需行术后放疗。对放疗后短期复发或年幼不宜行放疗者,可选择化疗作为辅助治疗,但疗效尚不确定。

室管膜肿瘤的死亡原因仍以原位复发为主,瘤床与高剂量区复发是治疗失败的主要模式,扩大野照射并没有延长无进展生存期。因此,室管膜肿瘤术后放疗主要采用局部野照射,不需常规进行全脑全脊髓预防性照射。术后3周需行全脑全脊髓增强MRI和脑脊液脱落细胞学检查,无脑或脊髓肿瘤播散证据者仅行局部放疗,检查为阳性的患者,无论其病理类型和切除程度如何,必须行全脑全脊髓放疗。以转移为复发表现的儿童室管膜肿瘤行再程放疗时,也建议行全脑全脊髓放疗。

局部放疗的靶区勾画:需参考术前术后的影像资料,根据术前和术后MRI确定肿瘤的局部照射范围,通常采用增强T1像或FLAIR/T2WI像上异常信号为肿瘤靶区(GTV),临床靶区(CTV)为GTV外放1～2 cm,每日分割1.8～2.0 Gy,遇自然解剖屏障适当修改,CTV外扩3～5 cm形成计划靶区(PTV)。颅内肿瘤照射总剂量为54.0～59.4 Gy,脊髓区肿瘤照射剂量为45 Gy,如果肿瘤位于脊髓圆锥以下,总剂量可以提高至60 Gy。全脑全脊髓放疗:全脑包括硬脑膜以内的区域,全脊髓上起第一颈髓、下至尾椎硬膜囊,全脑全脊髓放疗总剂量为36 Gy,每次1.8～2.0 Gy。后续颅内病灶区缩野局部追加剂量至54.0～59.4 Gy,脊髓病灶区追加剂量至45 Gy。

质子治疗(proton beam therapy)具有更好的放射生物学特性,可以减少对正常神经组织的照射剂量和损伤,可作为传统放疗的替代治疗。但质子治疗的获益和相关风险仍有待进一步研究。

化疗是否获益:目前还缺乏随机对照研究的明确结论。间变性室管膜瘤患者,在手术及放疗后,可以考虑进行化疗。年幼不宜行放疗的室管膜肿瘤患者,可术后行辅助化疗。在复发手术后出现再次进展或全脑全脊髓播散的情况下,可采用化疗。化疗药物包括铂类、依托泊苷、亚硝脲类、贝伐珠单抗和替莫唑胺。成人复发室管膜肿瘤患者再次手术及放疗均失败后,可考虑将替莫唑胺作为一线化疗药物。

（万锋）

参 考 文 献

[1] 国家神经系统疾病临床医学研究中心,国家神经系统疾病医疗质量控制中心.中国脑胶质瘤临床管理指南[M].北京:人民卫生出版社,2020.

[2] 中华医学会放射肿瘤治疗学分会.胶质瘤放疗中国专家共识(2017)[J].中华放射肿瘤学杂志,2018,27(2):123-131.

[3] 雷霆.脑肿瘤学[M].北京:中国医药科技出版社,2005.

[4] 国家卫生健康委员会医政医管局.脑胶质瘤诊疗规范(2018年版)[J].中华神经外科杂志,2019,35(3):217-239.

[5] 《中国中枢神经系统胶质瘤诊断和治疗指南》编写组.中国中枢神经系统胶质瘤诊断与治疗指南(2015)[J].中华医学杂志,2016(7):485-509.

[6] Ellison D W,Aldape K D,Capper D,et al. cIMPACT-NOW update 7:advancing the molecular classification of ependymal tumors[J]. Brain Pathol,2020,30(5):863-866.

[7] Ghasemi D R,Sill M,Okonechnikov K,et al. MYCN amplification drives an aggressive form of spinal ependymoma[J]. Acta Neuropathol,2019,138(6):1075-1089.

[8] McGuire C S,Sainani K L,Fisher P G. Incidence patterns for ependymoma:a surveillance,epidemiology,and end results study[J]. J Neurosurg,2009,110(4):725-729.

[9] Neumann J E,Spohn M,Obrecht D,et al. Molecular characterization of histopathological ependymoma variants[J]. Acta Neuropathol,2020,139(2):305-318.

[10] Pagès M,Pajtler K W,Puget S,et al. Diagnostics of pediatric supratentorial RELA ependymomas:integration of information from histopathology,genetics,DNA methylation and imaging[J]. Brain Pathol,2019,29(3):325-335.

[11] Pajtler K W,Mack S C,Ramaswamy V,et al. The current consensus on the clinical management of intracranial ependymoma and its distinct molecular variants[J]. Acta Neuropathol,2017,133(1):5-12.

[12] Pajtler K W,Witt H,Sill M,et al. Molecular classification of ependymal tumors across all CNS compartments,histopathological grades,and age groups[J]. Cancer Cell,2015,27(5):728-743.

[13] Panwalkar P,Clark J,Ramaswamy V,et al. Immunohistochemical analysis of H3K27me3 demonstrates global reduction in group-a childhood posterior fossa ependymoma and is a powerful predictor of outcome[J]. Acta Neuropathol,2017,134(5):705-714.

[14] Ragel B T,Osborn A G,Whang K,et al. Subependymomas:an analysis of clinical and imaging features[J]. Neurosurgery,2006,58(5):881-890.

第三节　脉络丛肿瘤

一、概述

(一)流行病学

脉络丛肿瘤(choroid plexus tumor,CPT)是一类由脑室系统内脉络丛上皮发生的肿瘤,其人群发病率约为0.3/100万,占颅内肿瘤的0.4%~0.6%。CPT多见于儿童和青少年,占15岁以内人群肿瘤的2%~3%,1岁以内肿瘤的10%~20%。根据2016年WHO中枢神经系统肿瘤分类标准,CPT分为三类:脉络丛乳头状瘤(choroid plexus papilloma,CPP,WHO Ⅰ级)、不典型脉络丛乳头状瘤(atypical choroid plexus tumor,aCPP,WHO Ⅱ级)和脉络丛乳头状癌(choroid plexus carcinoma,CPC,WHO Ⅲ

级）。其中，CPP 的发病率最高，约为 CPC 发病率的 5 倍。80% 的 CPC 病例来源于儿童，占儿童 CPT 的 20%～40%，其中 70% 在 2 岁以内发病，中位发病年龄为 26～32 月龄。

大多数 CPT 位于脑室中脉络丛所在部位，如侧脑室（50%）、第四脑室（40%）、第三脑室（5%）或并存于多个脑室。肿瘤也可发展至脑室外，如由第四脑室穿过侧孔达到小脑脑桥角；少数直接发生于脑室系统以外，如鞍区、枕大孔区等；亦可穿通脑皮质向外发展。CPT 的总发病率，男性略高于女性：侧脑室 CPT 的男、女发病率之比约为 1：1，第四脑室 CPT 的男、女发病率之比约为 3：2。在成人，CPT 多见于第四脑室，而儿童多见于侧脑室。

（二）病因

CPT 目前尚无统一明确的病因。Shah 等人于 1976 年提出类人猴病毒 SV40 可能与 CPT 的发生发展相关。随后，研究者为新生啮齿目动物接种 SV40，对表达 SV40 大 T 抗原的转基因鼠进行研究，发现 SV40 能诱导 CPT 的产生。Bergsagel 等人发现在 20 例临床 CPT 样本中，10 例能检测到 SV40 的 DNA 片段。然而，对于被 SV40 感染的脊髓灰质炎活疫苗接种人群的研究发现，其 CPT 的发病率与正常人群并无差异。

随着研究的深入，更多的 CPT 潜在诱发因素被研究者们揭示。有学者发现，血小板衍生生长因子（PDGF）受体可能与 CPT 的发生发展相关，其 α 亚型在 CPP，aCPP 和 CPC 中均有表达，其 β 亚型在 CPC 中的表达水平较 CPP 中明显增高；Hasselblatt 等人将正常脉络丛组织和 CPP 进行比较，发现 6 种相关基因可能与 CPP 的发生发展有关，包括转录因子 TWIST1、BCLAF1、Wnt 抑制因子 1（WIF1）、跨膜蛋白 AJAP1、瞬时受体电位通道 TRPM3 和 IL-6 信号传感器 IL6ST。Notch3 在 CPT 临床组织中检测出有表达特异性，提示其可能与肿瘤发生相关。此外，CDH1、RARB 和 SFN 基因也被揭示在 CPT 中存在表达特异性。Donovan 等人在 9 例 CPP 中发现存在 7、12、15、17 和 18 染色体异常。对 49 例 CPT 样本分析后发现，CPP 表达 +7q（65%）、+5q（62%）、+7p（59%）、+5p（56%）、+9p（50%）以及 −10q（56%），而 CPC 表达 +12p、+12q、+20p（60%）、+1q、+4q、+20q（53%）以及 −22q（73%）。这提示染色体失衡与 CPT 的发生具有一定相关性。

二、发病机制

CPT 既往被分为两种病理类型：脉络丛乳头状瘤（CPP）和脉络丛乳头状癌（CPC）。WHO 于 2007 年首次正式引入"不典型脉络丛乳头状瘤（aCPP）"的概念，至 2016 年确定其诊断标准。

1. 脉络丛乳头状瘤（CPP，WHO Ⅰ级）　外观大小不一，小者不及 1 cm，大者可充满脑室，瘤体表面呈乳头状、菜花状、细颗粒状或绒毛状，灰红色，血管丰富，黏附于脑室壁，与正常脑组织边界清楚。肿瘤实质偏硬，较脆，可伴有明显的钙化、囊性变及出血。镜下 CPP 组织和正常脉络丛组织相似，但细胞排列较正常脉络丛组织更为密集，乳头具有纤维血管轴心，乳头表面被覆单层立方或柱状上皮细胞，上皮细胞一般分化良好，排列规则，核圆形、卵圆形，位于基底部，核分裂象缺乏或核分裂计数 <2 个/10 HP。簇状或单个肿瘤细胞浸润脑实质，细胞密度升高、坏死、核多形性，局灶乳头状结构模糊罕见，但偶尔可见于 CPP。

2. 不典型脉络丛乳头状瘤（aCPP，WHO Ⅱ级）　区别于 CPP 的最大特征是细胞核分裂活性增加，核分裂计数 ≥2 个/10 HP 可确定诊断。aCPP 中亦可观察到以下形态特征中的 1～2 项：细胞密度升高，核多形性，乳头状结构模糊和坏死。然而这些特征并非诊断所必需。aCPP 概念的提出具有一定的临床指导意义，有文献报道称，aCPP 患者 5 年复发率为 CPP 患者的 5 倍。

3. 脉络丛乳头状癌（CPC，WHO Ⅲ级）　较易与 CPP 区分，常见弥漫的脑实质浸润。至少符合以下特征中的 4 点：核分裂活跃（核分裂计数 >5 个/10 HP），细胞密度升高，核多形性，乳头结构消失伴实性片状结构及肿瘤坏死明显。

几乎所有的 CPT 均表达细胞角蛋白（CK）、波形蛋白（vimentin），多数表达 CK7，少数表达 CK20。EMA（上皮膜抗原）通常阴性或仅局灶弱阳性。甲状腺运载蛋白（transthyretin，TTR）表达于正常脉络丛组织和大多数CPP,但其也可表达于一些转移癌,鉴别作用不大。25%～55%的CPP和10%～20%的CPC表达胶质纤维酸性蛋白(GFAP)。这些蛋白质的分布部位有所不同:CK主要分布在瘤细胞的顶端,而波形蛋白和GFAP则主要集中在肿瘤细胞的基底侧。随着基因芯片技术的发展,研究者发现,内向整流钾通道Kir 7.1和斯钙素1(stanniocalcin-1)为CPP的标志性分子。兴奋性氨基酸转运蛋白1(EAAT1)可用于鉴别肿瘤性和非肿瘤性脉络丛组织,仅4%非肿瘤性脉络丛组织中表达EAAT1。Ki-67/MIB-1一度被研究者视为区分CPT类型的参考标准。MIB-1在正常脉络丛组织中表达水平基本为0,而在CPP中为1.3%～4.5%,aCPP中为5.8%～9.1%,CPC中为13.4%～20.3%。多数CPT细胞还表达S-100,且S-100在CPP中的表达往往较CPC中强。有研究者提出,α-1抗胰蛋白酶在脑脊液中的表达水平与CPT的复发及预后相关。约40%的CPC与Li-Fraumeni综合征伴TP53胚系突变有关。同时,有报道称,P53的不同表达状态亦可用来预测CPC的预后。所有CPT均具有MGMT启动子甲基化,有12q染色体缺失的CPC患者的总生存期显著缩短。

三、临床表现

临床表现依肿瘤大小、生长部位而异,早期可无症状。婴儿可表现为头围增大、囟门膨出、骨缝分离、斜视、呕吐或发育延迟。儿童及成年患者中,头痛是最早且最多见的主观症状,占80%～96.3%。可伴有恶心、呕吐、视乳头水肿、嗜睡、癫痫发作、神经功能缺失、行为异常等,少数患者症状可突然加重,可能与室间孔或导水管被肿瘤阻塞,造成脑脊液循环通路急性受阻有关。个别患者早期可出现不同程度的精神障碍,表现为记忆功能障碍(尤其是近期记忆障碍)、虚构、人格改变、欣快感、无欲、不语等。还有一些CPT患者可伴发其他综合征:Libow等在1999年报道一例婴儿CPP伴有隆凸性皮肤纤维肉瘤(DFSP);Uchiyama等于1997年报道一例CPP伴有艾卡尔迪综合征;Trifiletti等在1995年报道一例CPP伴有艾卡尔迪综合征和多发性胃息肉。手术切除肿瘤后症状一般都能迅速缓解。

四、辅助检查

(一)影像学检查

1. 一般特征 典型表现为脑室内轮廓清晰,菜花状肿块。脑积水常见,出血和钙化常见,囊性变少见,肿瘤周围水肿少见;出现明显囊性变坏死、肿瘤周围水肿及脑实质被侵犯时,需警惕恶性可能。

2. CT 大多数CPT表现为等密度或高密度,易于显示钙化,增强CT表现为明显均匀强化。

3. MRI T1WI呈等或稍低信号,T2WI及FLAIR上呈高信号,有时为等信号或不均匀高信号,T2WI可见血管流空影。增强有明显的强化。

4. 脑血管造影 肿瘤血供丰富,可与血管母细胞造影类似,大多数由脉络膜前动脉及脉络膜后动脉供血。

5. 脑室造影 肿瘤部位充盈缺损(图3-5、图3-6)。

(二)实验室检查

CPC患者的脑脊液可见蛋白细胞分离,糖和氯化物正常或轻度改变。

五、诊断及鉴别诊断

(一)诊断

1. 临床表现 主要为渐进性颅内压增高引起的相应症状,亦可伴有一定的精神症状,详见本节"三、临床表现"部分。

2. 部位 脑室内脉络丛所在位置。成人多见于第四脑室,儿童多见于侧脑室。

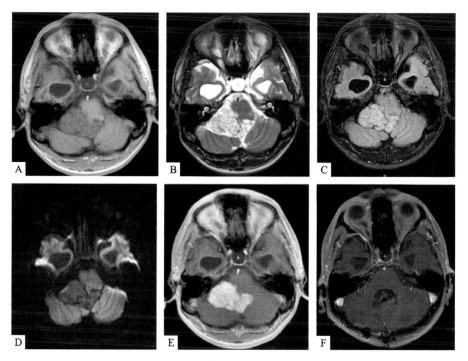

图 3-5　第四脑室及右侧小脑脑桥角区(CPA)CPP 的 MRI 表现(男,22 岁)

A. T1WI 上肿瘤呈稍低信号;B. T2WI 上肿瘤呈稍高信号,内信号不均;C. 液体抑制反转恢复
(FLAIR)序列上肿瘤呈稍高信号;D. DWI上肿瘤呈低信号;E. 钆剂增强扫描,肿瘤明显均匀强化;
F. 术后 12 个月复查,未见肿瘤复发。

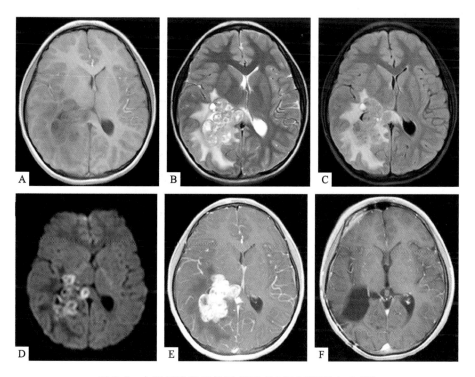

图 3-6　右侧侧脑室三角区 CPC 的 MRI 表现(女,8 岁)

A. T1WI 上肿瘤呈稍低信号;B. T2WI 上肿瘤呈稍高信号,内信号不均,伴囊性变;C. 液体抑制反
转恢复(FLAIR)序列上肿瘤呈稍高信号,水肿明显;D. DWI 上肿瘤呈高信号;E. 钆剂增强扫描,
肿瘤明显强化;F. 术后 14 个月复查,未见肿瘤复发。

（二）影像学表现

1. 脉络丛乳头状瘤（CPP）

（1）CT 表现。

①平扫：脑室内菜花状或球形等或稍高密度肿块，边界清楚而不规则，可见钙化，可引起不同程度的脑积水。

②增强 CT：肿瘤呈明显均匀强化，边界清楚。

（2）MRI 表现：肿瘤边界清楚，边缘不光整，呈桑葚状、菜花状及分叶状实性肿块，信号常不均匀。肿瘤在 T1WI 上表现为低信号，在 T2WI 和 FLAIR 上表现为稍高信号，T2WI 可见血管流空影，与脑脊液分界清晰。肿瘤轮廓欠规则，伴钙化，钙化在 T1WI 及 T2WI 上呈低信号。可见不同程度的脑积水。DWI 不受限或稍受限，增强扫描后见肿瘤明显均匀强化。

（3）MRS 表现：胆碱（Cho）峰值升高，N-乙酰天冬氨酸（NAA）峰缺失，肌醇（MI）峰值升高。

2. 不典型脉络丛乳头状瘤（aCPP）　影像学鉴别困难，主要依靠组织病理学进行诊断。

3. 脉络丛乳头状癌（CPC）

（1）CT 表现。

①平扫：脑室内密度不均匀肿块，钙化常见，出现明显囊性变坏死、肿瘤周围水肿及脑实质侵犯，肿瘤可随脑脊液播散。

②增强 CT：实性部分明显强化，囊性变坏死区不强化。

（2）MRI 表现：混杂信号肿块，常侵犯邻近脑实质，肿瘤内囊性变坏死明显，肿瘤周围水肿明显。肿瘤在 T1WI 上表现为等低信号，在 T2WI 及 FLAIR 上表现为稍高信号。可见不同程度的梗阻性脑积水。DWI 明显受限，增强扫描后见肿瘤明显不均匀强化，常见脑脊液播散所致的脑膜增厚强化及其他脑室内肿块。

（3）MRS 表现：胆碱（Cho）峰值升高，乳酸（Lac）峰值升高，N-乙酰天冬氨酸（NAA）峰缺失，肌醇（MI）峰值降低。

（三）鉴别诊断

CPT 需要与好发于脑室系统的室管膜瘤、脑膜瘤、转移瘤、髓母细胞瘤、室管膜下瘤相鉴别。

1. 室管膜瘤　以第四脑室最为常见，其次为侧脑室和第三脑室。沿脑室塑形生长是其特点。肿瘤常合并出血、钙化、囊性变及坏死；增强扫描时，强化程度弱于 CPP，也易沿脑脊液种植转移。第四脑室室管膜瘤好发于儿童，幕上室管膜瘤常见于成人。

2. 脑膜瘤　好发于成年女性，侧脑室三角区常见，肿瘤轮廓光整，常呈宽基底，脑积水不常见，信号/密度均匀，囊性变坏死少见，增强扫描时，呈显著均匀强化。

3. 转移瘤　中老年患者居多，常有其他部位肿瘤病史，成人多见于肺癌、乳腺癌、结肠癌、肾癌等，侧脑室最常见，增强扫描呈明显强化。

4. 髓母细胞瘤　10 岁以下儿童多见，好发于小脑蚓部近中线处，向下突入第四脑室生长。第四脑室的 CPT 需与其鉴别。多呈类圆形，信号/密度不均匀，以实性成分为主，增强扫描多呈明显强化，也易沿脑脊液种植播散。

5. 室管膜下瘤　中老年患者多见，以第四脑室最为常见，侧脑室以室间孔区为常见。多为类圆形肿块，增强多不强化或轻度强化，DWI 一般不受限。

CPP、aCPP 及 CPC 三者鉴别相对困难，在影像学表现中，CPP 信号/密度相对均匀，增强扫描时表现为明显均匀强化，DWI 无明显受限，MRS 表现为肌醇峰值升高。aCPP 介于 CPP 与 CPC 之间，影像学鉴别难度较大，诊断需要依靠组织病理学。CPC 信号/密度常不均匀，体积较大，囊性变坏死及出血常见，常突破室管膜侵犯脑室周围脑实质；DWI 受限，增强扫描时呈不均匀明显强化，MRS 表现为肌醇峰值降低。脑脊液种植播散常见。

六、治疗和预后

近年来,由于现代影像技术、现代显微神经外科和神经麻醉技术的发展,大多数 CPP 能够实现全切除。有报道称,CPP 术后 1、5、10 年生存率分别达到 90%、81%、77%,同时发现手术全切患者总生存期明显长于次全切患者。因而现阶段对 CPT 的治疗主张在条件许可的情况下,对所有 CPT 均争取肿瘤全切除,以减少复发、提高存活率和生存质量。关于 aCPP 的治疗和预后尚缺乏大样本统计数据。CPC 全切除困难,且多易复发,癌细胞可向周围脑组织浸润性生长,也可随脑脊液播散,预后较差,5 年生存率为 40%~50%。Mcgirr 等研究了 26 例手术切除的 CPT 临床病理资料并进行了长期随访,发现 CPP 和 CPC 的预后均主要取决于手术切除的程度;同时指出,此类病例手术彻底切除肿瘤即足以防止复发,无须进行常规术后放疗,但对不全切除的 CPT 特别是 CPC 仍需行放疗。

单纯放疗或化疗治疗 CPT 的效果报道不多。放疗适用于肿瘤未全切除或者复发的患者,但 3 岁以内的婴幼儿需除外。对于肿瘤全切的患者是否术后联合放疗仍存在争议;Wolff 等报道在 48 例 CPT 患者中 24 例患者术后接受放疗后 5 年生存率明显提高;而 Fitzpatrick 等人的临床研究却未发现术后放疗的优越性。化疗通常应用于肿瘤未全切除的患者及无法接受放疗的婴幼儿。Wrede 等人在 2005 年曾报道化疗能提高未全切 CPT 患者的生存率。国际儿科肿瘤学会也报道过采用依托泊苷、长春新碱、环磷酰胺(CTX)或卡铂治疗 CPT。但目前的共识仍一致认为放、化疗只应用于肿瘤无法全切的患者。

(尤永平)

第四节 神经元及神经胶质混合性细胞肿瘤

一、小脑发育不良性神经节细胞瘤

(一)概述

小脑发育不良性神经节细胞瘤又称小脑神经节瘤、浦肯野瘤、小脑颗粒细胞肥大、发育不良性神经节细胞瘤、小脑错构瘤等。1920 年,由 Lhermitte 和 Duclos 最先描述,因此又称为 Lhermitte-Duclos 病(Lhermitte-Duclos disease,LDD),是一种罕见的起自小脑皮质、以缓慢进展为特征的占位性病变,兼有发育畸形和低级别肿瘤的特征,可为局灶性,也可为弥漫性。多伴有小脑叶的弥漫性增大。2016 年 WHO 将其归类于"神经元和混合性神经元-神经胶质肿瘤",WHO 分级为 I 级。

该病与多发性错构瘤综合征密切相关。多发性错构瘤综合征又称考登综合征,为常染色体显性遗传,属于 PTEN 基因突变综合征的一种,主要表现为皮肤黏膜病变和其他多脏器的病变,尤其是一些恶性肿瘤如甲状腺癌、乳腺癌、子宫内膜癌、肠息肉等,其他病变包括肾细胞癌、黑色素瘤、动静脉畸形、甲状腺腺瘤、脊髓空洞症等。

(二)病理学

肉眼可见小脑皮质局部增大,颜色略显苍白,沟回显示不清,与正常小脑组织分界不清。显微镜下可见小脑半球分子层、浦肯野细胞层及颗粒细胞层的正常结构消失,被病变取代,形成特征性的层状结构:外层为束状排列的有髓轴突;内层颗粒细胞层出现发育不良性神经节细胞的浸润,一种是体积大的多角形细胞,另一种是体积小、核深染的神经元,两者比例不一,增殖活性很低。

(三)临床表现

通常在中年发病,兼具发育畸形和良性肿瘤的特点,进展缓慢。早期多无症状,随着肿瘤长大,第四脑室变形移位,导致脑脊液循环梗阻,可出现脑积水和小脑症状,如头痛、呕吐、走路不稳、记忆力下降、小便急迫等。大约 40% 的患者出现小脑受压体征,如步态不稳、行走困难等,也可出现颅神经麻痹。亦有偶然发现的病例。

（四）影像学特点

虽然肿瘤体积较大,但肿瘤内部无坏死表现,且因病变区血脑屏障无明显破坏,肿瘤周围亦无明显水肿。

1. CT 低或等密度,增强不明显,可有占位效应。

2. MRI 表现为典型的"虎纹征"特征;T1WI 呈条纹状相间的等、低信号或层状排列结构;T2WI 呈条纹状相间的等、高信号。这种表现为在高信号区域里可见低信号的条纹状结构,即"虎纹征"。增强扫描时多数无强化,少部分有轻度条状强化(可能为静脉血管强化影)。可有钙化。DWI:高信号。ADC图:低信号。

注意:如果在儿童中出现 Lhermitte-Duclos 病(LDD)的 MRI 表现(即便是很典型表现),髓母细胞瘤(特别是具有广泛结节形成的髓母细胞瘤的可能性更大(图 3-7)。

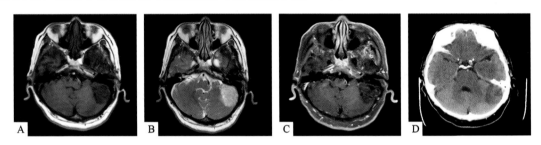

图 3-7 Lhermitte-Duclos 病的影像学表现
A. T1WI 序列;B. T2WI 序列;C. T1+C 序列;D. 头部 CT。

（五）治疗及预后

在学界,对于小脑发育不良性神经节细胞瘤的治疗存在争议。存在脑积水时可行分流术。对于儿童患者,建议活检以排除髓母细胞瘤。出现明显占位效应时可行手术切除,切除肿瘤后可解除或缓解脑积水以及小脑症状。手术的主要困难是肿瘤边界不清,全切肿瘤较为困难。但残余肿瘤多生长缓慢,即便复发,也多在数年之后,目前尚无肿瘤恶变或转移的报道,故该病预后良好。放疗作用不明。建议 LDD 患者及其直系亲属均进行详细检查以排除考登综合征,同时对于考登综合征患者,也建议行头颅 MRI 检查以排除 LDD。

（王江飞）

二、神经节细胞胶质瘤

（一）概述

神经节细胞胶质瘤(ganglioglioma,GG)是一种临床上少见的原发于中枢神经系统的惰性肿瘤,占中枢神经系统肿瘤的 0.3%～3.8%,是由神经元和胶质细胞混合构成的,在癫痫相关颅内肿瘤中占 40%。1926 年,Perkins 首次提出 GG 的概念。1930 年,Courville 阐明了 GG 的组织成分,GG 主要见于年轻人,在成人肿瘤中所占比例不足 1%。男性发病率高于女性,好发于青少年,好发年龄为 7～18 岁,平均12 岁。

GG 良性程度高,预后较好,世界卫生组织(WHO)2016 年将其归类为神经元和混合性神经元-神经胶质肿瘤,分级为 I 级,若胶质细胞成分发生组织学退化,可恶变为间变性神经节细胞瘤,分级上升为 III 级。

GG 可发生于脑白质、脊髓及视神经等部位,常侵犯颞叶,其次为顶叶,因此临床症状多为顽固性难治性癫痫。为较好地控制癫痫发作,肿瘤及癫痫灶全切是目前最好的手术方式。

(二)形态学及分子病理学特点

1.组织学特征

(1)手术标本肉眼观:肿瘤一般边界清楚,切面呈灰白色或暗红色,实性、囊性或囊实性,质地略硬,偶尔可见钙化灶及囊性变,出血坏死性病变少见。大多数肿瘤与脑组织易分离,但实性部分有浸润生长倾向。

(2)显微镜下观察:分化成熟或发育不良神经元不规则散布于胶质细胞中,两者以不同比例混合,大多数神经元分化良好,但其细胞大小、形态不同,分布不均,细胞排列紊乱,胞质内含有丰富的 Nissl 物质,伴有泡状核和明显的核仁,常出现双核或多核。异常的神经元常呈簇状聚集,细胞簇间由网状组织或胶原组织分隔,伴有小血管增生。胶质细胞成分多样,以星形胶质细胞为主,有时出现纤维状细胞,少数为少突神经胶质细胞。类似于纤维型胶质细胞瘤、毛细胞型星形细胞瘤或少突胶质细胞瘤的形态,有明显的胶质纤维的基质,并可出现微囊性变和(或)基质的黏液样变性,少数病例可见 Rosenthal 纤维或出现嗜酸性颗粒小体,瘤内常伴钙化,大量淋巴细胞浸润,有丰富的毛细血管网。神经胶质成分出现多形性,核分裂增多,血管上皮增殖或坏死,显示肿瘤发生间变性改变。50%的 GG 中伴有皮质发育不良表现。这可能是引起癫痫发作的原因之一。

2.免疫组织化学特征

(1)神经元成分:神经元特异核蛋白(neuron-specific nuclear protein,NeuN)、神经纤维细丝蛋白.微管相关蛋白(microtubule-associated protein-2,MAP-2)和突触素等标记均阳性。胶质细胞:胶质纤维酸性蛋白(glial fibrillary acidic protein,GFAP)高表达,MAP-2 低表达或不表达;Ki-67 仅见于胶质成分中,平均值为 1.1%~2.7%,这些对 GG 有诊断意义。

(2)CD34:高度糖基化 I 型跨膜蛋白的干细胞标志物,通常在 70%~80% 的 GG 基质和核周表达。CD34 在 GG 中表达的阳性率明显高于胚胎发育不良性神经上皮瘤和其他胶质瘤,这有助于 GG 与其他癫痫相关颅脑发育性肿瘤的鉴别。GG 核分裂象罕见,Ki-67 增加和 P53 阳性可能与肿瘤复发有关系。GG 主要是胶质细胞成分发生恶变,多次复发最后能恶变成为不含神经节细胞的胶质母细胞瘤。

(3)BRAF-V600E:致癌基因,其突变可见于多种肿瘤。Blumcke 等的研究显示,BRAF-V600E 突变可见于长期癫痫相关颅内肿瘤,如 GG、胚胎发育不良性神经上皮瘤、多形性黄色瘤型星形细胞瘤。2016年 WHO 中枢神经系统肿瘤分类指出,GG 中存在不同比例(20%~60%)的 BRAF-V600E 突变。

(4)巢蛋白:一种中间丝蛋白,在多潜能干细胞中表达。在分化成星形胶质细胞和神经元时会伴随着巢蛋白水平的下调。巢蛋白在 GG 中的相关研究鲜有报道。有一项研究观察到在 GG 的两种细胞成分中均有巢蛋白强弱不等的表达,研究者认为这是因为在慢性癫痫或肿瘤发生过程中神经元树突重构而发生了巢蛋白的重表达。

2012 年,Barkovich 等结合分子生物学、遗传学和影像学对广义皮质发育畸形的神经发育学和遗传学的分类标准进行更新,将 GG 归入 Group I d 型,即伴异常细胞增生和新生的皮质发育异常。2011 年,国际抗癫痫联盟(ILAE)专家共识中指出,局灶性皮质发育不良(focal cortical dysplasia,FCD)Ⅲ b 型是皮质发育异常伴中枢神经系统肿瘤;当 FCD Ⅱ 型与海马硬化、中枢神经系统肿瘤、血管畸形等病变伴随出现时称为"双重病理"。

GG 的组织学起源始终存在争议。一种观点认为,GG 可能起源于多潜能干细胞,它有能力分化为神经胶质细胞和神经元。而另一种观点基于 GG 与 FCD 密切相关、症状持续时间长及相似的良性组织学外观,认为 GG 起源于皮质发育异常,GG 可能代表发育不良病灶的肿瘤性转化或是皮质发育不良的肿瘤形式。

需鉴别诊断的疾病如下:①弥漫性星形细胞瘤:WHO Ⅱ 级。发病年龄多为 30~40 岁,癫痫不是最重要症状;呈浸润性生长,边界不清,60%以上的病例可有 P53 阳性、CD34 阴性。因部分 GG 可有纯粹的星形细胞瘤分化区域,若取材没有取到神经元成分,就会做出弥漫性星形细胞瘤的错误诊断,引起误诊或漏诊,因此手术医生和病理医生仔细取材对诊断的准确性至关重要。②少突胶质细胞瘤:WHO Ⅱ 级。当 GG 为少突胶质细胞瘤且肿瘤成分分布不均时,需与之鉴别;有些少突胶质细胞瘤可能表达神经元成分(如 CgA、NeuN),可伴有 GG 样分化特征,然而缺乏嗜伊红颗粒小体、CD34 阴性、80%染色体 1p/19q

联合缺失有助于鉴别。③胚胎发育不良性神经上皮肿瘤（dysembryoplastic neuroepithelial tumor，DNT）：具有特殊的胶质神经元成分，即具有与皮质表面垂直的由少突胶质样细胞沿着轴突束排列的柱形结构。病例不典型时两者鉴别有困难。已有多个文献报道 GG 和 DNT 的混合性肿瘤，说明两者间存在一个过渡类型。④多形性黄色瘤型星形细胞瘤（pleomorphic xanthoastrocytoma，PXA）：WHO Ⅱ级。组织学表现多样，许多肿瘤细胞内含脂质，CD34 可阳性；易侵犯脑膜，在影像学上呈现"硬膜尾征"。⑤神经节细胞瘤：仅由肿瘤性成熟神经节细胞组成，不含胶质成分，影像学上与 GG 难以区分，囊性变和钙化少。此外，值得注意的是，75% 的巨细胞胶质母细胞瘤呈现不同程度的 CD34 阳性，56% 非巨细胞胶质母细胞瘤也表达 CD34；高级别胶质瘤中巢蛋白高表达。因此，鉴别 GG 特别是考虑间变性 GG 时，利用 CD34、巢蛋白进行鉴别诊断应慎重。近期有研究认为，混合性神经元胶质肿瘤尽管形态学差异较大，但有相似的分子学特征，即可存在 7 号或 5 号染色体异常，需进一步证实。

2016 年 WHO 中枢神经系统肿瘤分类引入了一些新的分子标志物，将其与传统形态学诊断整合更有助于精准诊断。

（三）临床表现

GG 多见于青少年及儿童，男女比例为（1.1～1.9）：1。肿瘤最常见的部位为颞叶，其次为额叶、顶叶、枕叶及脑干，也可发生于脑白质、脊髓、鞍区及视神经等部位，而脑室内很少见。GG 最常见的临床表现是癫痫发作，且常为顽固性难治性癫痫，发生率可达 50%，发作类型多为部分性发作，尤其以复杂部分性发作为主。除癫痫外的其他症状并不仅仅是由肿瘤占位效应或对局部脑区功能影响所导致的，更与神经发育不全或癫痫发作频繁影响高级神经功能有关。这些症状包括头痛、头晕、肢体活动障碍、感觉异常、情感异常、智力障碍等，此类临床症状在颞叶的 GG 中常出现。与颞叶功能有关的先兆症状有恐惧感、似曾相识感、幻嗅、腹部不适、胃气上冲、头晕等。

（四）辅助检查

GG 影像学表现多种多样，CT、MRI 是临床诊断 GG 的重要方法之一。肿瘤主要见于幕上大脑半球，以颞叶最为常见，其次是额叶和顶叶，主要累及皮质以及灰质核团，临床症状主要是癫痫。根据影像学形态特征分为囊性、实性及囊实性三种类型，囊性与囊实性较为常见，囊壁易出现钙化，无水肿或者轻水肿，增强扫描时半数以上囊壁轻中度强化。

1. MRI T1WI 上囊性病灶以低信号为主，实性病灶以等信号或稍低信号为主，囊实性病灶多为混杂低信号；T2WI 上囊性病灶以高信号为主，实性病灶为等信号或稍高信号，囊实性病灶为混杂高信号。增强扫描时囊壁及实性部分轻中度强化。

2. MRS MRS 的谱线表现结果是 NAA 峰值呈现轻度降低的状态，Cho 峰值无显著升高。

3. CT 肿瘤表现为囊性或囊实性，以低密度为主，囊壁常合并高密度钙化，通常情况下，瘤体内无出血及坏死的现象，肿瘤边界较为清晰，肿瘤周围水肿、占位征象较轻。增强扫描后见轻中度不均匀强化。

综上所述，GG 的影像学表现为肿瘤密度及信号多不均匀，水肿较轻，增强扫描后见轻中度不均匀强化。临床中遇到以癫痫就诊、脑内囊实性肿瘤合并囊壁钙化的年轻患者，应考虑本病的可能。肿瘤的部位、大小、形态、周围水肿等直接及间接征象能为临床提供重要的手术及非手术依据，在临床治疗中具有重要的指导价值。

（五）诊断及鉴别诊断

GG 由于临床上比较少见，所以常常与其他疾病混淆，导致医生无法对治疗方法和预后做出正确的评估，因此它的鉴别诊断至关重要。

1. 少突胶质细胞瘤 多见于成人，好发于额叶，钙化更常见，曲条状钙化为其特征性表现，囊性变少见，强化不均匀，常有斑片状影。

2. 胚胎发育不良性神经上皮肿瘤（DNT） 与 GG 均属于神经元和混合性神经元-神经胶质肿瘤，儿童及青少年多见，常见于颞叶表浅部位，钙化少见，特征性影像学表现如"三角征""脑回征""环征"及瘤内分隔等有助于鉴别诊断。

3. 毛细胞型星形细胞瘤　好发于儿童小脑半球,影像学特征为大囊小结节,壁结节有强化,常难以与 GG 鉴别。

4. 神经节细胞瘤　罕见,由神经节细胞构成,无胶质细胞成分,较 GG 更为良性,影像学和组织学上都很难鉴别,免疫组织化学不含 GFAP 等胶质细胞成分。

5. 脑转移瘤　多见于老年患者,有其他部位肿瘤病史,肿瘤周围水肿较严重,囊性变、坏死范围小,增强扫描时多为结节状或不均匀强化。

6. 脑脓肿　常伴有发热、感染病史等,实验室检查提示白细胞及中性粒细胞水平升高,DWI 高信号,壁内结节少见,明显环形强化,壁光滑,结合临床病史一般容易鉴别。

7. 胶质母细胞瘤　恶性程度高,常位于深部白质,常合并出血坏死,肿瘤周围水肿明显。

8. 脑膜瘤　典型脑膜瘤有特征性影像学表现,如脑回受压移位、局部蛛网膜下腔增宽、硬膜尾征等。如脑膜瘤浸润性生长,难以区别时,可通过 MRS 检查,无 NAA 峰为脑外肿瘤依据,丙氨酸(Ala)峰为脑膜瘤典型特征。

9. 脑内结核病灶　结核病灶一般为继发转移病灶,所以常有结核病史或其他部位的先兆症状。结核病灶内有明显钙化影。

（六）治疗

对于 GG,手术治疗是首选。GG 与胚胎发育不良性神经上皮肿瘤一样,常常合并局灶性皮质发育不良(focal cortical dysplasia,FCD),由于 FCD 病灶和正常脑组织难以区分,所以手术时难以彻底切除,留有癫痫病灶,成为术后难治性癫痫的重要病因,所以同时切除肿瘤病灶和癫痫病灶是最适宜的方式。GG 在脑电图上具有局灶性、多形性、分布广泛性以及容易累及颞叶的特征。因此进行全面的癫痫症状-电生理检查-神经影像学评估是非常必要的。肿瘤切除范围主要依据术前定位,同时在术中导航、皮质脑电图及术中超声的辅助下,结合肿瘤与正常脑组织颜色、质地的差异来确定。这对癫痫的控制及肿瘤的完整切除均有较大的帮助。对于颞叶 GG,癫痫多较顽固,为了更好地控制癫痫,可以结合术前及术中评估定位,在术中皮质脑电图监测引导下行扩大肿瘤切除术,或行肿瘤切除＋杏仁核海马切除术,或肿瘤切除＋前颞叶切除术等。功能区 GG 者术前应行 fMRI、MEG 等功能检查,术中通过诱发电位来检测确定功能区,而对于配合度较高的成人,结合患者意愿行术中唤醒麻醉手术,根据皮质电刺激描记功能区,结合神经导航指引,保护好重要神经组织,精确切除肿瘤,避免不可逆的语言或运动功能损伤。对于涉及重要功能区及伴有癫痫的手术,如何在保留神经功能和尽可能全切肿瘤以及处理癫痫灶之间寻求平衡,成为功能区 GG 手术的关键。手术切除不要以增加神经功能障碍为代价,尤其对那些严重侵犯脑干重要功能区的肿瘤,不要强求彻底切除。而对额中央区、岛叶、小脑等部位 GG 手术,术中应结合神经导航定位,精确切除肿瘤。GG 在全切后不易复发,对伴有 FCD 者以及首次术后仍有癫痫发作者,还可再行手术治疗,再次手术应结合术中电生理监测或侵入性电极脑电监测等。

放疗在肿瘤未全切患者中的作用尚不确定,研究者甚至认为该肿瘤具有耐放疗的特点或者认为放疗对低级别 GG 偶有促使其恶变的可能,并且放疗可引起儿童患者严重的认知后遗症。因此 GG 手术后不常规放化疗,除非病灶残留或发生恶变或为间变性 GG。对此类有进展的 GG 患者可进行放疗。

（七）预后

GG 的手术切除程度对预后的影响最大。GG 患者一般预后良好,术后对癫痫的控制效果好于术前,多数情况下症状明显改善,抗癫痫药物常需减量甚至停药,肿瘤全切除后患者可以长期存活,仅进行影像学随访即可。肿瘤残余及 WHO 分级Ⅱ级或Ⅲ级是该肿瘤复发和恶变的主要风险因素,对具有上述特性的患者应通过 MRI 检查进行长期临床随访。

总之,GG 的预后较好。通过患者症状及影像学检查做到早期诊断,术中通过神经导航、皮质脑电图、超声等多种技术手段辅助,做到外科手术全切除肿瘤是治疗的关键。

（鞠海涛　窦长武）

三、中枢神经细胞瘤

（一）概述

中枢神经细胞瘤（central neurocytoma，CNC）是发生于脑室内的一种罕见的神经上皮肿瘤，占颅内肿瘤的 0.25%～0.5%，好发于中年人、青年人。在 2016 年 WHO 中枢神经系统肿瘤分类中，中枢神经细胞瘤被归类为神经元和混合性神经元-神经胶质肿瘤，WHO 分级为 Ⅱ 级，在影像学上有一定的特征性表现。目前临床上对其的认识仍然存在不足，对于治疗方式的选择及其预后相关的影响因素的确定也存在着较大的争议。通常情况下，中枢神经细胞瘤患者预后良好，但在某些情况下，中枢神经细胞瘤也具有侵袭性。虽然间变的组织学特征不能预测其生物学行为，但包括 MIB-1 在内的增殖标志物可能更有助于预测复发。中枢神经细胞瘤最重要的治疗方式是手术切除，在保证安全的前提下最大限度地切除肿瘤能获得良好的远期疗效。对于次全切或者部分切除的患者，立体定向放疗可以控制残余肿瘤的局部生长，但能否改善该类患者的总生存期，仍然存在争议。化疗对肿瘤不能切除和放疗后复发的患者可能是有益的，但缺乏系统性的研究。

1982 年，Hassoun 等人首次报道了 2 例中枢神经细胞瘤，将这类肿瘤定义为一种独特的病理实体，这篇报道提高了人们对中枢神经细胞瘤的认知水平。此后，大量报道陆续发表，总结了其临床和组织学特征，尽管人们对中枢神经细胞瘤的认识越来越深入，但总的来说，人们对中枢神经细胞瘤的诊断和治疗仍有争议，需要进一步的基础及临床研究，以解决目前存在的争议问题。

（二）病理学

1. 组织病理学特点

（1）中枢神经细胞瘤的大体病理为分叶状、边界清楚的浅灰色肿块。它通常位于室间孔附近，附着在透明隔上。常见坏死和囊肿形成，部分神经细胞瘤血管丰富（表 3-5），但瘤内出血并不常见。

表 3-5　中枢神经细胞瘤的主要病理表现

项目	表现
大体病理	分叶状，边界清楚，浅灰色，有囊性区域和钙化
光镜下	小而均匀的细胞，核圆形或椭圆形，类似少突胶质细胞瘤（"煎蛋"状）
免疫染色	神经元特异性烯醇化酶和突触素阳性
电镜下	可见高度分化的神经元清晰致密的核泡，中间丝突触形成

（2）中枢神经细胞瘤的组织病理学表现类似于少突胶质细胞瘤。这两种肿瘤都有小而均匀的细胞，细胞核圆形，细胞质稀少，类似于核周光晕（"煎蛋"状）。肿瘤细胞排列成蜂窝状、流水线样或围绕血管排列成假菊形。这些特征与少突胶质细胞瘤非常相似，许多被诊断为少突胶质细胞瘤的脑室内肿瘤可能确实是中枢神经细胞瘤。光镜下，中枢神经细胞瘤由小而均匀的细胞组成，细胞质边界不清，细胞核呈圆形或稍分叶状。肿瘤细胞在某些区域密集，并与无核、密度较低的肿瘤部分相间。特别是，无核区可能有细小的纤维基质，精细血管形成的网状结构与少突胶质细胞瘤相似，可见局部钙化。核分裂象不存在或很少出现，内皮细胞增生和坏死也不常见（图 3-8）。

（3）绝大部分肿瘤免疫组织化学检查显示，突触素（SYN）、神经元特异性核蛋白（NeuN）、神经元特异性烯醇化酶（NSE）为阳性。其中 NeuN 的特异性较高，故传统观点认为其为神经元来源的肿瘤的特异性标志物，目前病理诊断指标也是以这些神经元指标为主。但 Kane 等研究发现，有部分中枢神经细胞瘤的纤维区细胞核呈圆形或卵圆形，染色质呈细斑点状；部分中枢神经细胞瘤细胞中表达胶质纤维酸性蛋白（GFAP）及神经干细胞表面标志物巢蛋白，这对该肿瘤可能为非神经元起源具有一定的提示意义。目前还不清楚这类星形胶质细胞是肿瘤性的还是反应性的。

（4）电镜下表现为在核周可见较多的神经内分泌颗粒，其含致密核心颗粒和清亮空泡，并可见富含微管结构的突触。通常只有在 SYN 及 NeuN 阴性或难以确定时才采用电镜检查。

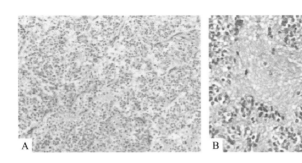

图 3-8 中枢神经细胞瘤镜下观

A.中倍镜显示纤维状区域酷似"玫瑰花结"。B.高倍镜可见细胞核均匀,圆形至卵圆形,
染色质斑驳,偶尔可见核仁。未见间变性特征(苏木素和伊红染色)。

2. 中枢神经细胞瘤的起源 关于中枢神经细胞瘤的起源一直存在争议。1982 年,Hassoun 等首次报道该肿瘤,并在电镜下发现神经元的超微结构,同时考虑到肿瘤位于脑室中线靠前部位,提出中枢神经细胞瘤可能起源于透明隔的神经元组织。随后,2003 年,Sun 等通过回顾分析 17 例中枢神经细胞瘤的血管造影结果,认为其起源于室间孔区(非透明隔部位)侧脑室底部的室管膜下区神经元。两者共同的理论依据是肿瘤表达神经元的标志物。随着干细胞研究的迅猛发展,目前一些研究通过对中枢神经细胞瘤的体外培养试验,发现该肿瘤细胞在不同培养基的条件下既可保持其神经元分化特性,又可以向胶质细胞转化,认为其可能起源于侧脑室壁室管膜下区的成年期神经干细胞,这些神经干细胞具有双向分化的潜能。

3. 间变、增殖潜能对预后的影响 虽然在中枢神经细胞瘤中发现了间变性,但这一特征对预后的影响尚不确定。GFAP 阳性和血管增生的增加可能提示其恶性程度更高。Yasargil 等人报道,8 例中有 2 例有间变性表现,全切除后行放疗,这些患者在随访期间并没有发现复发。同一研究中 3 例患者在全切除后 38～92 个月复发,但并没有间变性的病理类型。因此,目前尚不知有间变性的肿瘤是否有较高的复发率,或者是否需要除手术外的其他治疗。然而,一些中枢神经细胞瘤尽管在组织学上是良性的,但其病变过程可以更具侵袭性,它们甚至可以沿着脑脊液传播。为了阐明中枢神经细胞瘤的生物学行为,人们研究了增殖标志物的作用。大多数研究表明,中枢神经细胞瘤的生长潜力有限,在多个增殖标志物(包括增殖细胞核抗原 PCNAPC10 抗体和 Ki-67 抗原等)中,只有单克隆抗体指数升高可能提示中枢神经细胞瘤具有更高的增殖潜能。临床上似乎存在一种更具侵袭性的中枢神经细胞瘤亚型,其增殖潜能更高;但随着随访时间的延长,部分 MIB-1 水平低的肿瘤也有复发的报道。

4. 分子细胞遗传学 近年来,检测中枢神经细胞瘤染色体异常的分子分析方法广泛应用于临床。一项研究应用比较基因组杂交(CGH)技术检测了 10 例经组织学证实的中枢神经细胞瘤标本,分析其中 DNA 序列的缺失情况。6 例(60%)肿瘤中发现基因组改变,染色体变化是主要的遗传学改变,EGFR 基因位于 7p 染色体,可能与胶质瘤相关;然而,也有另外一项研究显示并没有在中枢神经细胞瘤中发现 EGFR 扩增。

中枢神经细胞瘤在遗传学上不同于神经母细胞瘤和少突胶质细胞瘤。26% 的神经母细胞瘤有 N-myc 扩增和(或)1p36 杂合性缺失,这些异常在中枢神经细胞瘤中很少见。此外,在少突胶质细胞瘤中,1p 和 19q 的缺失也是重要的畸变。Tong 等人在 9 例中枢神经细胞瘤中发现 6 例缺失 1p,5 例缺失 19q;然而,对于 1p 和 19q,信息位点的保留率分别为 84% 和 86%。Fujisawa 等人发现 8 例中枢神经细胞瘤在 1p 和 19q 上都没有等位基因丢失,因此,尚不清楚这些遗传标志物是否与中枢神经细胞瘤相关。此外,中枢神经细胞瘤中也没有检测到 P53 肿瘤抑制基因的突变。

(三)临床表现

中枢神经细胞瘤以中青年多见,发病年龄一般在 15～52 岁,平均发病年龄在 30 岁左右,男女性发病率几乎相等。中枢神经细胞瘤平均病程为 3～7 个月。由于肿瘤位于室间孔附近,临床上主要表现为梗阻性脑积水引起的颅内压增高症状。因肿瘤位于侧脑室内,早期颅内压增高不明显,少数患者有轻度头痛或不适、头晕目眩,随着肿瘤生长,头痛逐渐加重,头痛频繁,持续时间延长。当肿瘤生长阻塞室间孔或进入第三脑室阻塞中脑导水管时,患者转为持续性头痛、恶心、频繁呕吐,伴有视物不清,甚至失明。部分患者因肿瘤累及额叶产生反应迟钝、摸索现象和强握反射阳性等额叶症状,同时可伴有嗅觉异常或嗅觉丧失和幻嗅。肿瘤位于侧脑室体部三角区时,部分患者可有偏瘫或偏身感觉障碍。大多数患者无定位体征,常见的体征为视乳头水肿和共济失调,此外,可有轻偏瘫、偏身感觉障碍和病理体征阳性。

(四)辅助检查

1.CT CT典型的表现为靠近室间孔的侧脑室体内有一个等密度或略高密度的肿块,低密度区代表囊性变性,大约51%的中枢神经细胞瘤在CT上显示钙化。肿瘤通常与脑室上壁和外壁有广泛的粘连,肿块阻塞室间孔常导致脑积水。大多数中枢神经细胞瘤有轻度到中度的强化(图3-9)。

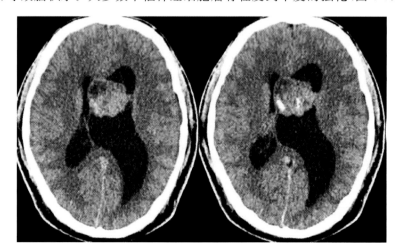

图3-9 中枢神经细胞瘤CT
侧脑室等至略高密度肿块,中等对比度增强,囊性变对应的低密度区,
50%显示梗阻性脑积水经隔室壁血流的钙化迹象。

2.MRI MRI可清晰显示肿瘤与侧脑室壁及透明隔的关系,大多数中枢神经细胞瘤的T1WI呈不均匀等或稍低信号,T2WI呈不均匀等、稍高或混杂信号;增强扫描后见轻至中度强化;DWI上实性部分呈高或稍高信号,囊性、坏死部分为低信号。瘤内信号不均匀,囊性变很少发生于肿瘤的中心而好发于肿瘤的周边,常表现为"皂泡样"征象。囊性变的分隔常常为等信号条索样结构并与脑室壁、透明隔及脉脉体粘连,形成宽基底征。部分矢状面上见病灶与侧脑室顶部幕状相连,可见典型的"扇贝征"。就诊断的特异性和准确性而言,"扇贝征"比"皂泡样"征象更有价值。最新的一项研究显示,除了以上3种影像学特征外,中枢神经细胞瘤在MRI上还存在"周围泡泡征""液-液平面"及"宝石征"。中枢神经细胞瘤的磁共振波谱(MRS)分析改变有胆碱(Cho)峰值增高,肌酸(Cr)和N-乙酰天冬氨酸(NAA)峰值降低。Shah等研究发现,MRS上存在一个3.55 ppm的波峰,认为其为甘氨酸(Gly)所形成,并且该峰可能是中枢神经细胞瘤的特殊标志。Gly是未成熟神经元组织的重要神经递质,免疫组织化学中检测出的突触素(Syn)也可能与MRS中升高的Gly峰有关。但目前对于3.55 ppm处的Gly峰是否为中枢神经细胞瘤的特异性波谱峰,仍存在争议,有报道称,在部分室管膜瘤及低级别胶质瘤中也存在Gly峰,且研究者认为,该峰可能仅为肌醇(MI)而非Gly形成的波谱峰(图3-10)。

3.脑血管造影 中枢神经细胞瘤患者很少进行脑血管造影检查。大多数中枢神经细胞瘤脑血管造影有均匀的血管浓染表现,并持续到静脉期,但有些肿瘤在脑血管造影上可能没有血管信号。动脉供血源来自脉络膜前、后,结膜周和豆状纹状血管。患者常伴有脑积水,因此,在侧位脑血管造影术中可以看到胼胝体周动脉的抬高。

(五)诊断及鉴别诊断

1.诊断 对于因颅内压增高起病的中青年侧脑室肿瘤患者,特别是头颅CT或MRI影像显示肿瘤

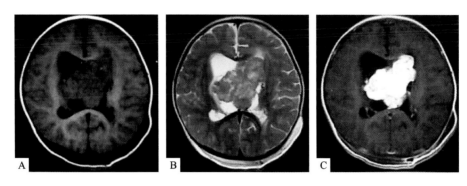

图 3-10　中枢神经细胞瘤 MRI
A. 在 T1WI 上呈不均匀等信号；B. 在 T1WI 上呈低信号，在 T2WI 上呈等信号或高信号；C. 在 T1WI 上呈中到强的强化。

伴有点状钙化者，应考虑脑室内神经细胞瘤。术后光镜检查很难与少突胶质细胞瘤区别。确切的组织学诊断依赖于透射电镜或免疫组织化学显示特异性神经细胞抗原。

2. 鉴别诊断　中枢神经细胞瘤常需要与一些侧脑室内的其他常见肿瘤在影像学及临床上进行鉴别诊断。

（1）室管膜瘤：病变容易累及脑室旁组织，常伴水肿；MRI 增强扫描呈显著不均匀强化。而绝大部分中枢神经细胞瘤在 CT 和 MRI 上无肿瘤周围水肿及侵袭脑实质的征象。

（2）室管膜下瘤：多发于中老年人，男性居多。病变常呈类圆形、椭圆形或分叶状，边界清楚；FLAIE 上为高信号，T1WI 增强扫描常无强化效应。

（3）室管膜下巨细胞星形细胞瘤：多见于伴有结节性硬化症的青少年患者，T1WI 增强扫描呈明显均匀强化。除了瘤体之外，常常可见到室管膜下或脑实质多发结节，增强后这些结节多无强化。

（4）脑室内星形或少突胶质细胞瘤：可侵犯脑实质，间变性肿瘤增强扫描呈不均匀明显强化，肿瘤边界欠清，边缘不规则，邻近室管膜可见稍增厚、强化，邻近脑组织可见中度水肿。

（5）脉络膜乳头状瘤：发生于侧脑室的脉络膜乳头状瘤好发于 10 岁以下的儿童，常见于侧脑室三角区。MRI 检查示，肿瘤内见斑点状混杂信号，增强扫描呈明显均匀强化，肿瘤边缘呈颗粒状凹凸不平，常见菜花样改变；因肿瘤分泌大量脑脊液而常表现为脑积水，瘤体完全浸泡在脑脊液中。

（6）脑室内脑膜瘤：多见于成年女性。肿瘤好发于侧脑室三角区，MRI 增强扫描呈明显均匀强化，边界清楚，边缘光滑。

（六）治疗

1. 手术治疗　对于大多数诊断脑室占位的患者，首选手术治疗。手术目的包括明确病理诊断，重建脑脊液循环通路和最大限度安全切除肿瘤。

尽管许多患者表现出梗阻性脑积水导致的颅内压增高的症状和体征，但需要慎重考虑是否有必要在术前进行分流。如果患者的神经系统状况迅速下降，并有脑积水的迹象，应考虑将脑室外引流作为缓解症状的紧急操作。在手术切除肿瘤并重新建立脑脊液循环通路后，可以避免永久性分流。如果患者术后继发脑积水，应考虑永久性分流术。此外，非交通性脑积水患者也能从第三脑室造瘘术中获益。

手术方法包括经皮质侧脑室入路和经纵裂-胼胝体入路。由于大多数神经细胞瘤集中在透明隔，经纵裂-胼胝体入路在脑室手术中具有较大的灵活性。建议选择非优势半球入路接近肿瘤，术前应告知患者可能由于手术牵拉功能区皮质而导致短暂的轻度偏瘫。如果肿瘤几乎完全位于一侧脑室，经皮质侧脑室入路更为合理。肿瘤在一侧脑室占优势，应从对侧半球间入路进行手术，可以为手术提供最佳角度。通常经验认为，绝大多数侧脑室肿瘤手术可以通过经纵裂-胼胝体入路进行。

确定手术入路后，建议使用导航系统进行手术。导航系统有助于医生确定胼胝体和肿瘤边缘相对于侧脑室的位置。手术开始前，在导航系统的帮助下可以对扩张的脑室进行穿刺、引流，以降低颅内压，便于牵开脑组织以分离纵裂。进入脑室并识别出肿瘤后，清晰手术视野的暴露、脑室解剖标志的准确辨认是快速和安全切除肿瘤的关键。如遇到较大的肿瘤，可使用超声吸引器进行肿瘤内切除，类似脑膜瘤的切除。当肿瘤切除到一定程度时,其边缘会自行显露。肿瘤切除后可见正常的脑室标志,如脉络丛、室间孔和室管膜静脉。穹隆体和穹隆柱是难以识别的结构,但它们通常因肿瘤挤压而向下移位。室管膜静脉和脉络丛是决定切除深度的重要标志,因此在切除过程中避免到达室管膜下尤为重要,这也有助于理解脑脊液和肿瘤切除术相关的脑室播散转移问题;继续使用导航系统检查切除的范围和到达的位置也有助于最大范围内安全地切除肿瘤。有些肿瘤血供丰富,切除时出血凶险,但随着肿瘤的切除,来自脉络膜供血血管的出血会得到良好的控制。大脑大静脉与肿瘤关系密切的情况也并不罕见,术前影像学检查结果可用于评价及判断。肿瘤切除后,术后应放置脑室外引流管进行脑脊液引流,引流应持续至引流液清亮,以避免出现与脑室出血相关的术后并发症和延迟性脑积水问题。

2. 放疗和放射外科治疗 肿瘤全切术后的放疗仍有争议,因为大多数患者肿瘤可以得到长期良好的控制。在 Yasargil 的研究中,2 例患者进行了术后放疗,因为肿瘤病理回报具有间变性,并且肿瘤被归类为中枢神经细胞瘤的恶性类型,2 例患者在放疗后 5 个月和 12 个月的随访时间内均无复发。Radesetal 回顾分析 310 例患者,证明全切后放疗不能改善局部控制情况或者提高生存率。

肿瘤次全切后放疗也有争议。Rades 等人发现,次全切后放疗较次全切肿瘤的局部控制效果明显,但生存率没有得到显著改善。在对 15 例中枢神经细胞瘤患者进行的回顾性分析中,放疗对肿瘤控制有一定作用,其中 5 例次全切患者接受分次放疗后,3 例患者肿瘤缩小,2 例患者残留肿瘤消失;但 1 例患者出现了迟发性放射副作用,因此,临床应警惕次肿瘤全切后放疗导致的迟发性放射副作用给患者带来的负面影响。Schild 证明,未接受放疗的次全切患者 5 年肿瘤局部控制率为 50%,而接受放疗的控制率为 $100\%(P<0.02)$,其中 6 例患者完全缓解,3 例患者部分缓解。另外一项研究随访 7 例患者,他们在接受立体定向活检后接受全脑放疗,没有出现手术相关并发症,1 例患者在 15 个月时出现颅内转移,其他患者 6 个月内无症状出现,在 78 个月内得到良好的局部控制。

近期,已有放射外科治疗中枢神经细胞瘤方面的报道。放射外科在治疗中枢神经细胞瘤方面比传统放疗更有优势,因为大多数中枢神经细胞瘤边界清楚,因此,可以用精确的放射外科剂量计划对它们进行照射。此外,与较大范围的脑照射不同,放射外科使包括穹隆、丘脑和基底神经节核在内的区域结构和深层额叶免受晚期放射效应的影响。Cobery 和 Tyler 等人分别报告了 4 例接受伽玛刀治疗的患者,结果相似。Anderso 治疗的复发性中枢神经细胞瘤患者中,所有患者在放射外科治疗后 12～28 个月肿瘤尺寸均缩小。在这些研究中,放射外科治疗没有出现放疗的并发症或副作用。目前对于体积小的、残留的或复发的中枢神经细胞瘤,放射外科治疗是一种合理的治疗选择。

3. 化疗 中枢神经细胞瘤的化疗经验更为有限。研究者已经使用了多种药物进行研究,但对化疗的效果还没有得到肯定结果。在 Schild 等人的系列研究中,4 例患者在放疗后接受了卡莫司汀、洛莫司汀、泼尼松、长春新碱和顺铂的各种组合的化疗,CT 和 MRI 提示肿瘤没有明显变化。在另一个病例中,一例 15 岁的巨大中枢神经细胞瘤患者接受了次全切除手术,随后接受了四个周期的卡铂、依托泊苷和异环磷酰胺治疗,肿瘤虽然有明显的缩小,但最终患者还需要再次进行手术和放疗。最近的一项研究中使用化疗药物治疗 3 例患者的复发性/进行性中枢神经细胞瘤,在 15～36 个月的随访中,2 例患者病情稳定,1 例患者完全缓解。因此,有效的中枢神经细胞瘤化疗方案仍然需要进一步探索。

总体来说,中枢神经细胞瘤预后良好,但在某些情况下,可能具侵袭性。不典型增生的组织学特征不能预测其生物学行为。增殖标志物在预测复发方面可能更有用。最重要的治疗方式仍然是手术。安全地最大范围切除肿瘤可以带来更好的长期预后。在次全切除术的情况下,放疗可以局部有效控制肿瘤,但患者生存率没有得到显著改善。体积小的、残留的或复发的中枢神经细胞瘤可采用精准放射外科治疗,但如果手术可以安全进行,应考虑再次手术以防止复发。化疗对肿瘤不能切除和放疗后复发的患者可能是有益的,但缺乏系统性的研究。

(窦长武)

四、胚胎发育不良性神经上皮肿瘤

（一）概述

胚胎发育不良性神经上皮肿瘤（dysembryoplastic neuroepithelial tumor，DNT）是一种少见的神经元及神经胶质混合性细胞肿瘤。1988 年，法国病理学家 Daumas Duport 首次报道本病，2016 年，WHO 将其归类于"神经元和混合性神经元-神经胶质肿瘤"，WHO 分级为 I 级。常见于儿童和青少年，临床以药物难治性癫痫为主要特征，外科手术治疗效果好，术后无须放疗和化疗。

（二）流行病学

本病好发于儿童和青少年，估计占原发性颅内肿瘤的 0.8%～5%。通常发生于儿童和年轻人。常见部位为颞叶或额叶，顶叶、枕叶受累罕见。小脑、胼胝体、脑桥、基底节等部位也有报道。

（三）病理学

目前认为该肿瘤在胚胎学上起源于第二生发层（包括室管膜下层、小脑外颗粒层、海马齿状筋膜和软脑膜下颗粒层等），主要特征为低倍镜下可见多发结节，主要组成细胞是少突胶质细胞，也有少量星形细胞，常为毛细胞。有时与少突胶质细胞瘤难以鉴别。具有两种不同形式。

1. 简单型　胶质神经成分由与皮质表面垂直的轴突束所构成。内衬少突胶质细胞样的细胞，这些细胞为 S-100 阳性、GFAP 阴性。正常形态的神经元漂浮在淡嗜酸性基质中，散在分布于这些柱状结构之间（与神经节细胞瘤及神经节胶质瘤均不同）。

2. 复杂型　具有上述简单型中的胶质神经成分，遍布于散在分布的胶质结节。胶质成分可能与低级别的纤维型星形细胞瘤很相似。存在局灶性皮质发育不良。

（四）临床表现

目前公认的诊断标准：①20 岁之前发病；②主要表现为药物难治性癫痫，以复杂部分发作性癫痫为主，伴有或不伴有继发性癫痫大发作；③无进行性神经功能缺陷；④MRI 能清晰显示皮质的病变结构，肿瘤周围无水肿、无占位效应。

（五）影像学特点

皮质病变，周围无水肿，无明显占位效应，易被误诊为囊肿、脑软化灶或低级别星形细胞瘤，但在影像学上有其特殊的表现：①病变呈三角形、楔形或扇形，基底位于皮质，皮质处最大，尖端指向脑室，且深径大于宽径，可能与神经胶质纤维通路呈放射状分布有关；②肿瘤呈 T1WI 低信号、T2WI 高信号影，与囊肿类似，可能与肿瘤富含黏液基质有关，但瘤内无坏死成分，典型时呈多囊改变；③肿瘤内有时分隔，病理证实为大量薄壁分枝状血管存在，分隔可强化；④肿瘤通常不强化，内部有时可见结节样不均匀强化影，考虑为局部胶质结节；⑤肿瘤周围无水肿、无占位效应，若邻近颅骨因受压变薄而向外隆起，提示为良性长期病变；⑥病灶周边常伴脑皮质发育不良。

PET：^{18}F-脱氧葡萄糖显像呈低代谢表现。^{11}C-蛋氨酸摄取为阴性（与所有其他胶质瘤的表现不同）（图 3-11）。

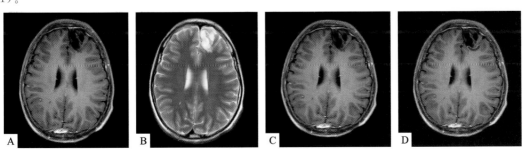

图 3-11　DNT 的 MRI 表现

A. T1WI 序列；B. T2WI 序列；C. T1+C 序列；D. BOLD-fMRI（红色部分为患者患侧握拳运动的皮质激活区）。

(六) 治疗及预后

手术切除是有效的治疗方法。现在的主流观点认为肿瘤周边皮质发育不良,胶质细胞增生和受压的脑组织是导致癫痫发作的主要原因。因此术中应在皮质脑电图监测下,将肿瘤和周边致痫区完整切除,这对术后有效控制癫痫发作非常关键。术中可根据皮质脑电图监测结果确定手术切除的范围,并及时判断致痫灶是否全切除。

1. 癫痫发作的控制　手术后通常有所好转。癫痫发作控制的程度与手术切除的完全程度相关。癫痫发作的改善与难治性癫痫发作的持续时间成反比。

2. 复发/持续生长　全切除后肿瘤复发以及部分切除后肿瘤继续生长的情况都很罕见。辅助治疗(放疗、化疗等)对这类良性病变未见明显益处。偶尔可以观察到有丝分裂或内皮细胞增殖,而这些现象对预后影响甚小。近年,有个别 DNT 术后恶变的病例报道。

(王江飞)

第五节　松果体区肿瘤

一、概述

松果体是颅腔正中的一个灰红色不规则腺体,位于小脑幕和上丘脑上方,胼胝体压部和大脑大静脉下方,附着于第三脑室后缘上部,是人体重要的内分泌器官,主要参与睡眠周期的调节、褪黑素的合成和分泌、生殖系统的发育以及月经周期、动情周期的调节等。松果体实质由许多不规则小叶组成,小叶的组成主要为松果体实质细胞、神经胶质细胞(约占 5%)及少量神经纤维等。松果体最为常见的病变就是肿瘤性病变,但其总体发病率偏低,占儿童颅内肿瘤的 3%~8%,成人颅内肿瘤的 0.4%~1.0%。松果体区肿瘤是以肿瘤生长部位定义的一大类肿瘤,按照其病理类型分类,最常见的是生殖细胞肿瘤,其次是松果体实质肿瘤(pineal parenchymal tumor,PPT)、神经上皮肿瘤(包括星形细胞瘤、室管膜瘤)、脑膜瘤。松果体实质肿瘤包括松果体细胞瘤(pineocytoma,PC)、中等分化松果体实质肿瘤(pineal parenchymal tumor of intermediate differentiation,PPTID)和松果体母细胞瘤(pinealoblastoma,PB)。本节重点介绍松果体实质肿瘤。

二、病理学特点

2007 年 WHO 中枢神经系统肿瘤分类,将松果体区肿瘤分为四类:松果体实质肿瘤、生殖细胞肿瘤、神经上皮肿瘤及其他来源肿瘤(表 3-6)。

表 3-6　2007 年 WHO 中枢神经系统肿瘤分类中松果体区肿瘤分类

松果体区肿瘤分类	备注
松果体实质肿瘤	
松果体细胞瘤	
中等分化松果体实质肿瘤	
松果体母细胞瘤	
生殖细胞肿瘤	
生殖细胞瘤	
畸胎瘤(成熟性畸胎瘤、未成熟性畸胎瘤及畸胎瘤恶变)	
绒毛膜癌	
卵黄囊瘤	

松果体区肿瘤分类	备注
胚胎性癌	
混合性生殖细胞肿瘤	
神经上皮肿瘤	
星形细胞瘤（毛细胞性、纤维性）	
多形性成胶质细胞瘤	
胶质母细胞瘤	
少突神经胶质瘤	
室管膜瘤	
神经节母细胞瘤	
神经节细胞瘤	
脉络丛乳头状瘤	
黑色素瘤	
其他来源肿瘤	
脑膜瘤	
乳头状瘤	
转移瘤	
恶性杆状肿瘤	
血管外皮细胞瘤	
皮样囊肿及表皮样囊肿	
脂肪瘤	
颅咽管瘤	
海绵状血管瘤	
蛛网膜囊肿	

　　2016 年 WHO 对中枢神经系统肿瘤进行了新的分类，按照肿瘤的组织学来源分类，松果体区肿瘤在病理类型上主要包括生殖细胞肿瘤、松果体实质肿瘤、以弥漫性星形细胞瘤及少突胶质细胞肿瘤为主的神经胶质瘤及脑膜瘤。生殖细胞肿瘤病理亚型以生殖细胞瘤、混合性生殖细胞肿瘤及畸胎瘤（包括成熟性畸胎瘤与未成熟性畸胎瘤）为主；松果体实质肿瘤，占松果体区肿瘤的 14%～27%，病理亚型包括松果体细胞瘤（PC）、中等分化松果体实质肿瘤（PPTID）及松果体母细胞瘤（PB）；以弥漫性星形细胞瘤及毛细胞性星形细胞瘤为主的神经胶质瘤及脑膜瘤少见。

　　中等分化松果体实质肿瘤在 2007 年中枢神经系统肿瘤 WHO 分级中为 Ⅱ～Ⅲ级，组织学特性位于分化良好的松果体细胞瘤和松果体母细胞瘤之间。在松果体实质肿瘤中，中等分化松果体实质肿瘤具有相当大的形态学变异，组织学表现上，WHO Ⅱ级中等分化松果体实质肿瘤表现为中等细胞密度，主要是一种内分泌细胞样血管小叶结构，肿瘤细胞呈圆形，核规则，染色质呈点状，核异型性通常为轻度或中度；WHO Ⅲ级中等分化松果体实质肿瘤表现出更高级别的肿瘤细胞结构，更少的细胞质和核异型性更加突出，有丝分裂象增加，可见局灶性坏死，Ki-67 增殖指数为 10%～30%。免疫组织化学标记 Syn、CgA、NF等均呈阳性。松果体细胞瘤（WHO Ⅰ级）镜下可见肿瘤细胞呈中等密度，细胞团由纤维血管围绕分割形成分叶状，部分肿瘤细胞形成松果体细胞瘤菊形团结构，细胞大小较一致，圆形或椭圆形，胞质均匀、淡红染，核小、圆形或椭圆形，核仁不明显，病理性核分裂象难以找见，Ki-67 增殖指数<5%。免疫组织化学标记多个神经标志物，如 Syn、CgA、NF、β-tubulin Ⅲ 等。松果体细胞瘤菊形团强阳性表达 Syn 和 NF，间质

细胞可表达 GFAP 和 S-100。松果体母细胞瘤在镜下可见肿瘤细胞高密度,呈弥漫片状分布,细胞异型性明显,细胞较小,胞质少,核质比明显增高,核圆形或不规则形,深染,病理性核分裂象易见,可见多灶坏死,Ki-67 增殖指数为 20%~70%。可见 HW 菊形团和 FW 菊形团,但不出现松果体细胞瘤菊形团。极少数病例可有色素、软骨样基质和横纹肌细胞的分化。免疫表型与松果体细胞瘤相似,可表达 Syn、CgA、NF、β-tubulin Ⅲ 等,但染色强度相对较弱。

三、分子遗传学

目前关于松果体实质肿瘤分子病理学特征的研究并不深入。研究表明,松果体细胞瘤高表达视网膜上视觉转换器的相关基因(OPN4、RGS16 和 CRB3)以及褪黑素基因(TPH 及 HIOMT),并已证实松果体细胞瘤中可存在 X 染色体及 1、5、11 和 22 号染色体的改变。中等分化松果体实质肿瘤的染色体突变更多,有研究显示平均 5.3 个基因中就有 1 个基因发生改变(包括 3.3 个扩增和 2 个缺失)。常见的改变是 4q 和 12q 扩增及 22 号染色体缺失。通常过表达的基因包括 PRAME、CD24、POU4F2 和 HOXD13,这些基因均在中等分化松果体实质肿瘤(WHO Ⅲ级)中高表达。近期有研究显示,在 1 例中等分化松果体实质肿瘤中发现 EGFR 的表达,但此结果仍需进一步深入研究。松果体母细胞瘤常高表达 UBEC2、SOX4、TERT、TEP1、PRAME、CD24、POU4F2 和 HOXD13。松果体母细胞瘤也常存在染色体不平衡。最常见的是 22 号染色体缺失,1、5、6、14 号染色体扩增及 11 号染色体缺失也有报道。

四、影像学特点

CT 检查对钙化非常敏感,在松果体区肿瘤中,大部分肿瘤可见瘤内钙化,尤其是生殖细胞肿瘤及松果体实质肿瘤,肿瘤内钙化位置的差异对于二者有一定的鉴别意义,故 CT 检查对于松果体区肿瘤的发现及诊断有一定的价值,但是因为 CT 软组织密度分辨率较差,对于体积较小的肿瘤敏感性欠佳,同时对肿瘤内的小囊性变坏死以及肿瘤与周边组织的关系显示欠佳。

MRI 具有较强的组织分辨力,能够很好地显示肿瘤的边界及周边组织情况,同时 MRI 对于肿瘤内的小囊性变坏死非常敏感,这对于明确肿瘤的组织学来源帮助非常大。同时,MRI 可以进行功能成像,如 MRS、DWI、ADC 及 BOLD 等。松果体实质肿瘤起源于松果体实质细胞,故其容易使正常松果体膨胀或结构消失,使正常的松果体钙化向周围推移,所以松果体实质肿瘤钙化多位于肿瘤的周边并多呈爆裂状改变,松果体实质肿瘤囊性变坏死率低,多数肿瘤呈实性改变,MRI 上信号多均匀,体积较大时主要沿着脑室系统呈铸形生长,增强扫描时肿瘤多表现为中度到明显均匀强化。

当然,不同病理类型亚型的松果体实质肿瘤影像学表现各有差异。

松果体细胞瘤在 CT 表现为边界清晰的等到稍高密度肿块,体积多小于 3 cm³。MRI 上,松果体细胞瘤多表现为均匀的长 T1、长 T2 信号,部分松果体细胞瘤可合并有松果体囊肿而表现为囊性变,增强扫描时以明显的均匀强化为主,其强化程度总体上低于中等分化松果体实质肿瘤。中等分化松果体实质肿瘤在影像学表现上缺乏特异性,CT 及 MRI 表现均类似于松果体细胞瘤,但肿瘤体积通常较松果体细胞瘤大,增强扫描强化程度略高于松果体细胞瘤,肿瘤较大时,可出现部分小囊性变,较少出现大片状及多发的囊性变坏死。此外,中等分化松果体实质肿瘤可出现中枢神经系统或其他部分转移,但相对罕见。松果体母细胞瘤在 CT 上以稍高密度为主,可伴有周围爆裂状钙化,MRI 上信号稍不均匀,T1WI 呈稍低信号,T2WI 呈等信号至稍高信号,增强扫描时多表现为中度到明显不均匀强化。

肿瘤内可发生囊性变坏死及出血,但是大片状囊性变罕见。肿瘤可沿着脑脊液播散转移,当怀疑是本病时,有必要行全脊柱增强扫描排除播散转移可能。"蝴蝶征"是因为肿瘤细胞沿双侧丘脑室管膜快速生长而形成的,它是纯生殖细胞瘤的一个特征性表现,也可出现于松果体母细胞瘤等一些恶性肿瘤中。

五、临床表现

松果体区肿瘤总体缺乏特征性临床表现,一般而言,因病灶位置不同,临床表现各不相同,总体来说,取决于肿瘤大小和对周围神经结构的侵犯程度。最为常见的是松果体区肿瘤长入第三脑室，导致梗阻性脑积水而引起颅内压增高，出现头痛、恶心、呕吐、精神异常，甚至出现脑疝，导致呼吸、心搏骤停。当肿瘤压迫四叠体时，可引起两眼球同向上视与下视运动障碍，称为四叠体综合征或（Parinaud 综合征）和共济障碍、听力障碍等。主要原因是肿瘤压迫中脑被盖部，当肿瘤破坏松果体的正常生理功能时，会出现性早熟、垂体功能障碍。

六、治疗

1. 手术治疗　松果体实质肿瘤的治疗方法目前主要倾向于手术治疗，在保证患者生活质量的同时，最大限度地切除肿瘤是延长中位生存期的关键之一。Tate 等在 2012 年系统回顾 299 例松果体母细胞瘤的治疗效果时，发现肿瘤全切可明显提高患者 5 年生存率。

手术全切程度与手术入路的选择密切相关。选择距肿瘤较近、对周围损伤小、对肿瘤及周围解剖暴露清楚、有利于切除肿瘤并保护周围结构的入路才能降低术中风险及减少术后并发症。目前主要的手术入路为经枕部小脑幕入路（Poppen 入路）、经幕下小脑上入路（Krause 入路）、经胼胝体穹隆间入路和经幕上下联合入路，肿瘤向侧脑室生长的患者可选择三角区入路。这几种手术入路各有优缺点。①经胼胝体穹隆间入路的优点：此入路是通过潜在腔隙进行手术操作，无须阻断引流静脉，手术直视下操作，无手术遮挡。缺点：手术路径长，有术后缄默、记忆障碍等并发症。②Poppen 入路的优点：操作距离短，视野宽敞，大脑大静脉及四叠体区的静脉网均在直视下，易于暴露及保护，术后反应轻、恢复快。缺点：有枕叶损伤偏盲的风险，不能有效显露对侧大脑内静脉、基底静脉及对侧四叠体以及丘脑，当肿瘤向对侧小脑幕下或小脑幕上生长时，即使切开小脑幕，仍可能暴露不良，影响手术切除效果。③Krause 入路：经小脑上表面与小脑幕之间的自然通道进入松果体区域，属于脑组织外操作，由于肿瘤一般位于大脑深静脉系统的下方，因此不易损伤深部静脉，避免了术后严重的脑水肿，但是手术通道狭窄且深远，术中需要向下方牵拉小脑，解剖小脑上表面引流至天幕与横窦的静脉，甚至切断引流静脉，术后可能造成一定程度的小脑损伤。该入路不适合应用于那些明显累及小脑幕以上或从丘脑或胼胝体长入第三脑室的病变。

自 20 世纪 90 年代以来，神经内镜已经成为神经外科微创技术中不可缺少的代表性技术，松果体区病变的内镜手术治疗因低复发率和较小的脑损伤越来越得到神经外科医生的认可。①内镜下正中幕下小脑上入路对于第三脑室后壁、松果体区及四叠体上丘显露良好，常用于处理该区域的病变。采取正中入路时，往往会遇到较多幕下小脑上引流静脉。②内镜下经幕下小脑上旁正中入路手术可在大脑深静脉系统下方切除肿瘤，避免损伤深部静脉，且不受小脑前中央静脉和小脑山顶的阻挡，与中线入路相比有很多优势：a. 损伤更小，多数不会威胁到右侧优势的横窦和窦汇；b. 只在一侧小脑半球进行操作；c. 多能保护小脑蚓部桥静脉；d. 经小脑外侧的视线倾斜度更低，可为显露肿瘤下极提供更低的视线。与中线入路相比可以提供更多中线后方和中脑后外侧的视野，为松果体区大型肿瘤切除提供足够的显露视野，肿瘤的全切率更高。

2. 化疗　化疗是指通过口服、静脉输注等多种途径应用一种或多种药物杀死肿瘤细胞或者控制肿瘤细胞的生物行为，从而抑制肿瘤的进一步生长。目前，化疗在肿瘤治疗中占有重要地位。常用的化疗药物有长春新碱、平阳霉素、顺铂、依托泊苷等。目前在临床上以铂类药物为基础的依托泊苷是治疗生殖细胞瘤的一线化疗药物。对于松果体区肿瘤，临床上很少单独使用，多与放疗等联合应用。

3. 放疗　松果体区肿瘤发病率较低，对此的研究不多，迄今为止，尚无明确的诊治规范。以往认为松果体区肿瘤手术难度大，并发症多，多数采用放疗。对于合并脑积水的患者采用先放疗再分流的治疗方案，可规避直接手术带来的风险。因为松果体区肿瘤大部分为生殖细胞瘤，所以主张先行诊断性放疗，这属于早期相对共识。

随着影像技术的发展和手术水平的提高，尤其是神经内镜的迅速发展，一部分学者提出手术应作为首选治疗方案，认为手术在切除肿瘤的同时还可以取得病理诊断。大多数欧美学者亦主张手术治疗，Knonovalov 等报道在 287 例获得病理诊断的病例中，放疗不敏感的肿瘤占 70%，而放疗敏感的纯生殖细胞瘤仅占 30%。因此,针对放疗高度敏感的生殖细胞瘤和松果体母细胞瘤,通常诊断性放疗 10~20 Gy 后病灶完全消失,规范放疗后 10 年生存率可达 80%~90%。对于未全切除的松果体母细胞瘤,可行伽玛刀治疗,控制肿瘤生长。对于复发或转移的病例,可行放化疗联合治疗,放疗的推荐方案是局部剂量为 55 Gy,全脊髓为 35 Gy,但是 Selvanathan 等认为放疗对于成人松果体细胞瘤无显著作用。

七、预后

松果体实质肿瘤的恶性程度与患者预后相关。术前无转移、无脑脊液播散的患者总生存期明显高于有转移者。松果体细胞瘤、中等分化松果体实质肿瘤和松果体母细胞瘤的 WHO 分级分别为Ⅰ级、Ⅱ~Ⅲ级和Ⅳ级。松果体细胞瘤预后较好,但是在儿童患者中,复发率较高。中等分化松果体实质肿瘤和松果体母细胞瘤因恶性程度高而预后较差。文献报道,松果体母细胞瘤患者中位生存期为 30 个月左右。因而针对这两种病理类型的肿瘤,还需要进一步研究和探索。

（王旋）

参 考 文 献

[1] 方陆雄,朱明华,徐书翔,等.颅内原发性生殖细胞肿瘤 162 例诊断分析[J].中华神经外科杂志, 2014,30(6):541-544.

[2] 马振宇,刘庆良,张玉琪,等.经额胼胝体-穹隆间入路切除儿童松果体区肿瘤[J].中华神经外科杂志,2003,19(4):273.

[3] 梅鑫,李玉华,刘明,等.儿童松果体区肿瘤的临床及影像学特征[J].放射学实践,2017,32(6):608-614.

[4] 汤其华,赵虎林,张剑宁.松果体区肿瘤的显微外科治疗[J].中国临床神经外科杂志,2018,23(8):516-518.

[5] 王红章,张晓彪,顾晔,等.神经内镜下经幕下小脑上入路切除松果体区肿瘤[J].中华神经外科杂志,2017,33(1):12-14.

[6] 吴茂春,罗世琪,甲戈,等.颅内高度恶性非生殖细胞瘤性生殖细胞肿瘤[J].中华神经外科杂志,2006,22(4):199-203.

[7] 于洮,王光华,任晓辉,等,松果体实质肿瘤的诊断与治疗[J].中华神经外科杂志,2012,28(5):504-508.

[8] 张斌,林松,于洮.成人松果体实质细胞肿瘤的治疗[J].中华神经外科杂志,2014,30(6):549-551.

[9] 张鹏幸,刘楠,刘波延,等.WHO 2016 中枢神经系统肿瘤分类概述[J].转化医学电子杂志,2017,4(6):9-15.

[10] Azab W A,Nasim K,Salaheddin W. An overview of the current surgical options for pineal region tumors[J]. Surg Neurol Int,2014,5(1):39.

[11] Balossier A,Bolnd S,Touzet G,et al. Role of radiosurgery in the management of pineal region tumours:indications,method,outcome[J]. Neurochirurgie,2015,61(2-3):216-222.

[12] Blakeley J O,Grossman S A. Management of pineal region tumors[J]. Curr Teat Options Oncol,2006,7(6):505-516.

[13] Chernov M F,Kamikawa S,Yamane F,et al. Neurofiberscopic biopsy of tumors of the pineal region and posterior third ventricle:indications technique,complications and results[J]. Neurosurgery,2006,59(2):267-277.

[14] Gaillard F,Jones J. Masses of the pineal region:clinical presentation and radiographic features[J]. Postgrad Med J,2010,86(1020):597-607.

[15] Hernesniemi J，Romani R，Albayrak B S，et al. Microsurgical management of pineal region lesions：personal experience with 119 patients[J]. Surg Neurol，2008，70(6)：576-583.

[16] Ito T，Kanno H，Sato K，et al. Clinicopathologic study of pineal parenchymal tumors of intermediate differentiation[J]. World Neurosurg，2014，81(5-6)：783-789.

[17] Jouvet A，Saint-Pierre G，Fauchon F，et al. Pineal parenehymal tumors：a correlation of histological features with prognosis in 66 cases[J]. Brain Pathol，2000，10(1)：49-60.

[18] Konovalov A N，Pitzkhelauri D I. Principles of treatment of the pineal region tumors[J]. Surg Neurol，2003，59：250-268.

[19] Kumar N，Srinivasa G Y，Madan R，et al. Role of radiotherapy in residual pineal parenchymal tumors[J]. Clin Neurol Neurosurg，2018，166：91-98.

[20] Pusztaszeri M，Pica A，Janzer R. Pineal parenchymal tumors of intermediate differentiation in adults：case report and literature review[J]. Neuropathology，2006，26(2)：153-157.

[21] Raleigh D R，Solomon D A，Lloyd S A，et al. Histopathologic review of pineal parenchymal tumors identifies novel morphologic subtypes and prognostic factors for outcome[J]. Neuro Oncol，2017，19(1)：78-88.

[22] Sato K，Kubota T. Pathology of pineal parenchymal tumors[J]. Prog Neurol Surg，2009，23：12-25.

[23] Utsuki S，Oka H，Tanizaki Y，et al. Histological features of intracranial germinomas not disappearing immediately after radiotherapy[J]. Neurol Med Chir(Tokyo)，2006，46(9)：429-433.

第六节　胚胎性肿瘤

一、髓母细胞瘤

(一) 概述

髓母细胞瘤(medulloblastoma)是儿童时期中枢神经系统最常见的胚胎性恶性肿瘤，以5～10岁的儿童较常见，占所有儿童颅内肿瘤的25%。成人髓母细胞瘤相对少见，占成人中枢神经系统肿瘤的1%。该病的绝大部分研究基于儿童人群，关于成年患者的研究非常少，且没有随机研究。一些遗传病是与髓母细胞瘤风险增加相关的癌症易感综合征。不到5%的病例与遗传性癌症易感综合征家族性腺瘤性息肉病(familial adenomatous polyposis，FAP)有关，历史上被称为Turcot综合征，或痣样基底细胞癌综合征(nevoid basal cell carcinoma syndrome，NBCCS)，也被称为戈林综合征。在儿童中，髓母细胞瘤在男性中略多见，男女发病率之比为0.63：1。没有明显的种族或民族倾向。髓母细胞瘤多发生于颅后窝，可沿着脑脊液循环通路向软脑膜扩散，有30%～35%的患儿在病程中出现远处转移。

(二) 发病机制

髓母细胞瘤是中枢神经系统恶性程度较高的神经上皮性肿瘤，在世界卫生组织(WHO)的神经系统肿瘤分级中属于Ⅳ级。显微镜下可见具有多能性分化的细胞成分，包括神经元、星形、室管膜、肌肉和黑色素细胞等。髓母细胞瘤来源于胚胎残余组织，一种可能是起源于胚胎时期小脑的外颗粒细胞层，这些细胞一般在出生后半年内逐渐消失，另一种可能是起源于后髓帆室管膜增殖中心的原始细胞，这些细胞可能在出生后数年仍然存在。

准确详尽的病理诊断和组织学分型对髓母细胞瘤分层治疗非常重要。病理报告包括大体描述、镜下描述、组织学分型及免疫组织化学。髓母细胞瘤按照组织学分为五种不同的亚型：①经典型；②大细胞型；③间变型；④促结缔组织增生/结节型；⑤广泛结节型。

2016年WHO中枢神经系统肿瘤分类标准仍然以组织学形态为基础，但首次将中枢神经系统肿瘤分类中肿瘤组织学表型和基因特征进行整合,建立了基于联合肿瘤组织学表型和基因特征的诊断标准格式,将神经肿瘤的病理诊断带入了"整合诊断"时代。没有进行相关基因检测或进行了基因检测但未发现与诊断相关的基因型改变的肿瘤暂时归类为无特殊指定(not otherwise specified,NOS)亚类。髓母细胞瘤的分子亚型有五种:①WNT 激活型;②SHH 激活和 TP53 突变型;③SHH 激活和 TP53 野生型;④Group 3型;⑤Group 4 型。

髓母细胞瘤分子生物学进展快,组织类型相同但分子亚型不同时预后不同。对于将分子亚型加入临床危险分层从而改变临床的治疗目前仍然处于研究中。

WNT 激活型最少见,仅占髓母细胞瘤的 11%。中位年龄为 10～12 岁,4 岁以下罕见。病理多为经典型,偶为大细胞型/间变型,但疗效较好。常有编码 β-catenin 的 CTNNB1 基因的突变。WNT 激活型的生存率最高,总生存率达 90%。

SHH 激活型约占 28%,发病率呈双向型,4 岁以下和 16 岁以上多见。促结缔组织增生型几乎均属于 SHH 激活型,但 SHH 激活型也可见于经典型和大细胞型/间变型。可有 PTCH1、SMO、SUFU 等突变,MYCN 表达水平较高。预后仅次于 WNT 激活型,但 WNT 激活型伴有 TP53 突变时预后很差。

Group 3 型约占 28%,预后最差,常有远处转移,病理类型多为经典型和大细胞型/间变型,MYC 扩增多见,并与预后不良相关,26% 的患者有 17q 染色体异常。

Group 4 型最多见,约占 34%,约 2/3 的患者有 17q 染色体异常,部分患者有 17p 突变,此型有 CDK6和 MCYN 扩增,但 MYC 高表达少见。发病高峰年龄为 10 岁左右,3 岁以下罕见,虽然容易转移,但预后比 Group 3 型更好。

(三)临床表现

髓母细胞瘤生长隐蔽,早期症状缺乏特征,常被患者亲属和医生所忽略。当患者出现临床表现时,影像学显示肿瘤已经非常大。80% 以上患者的首发表现是高颅压的症状:头痛和呕吐,精神萎靡。随后可出现复视、步态不稳、视力下降、强迫头位、头颅增大、呛咳,严重时可有蛛网膜下腔出血和小脑危象。

高颅压的主要原因是肿瘤阻塞第四脑室和大脑导水管引起幕上脑积水。小脑蚓部的肿瘤不断增长,使第四脑室和(或)中脑导水管受压,导致梗阻性脑积水,从而导致高颅压,表现为头痛、呕吐和眼底视乳头水肿等。出现小脑扁桃体疝时常有颈强直、斜颈表现。小脑蚓部损害导致的躯干性共济失调表现为步态蹒跚,步行足间距离增宽,甚至站坐不稳及站立摇晃。原发于小脑半球者可表现为小脑性语言、眼肌共济失调。侵及脑干者常有复视及多种颅神经障碍。肿瘤压迫延髓时可有吞咽呛咳和锥体束征,表现为肌张力及腱反射低下。肿瘤细胞发生脱落后可通过脑脊液循环沿蛛网膜下腔发生播散、脊髓种植,马尾神经、颅前窝底是常见受累部位,少数转移至大脑各部位,极少数可因血行播散发生远处转移。

主要的体征:视乳头水肿、躯干性共济失调、步态异常、强迫头位、眼球震颤等。患者可有视物模糊或视力下降。当肿瘤主要侵犯上蚓部时,患者多向前倾倒;当肿瘤位于下蚓部时,患者向后倾倒。如肿瘤侵犯一侧的小脑半球,患者表现为躯干性共济失调,如手持物不稳、指鼻困难等。患者多有水平性眼球震颤,是由于眼肌的共济失调所致。复视是高颅压引起外展神经麻痹所致。当肿瘤侵犯第四脑室底时,由于面神经丘受侵犯,可导致面瘫。长入椎管内的肿瘤侵犯了脊神经,患者可表现为强迫头位。

(四)辅助检查

髓母细胞瘤的影像学检查主要包括磁共振成像(MRI)和计算机断层扫描(CT)。头颅 CT 可发现颅后窝中线部位圆形占位,边界比较清楚,瘤体周围可有脑水肿带,平扫为等密度或稍高密度,增强表现比较均匀。部分肿瘤有瘤内坏死和小囊性变。位于小脑蚓部的髓母细胞瘤 CT 检查表现为密度均一、均匀增强的肿块。而位于小脑半球部位的常呈非均一的混杂密度肿块,增强表现不均匀。头颅 CT 血管造影可显示肿瘤的血供。

头颅 MRI 能确定肿瘤的大小和精确的解剖关系。3/4 的髓母细胞瘤起源于小脑蚓部,并倾向于突出到第四脑室。但成人髓母细胞瘤的起源部位更多的是小脑半球,而不是蚓部。MRI 检查,肿瘤在T1WI 上为低信号,在 T2WI 上一般为等至高信号,由于囊肿形成、钙化和坏死,T1 增强表现为不均匀强化。小的囊性变常见,大的囊性变罕见。DWI 显示弥散受限,髓母细胞瘤 FLAIR 序列上周围脑组织呈高信号。MRS 显示胆碱峰值升高,肌酸和 N-乙酰天冬氨酸峰值降低,乳酸峰值偶尔升高。肿瘤阻塞第四脑室后,大脑导水管扩张,并有幕上脑积水引起的脑室对称性扩大。

由于髓母细胞瘤倾向于沿脑脊液(CSF)路径扩散,MRI 可以发现沿蛛网膜下腔播散的粗大结节状转移病灶,这有助于确定肿瘤的分期,是制订治疗方案和估计预后的重要依据。在病情稳定的患者中,为了避免术后可能出现的伪影,最好在手术干预前行全脊髓 MRI 检查。薄层 T2 可以用来评估在非强化软脑膜疾病扩散中看到的小结节,而 T1 加对比序列可能评估不到这些小结节。

肿瘤扩散到中枢神经系统之外比较罕见,偶有报道骨骼和骨髓的转移。骨扫描可用于有骨痛症状的患者。骨髓评估不是常规检查,但可考虑用于任何不明原因外周血细胞计数异常的患者,偶尔也可用于那些年龄小于 3 岁的髓母细胞瘤患儿,因为此类患者的肿瘤向中枢神经系统以外扩散的风险偏大。

在分子水平上,肿瘤的位置和增强方式被认为是髓母细胞瘤亚型的重要预测因素:WNT 激活型主要发生在小脑顶和小脑脑桥角,SHH 激活型多发生在小脑半球,Group 3 型和 Group 4 型主要分布在中线和第四脑室。这些影像模式可能对髓母细胞瘤未来的研究方向有重要意义。

(五)诊断及鉴别诊断

对于 3～10 岁儿童,如果短期内(4～6 个月)出现头痛、呕吐、走路不稳、眼球震颤等临床表现,要考虑髓母细胞瘤的可能,及时行影像学检查可以明确诊断。成人髓母细胞瘤影像学表现不像儿童那么典型,临床容易误诊,术前正确的诊断和分期对制订治疗方案和估计预后有非常重要的意义。因此,对成人颅后窝脑实质内占位要提高警惕。无论是儿童还是成人,怀疑髓母细胞瘤时,要行全脊髓扫描以确定有无转移病灶。

主要应与以下病变进行鉴别。

1. 室管膜瘤　第四脑室内发生的肿瘤,主要见于 20 岁以下儿童和青年人,特别多见于 5 岁以下儿童。特点是第四脑室底神经核团受压症状明显,小脑症状相对较轻,如耳蜗前庭核受累,引起耳鸣、听力减退等症状;外展神经核受累,引起眼球外展障碍;迷走、舌下神经核受累,引起声音嘶哑、吞咽困难、恶心、呕吐等。影像学上肿瘤信号不均匀,常见钙化和较大的囊性变。

2. 小脑星形细胞瘤　典型的小脑星形细胞瘤多位于小脑半球,由于肿瘤生长较慢,小脑半球功能代偿能力较强,因此患者的病史很长。影像学检查示显著的囊性变,钙化也较常见。

3. 其他　还要和不典型畸胎样/横纹肌样瘤、外生性脑干胶质瘤、脉络丛乳头状瘤、转移瘤、婴儿的畸胎瘤和血管母细胞瘤等相鉴别。

(六)治疗与预后

目前标准治疗策略是手术联合全脑全脊髓放疗和放疗后辅助化疗。近年来,髓母细胞瘤的个体化治疗取得很大进展,可根据肿瘤的分期和危险因素进行分层治疗。髓母细胞瘤确切的预后因素包括手术切除的程度、有无远处转移、诊断时的年龄等。某些预后较好的病理类型(如促结缔组织增生型髓母细胞瘤)以及某些与预后密切相关的基因特性也逐渐成为确定治疗策略的重要参考因素。经手术、放疗和化疗等规范的综合治疗,目前标危髓母细胞瘤 5 年无复发生存率为 70%～80%,而高危髓母细胞瘤 5 年无复发生存率约 60%。

1. 分期评估　临床分期和检查参照 Chang 分期系统。

(1)临床分期对于危险分层和后续治疗方案的选择非常重要。分期前需要进行以下评估。

①术前评估:术前脑和脊髓 MRI 和脑脊液检查。

②术中评估:术中所见肿瘤有无颅内扩散;手术能否完整切除肿瘤。

③术后评估:术后行影像学检查判断肿瘤有无残留。

(2)髓母细胞瘤肿瘤侵犯范围定义如下。

M0:肿瘤局限,无转移证据。

M1:仅脑脊液肿瘤细胞阳性。

M2：小脑蛛网膜下腔和（或）侧脑室或第三脑室肉眼结节状种植。

M3：脊髓蛛网膜下腔肉眼结节状种植。

M4：颅外转移。

2. 危险分层

（1）年龄＞3岁儿童髓母细胞瘤危险分层。

标危：肿瘤全切除或近全切除（残留病灶≤1.5 cm²），无扩散转移（M0）。

高危：手术次全切除（残留病灶＞1.5 cm²）；伴有转移疾病，包括神经影像学播散性疾病，手术10天后腰穿或脑室脑脊液阳性细胞学证据或颅外转移。组织病理学弥漫间变型。

（2）年龄≤3岁儿童髓母细胞瘤危险分层。

标危（同时满足以下条件）：肿瘤全切除或近全切除（残留病灶≤1.5 cm²），无扩散转移（M0），病理为促结缔组织增生/结节型、广泛结节型。

高危：除符合标危以外，任何其他类型全部归类为高危。

3. 治疗原则

（1）手术：手术切除肿瘤是治疗髓母细胞瘤的首选方法，在影像学诊断后，应尽早手术治疗。外科手术有两个主要目的：第一，在梗阻性脑积水的情况下恢复正常的脑脊液循环；第二，最大限度地切除原发性肿瘤。普遍认为，肉眼全切或接近全切除可以显著改善患者的预后。然而，单靠初次手术不足以使这些患者获得长期缓解或治愈。70%～80%的患者合并有脑积水，现在不主张肿瘤手术前行分流术。手术争取全切除肿瘤，解除脑脊液循环的梗阻。如肿瘤手术后1～2周头颅CT或MRI显示脑室没有明显缩小，需要行脑室-腹腔分流术。对于脑室-腹腔分流术是否造成肿瘤的腹腔转移，目前仍有争论。肿瘤的手术全切除是治疗髓母细胞瘤的根本目标。一般来讲，几乎所有原位生长的髓母细胞瘤都应该做到全切除或近全切除。建议在术后48 h内进行MRI检查，以量化切除范围，确定肿瘤残留量，并获得进一步研究的基线影像。如果术后扫描发现残留肿瘤超过1.5 cm²，可以考虑二次手术。

术后常见的并发症有皮下积液、颅内感染、颅后窝综合征等。以往文献报告髓母细胞瘤的手术死亡率约为10%，由于现代影像技术和显微手术技术的发展，现在的手术死亡率几乎为零。术后2～3天应检查切口情况，如发现有皮下积液，应及时抽液后加压包扎。一般每天穿刺抽液并加压包扎2～3次，枕部软组织与颅骨贴合后积液即可消失。如积液不能消失，可做皮下积液持续外引流，并局部加压包扎。

颅后窝综合征主要发生在巨大髓母细胞瘤手术后。其特征是手术后48～72 h出现缄默症，并伴有严重的小脑功能障碍，如运动障碍、肌张力减退、瘫痪和情绪低落，可持续数月。Hirsch最早报告颅后窝手术后出现的这种现象。患者有两种不同的临床表现类型：多数患者表情呆滞、不说话、不回答问题；有极少数患者表现为哭闹，但无眼泪，在床上翻动，不说话。缄默症可在术后即刻出现，也可在术后数天才出现。几乎所有的缄默症都能在半年以内恢复到正常状态。术后即刻出现的缄默症的恢复时间较长，一般要数周到半年。而术后数天才出现的缄默症的恢复较快，数天或数周即可恢复。发生缄默症的确切原因不是十分清楚。可能继发于网状物质通路的中断。可能与损伤小脑的齿状核有关系，齿状核的损伤可能与手术直接损伤和静脉循环损伤有关系。

（2）放疗：髓母细胞瘤的恶性程度很高，单纯手术治疗的效果很差，术后放疗是治疗髓母细胞瘤必不可少的治疗措施，可以明显地延长患儿的总生存期。全脑全脊髓放疗是术后辅助治疗的重要组成部分。普遍认为放疗不应迟于术后第6周，持续时间不应超过50天，随着总放疗时间的延长，预后逐渐恶化。髓母细胞瘤有通过脑脊液扩散的倾向，目前的标准放疗是全脑全脊髓放疗（craniospinal irradiation，CSI）。

虽然髓母细胞瘤对放疗很敏感，但由于患者多为儿童，大剂量放疗将增加明显的副作用，特别是引起患儿的神经系统发育障碍，因此目前已经不主张进行大剂量放疗。有较可靠研究显示，采用低剂量全脑全脊髓照射加颅后窝局部高剂量照射能够在不降低疗效的前提下减少放疗并发症的发生。一般要求全脑全脊髓放疗剂量为30～40 Gy，颅后窝总剂量不低于50 Gy，近来的标准剂量为50～58.8 Gy，每次的分割剂量为 1.75 Gy 或 1.8 Gy。没有可靠证据显示提高剂量能够提高疗效。术后开始放疗的时间越早越好,一般患者要在术后 3～4 周内接受放疗。特别是高危患者在放疗后还需要化疗,以提高生存率。关于瘤床或颅后窝的合适剂量的讨论还在继续。在颅后窝,高于 50 Gy 的剂量比低剂量的预后更好。全脑全脊髓放射剂量降至 23.4 Gy,同时联合化疗已用于儿童髓母细胞瘤临床试验。对于标危成人髓母细胞瘤,化疗联合降低剂量的放疗将在前瞻性临床试验中被探索(NCT01857453)。

放疗副作用包括短期的和远期的。短期副作用主要有恶心、呕吐、疲劳、脱发、骨髓抑制和咽喉疼痛等。远期副作用主要是记忆力、计算力等认知功能下降,特别在儿童比较明显,其他较少见的有生长发育迟缓、内分泌功能紊乱和不孕不育、引起第二肿瘤等。

(3)化疗:髓母细胞瘤的化疗主要是以铂类为基础的联合化疗。对于标危儿童,目前常用的化疗药物主要有洛莫司汀(CCNU)、长春新碱(VCR)、丙卡巴肼(PCB)、顺铂(DDP)、卡铂(CBP)和依托泊苷(VP16)。化疗在放疗后 4～6 周给予,6～8 个疗程为标准化疗。全身系统性大剂量化疗对提高髓母细胞瘤的生存率方面疗效肯定,特别是与放疗结合治疗时,能明显降低肿瘤复发率,改善患者预后。有转移的髓母细胞瘤均归为高危组,这类髓母细胞瘤的治疗至今仍是难题。多种化疗方案均没有获得理想的治疗结果。泼尼松＋洛莫司汀＋长春新碱,卡铂＋依托泊苷等化疗方案可用于高危髓母细胞瘤患儿,也可以尝试大剂量甲氨蝶呤(MTX)、异环磷酰胺(IFO)、伊立替康(CPT-11)、替莫唑胺(TMZ)等化疗。没有证据支持化疗 放疗 化疗的夹心疗法对高危髓母细胞瘤患儿有效。

①婴幼儿髓母细胞瘤的化疗:3 岁以下儿童的髓母细胞瘤由于初次诊断时多已伴有播散性转移,因而有较高的复发率,是预后不良的主要原因,所以婴幼儿患者普遍归为高危组。婴幼儿各系统发育不成熟,对放疗耐受性差,虽给予低剂量全脑全脊髓放疗及局部颅后窝放疗,但其复发率仍然较高,并可增加婴幼儿的放射性损伤,所以放疗不是治疗婴幼儿髓母细胞瘤的理想选择。大剂量冲击化疗是延缓或避免婴幼儿术后颅脑脊柱放疗的有效方法,特别是对存在术后肿瘤残余及肿瘤转移的婴幼儿患者。对于手术全切且无转移的婴幼儿患者,单纯大剂量化疗可取得满意疗效,可以代替放疗。但是婴幼儿髓母细胞瘤的化疗仍存在诸多问题,无论是单纯给予铂类化疗药物或是依托泊苷甚至联合化疗,其治疗效果与儿童高危患者的治疗效果相似,均不理想,需要进一步进行多中心的临床试验研究。

②成人髓母细胞瘤的化疗:成人髓母细胞瘤起源于小脑外颗粒细胞层,而小脑外颗粒细胞层主要位于小脑软膜下分子层表面,因此成人髓母细胞瘤多位于小脑表面,位于小脑蚓部及第四脑室者较少。与儿童中线的肿瘤相比,小脑半球的肿瘤不易通过脑脊液转移,因此成人髓母细胞瘤的预后明显好于儿童髓母细胞瘤。成人髓母细胞瘤的术后化疗能显著提高患者的生存率,术后放化疗的患者治疗效果明显优于术后单纯放疗者。常用化疗方案为洛莫司汀＋长春新碱＋泼尼松或洛莫司汀＋长春新碱＋丙卡巴肼。但后者化疗毒性较高,尤其是骨髓抑制造成全血细胞计数降低,放疗后化疗的副作用更加明显,常导致辅助化疗药物不能足量运用,甚至中断化疗,因此有学者提出放疗前后行顺铂＋依托泊苷的夹心化疗方案并获得疗效。

4.依据年龄和危险分层的治疗决策 髓母细胞瘤好发于儿童,治疗包括手术、放疗、化疗等。由于放疗对儿童生长发育影响较大,所以要先根据年龄采取不同的治疗决策(表 3-7、表 3-8)。

表 3-7 初诊年龄＞3 岁患者髓母细胞瘤治疗策略

危险度	定义	治疗
标危	肿瘤全切或近全切除,残留病灶 ≤1.5 cm²;无扩散转移(M0)	手术,颅后窝或局部瘤床 54～55 Gy 放疗,全脑全脊髓 23.4 Gy 放疗,辅助化疗(DDP＋VCR＋CCNU 或 DDP＋VCR＋CTX)8 个疗程
高危	手术次全切除,残留病灶＞1.5 cm²;扩散转移(M1～M4);病理为弥漫间变型	手术,颅后窝或局部瘤床 54～55 Gy 放疗,全脑全脊髓 36 Gy 放疗,辅助化疗(DDP＋VCR＋CCNU 或 DDP＋VCR＋CTX)8 个疗程,＋/－自体造血干细胞移植

表 3-8　初诊年龄≤3 岁患者髓母细胞瘤治疗策略

危险度	定义	治疗
标危	同时满足以下条件:肿瘤全切或近全切除,残留病灶≤1.5 cm²; 无扩散转移(M0);病理为促结缔组织增生型和广泛结节型	手术,辅助化疗(CTX+VCR/HD-MTX/CBP+VP16)交替化疗 12 个疗程
高危	除标危外全部定义为高危	手术,辅助化疗(CTX+VCR/HD-MTX/CBP+VP16)交替化疗 12 个疗程+/−自体造血干细胞移植,延迟放疗(3 岁后),或者姑息放疗

(1)初诊年龄>3 岁。

①手术:治疗的首选方法。手术主要原则:尽可能全切肿瘤,打通脑脊液循环通路。术中行颅后窝骨瓣开颅,经小脑延髓裂入路,避免小脑蚓部及小脑半球的手术损伤,减少术后小脑性缄默等并发症发生。术后 72 h 内评估有无肿瘤残留以及肿瘤残留体积,评估脑积水缓解情况。如仍存在梗阻性脑积水,则在脑脊液检查正常后,行脑室-腹腔分流术。

②放疗:手术后 4 周内开始。放疗前评估肿瘤情况。根据手术切除情况、影像学评估结果和术后病理类型,评估患者危险度。根据不同危险度,采用不同的放疗剂量。儿童髓母细胞瘤患者放疗期间建议给予长春新碱(VCR)1.5 mg/m² 静脉注射,每周 1 次,共 8 次。成人髓母细胞瘤患者的骨髓耐受性较儿童差,放疗期间不常规推荐每周行长春新碱化疗。

放疗剂量、范围:标危患者行颅后窝或局部瘤床 54~55 Gy 放疗,全脑全脊髓 23.4 Gy 放疗;高危患者行颅后窝或局部瘤床 54~55 Gy 放疗,全脑全脊髓 36 Gy 放疗。

③化疗:儿童髓母细胞瘤患者放疗期间建议给予长春新碱(VCR)静脉注射,每周 1 次,共 8 次。成人髓母细胞瘤患者的骨髓耐受性较儿童差,放疗期间不常规推荐每周行长春新碱化疗。放疗结束后 4 周开始辅助化疗。根据不同危险度采用不同强度的化疗方案。

标危患者:放疗结束后 4 周开始辅助化疗,化疗方案为 CCNU+DDP+VCR 方案,每 6 周重复,共 8 个疗程。顺铂的应用须遵循大剂量顺铂化疗常规,进行水化、利尿、监测尿量和尿常规等,慎防顺铂的肾毒性。或者将顺铂总量分为 3~5 天用,无须水化和利尿。

高危患者:放疗结束后 4 周开始辅助化疗,化疗方案用法和剂量同标危患者。采用 CCNU+DDP+VCR 方案,每 6 周重复,共 8 个疗程;或者 CTX+DDP+VCR 方案,每 4 周重复,共 8 个疗程。顺铂的应用须遵循大剂量顺铂化疗常规,进行水化、利尿、监测尿量和尿常规等,慎防顺铂的肾毒性。或者将顺铂总量分为 3~5 天用,无须水化和利尿。因成人髓母细胞瘤患者的骨髓耐受性较儿童差,成人髓母细胞瘤患者的 CTX 剂量可酌情减少 25%~50%。

(2)初诊年龄≤3 岁。

①手术:治疗的首选方法。手术主要原则同 3 岁以上患者,但更需避免术中出血,在术中备好血,根据出血情况随时输血。肿瘤切除术后 4 周内,根据具体情况进行术后治疗。

②放疗:标危患者不放疗;高危患者延迟至 3 岁后放疗。放疗剂量和范围按年龄>3 岁高危标准:颅后窝或局部瘤床 54~55 Gy 放疗,全脑全脊髓 36 Gy 放疗。肿瘤控制欠佳者可行姑息放疗。

③化疗:手术后 2~4 周开始辅助化疗,给予 CTX+VCR/HD-MTX/CBP+VP16 交替化疗 12 个疗程,每 3 周重复。年龄<6 个月,化疗剂量是标准剂量的 1/2,年龄 7~12 个月或年龄>1 岁但体重<10 kg 的幼儿,化疗剂量是标准剂量的 3/4。高危患者,如条件许可,行自体造血干细胞支持下超大剂量化疗。

5. 复发儿童髓母细胞瘤的治疗　髓母细胞瘤复发后患者的生存时间很短,有临床症状的患者平均存活 5 个月,有影像学占位而没有临床症状的患者平均存活 20 个月。肿瘤的复发部位根据手术的切除程度有所不同。肿瘤大部切除的病例几乎都是在原位复发;而全切除或近全切除的髓母细胞瘤很少有原位复发,肿瘤的复发多在颅前窝(如鞍区、额叶纵裂处)和脊髓等部位。可能是因为这些部位位于放射野的边缘,已经有蛛网膜下腔播散的肿瘤细胞残存在这些部位,从而引起肿瘤的复发。应根据颅内复发肿瘤的大小决定治疗方法,如再次手术、放疗或化疗。髓母细胞瘤在中枢神经系统外的复发(转移)率约为 5.6%,主要部位为骨(82%)、淋巴结(28.7%)和内脏器官(23.5%),治疗的方法为化疗和放疗,一般不适合手术治疗。

(1) 手术:由外科医生讨论判断是否有手术指征,能手术的患者尽量争取先手术切除肿瘤。如肿瘤广泛,不能手术,则先行挽救化疗,肿瘤缩小、转移病灶消失后再进行手术评估。治疗后 3～5 年复发患者需要手术或活检明确诊断以排除第二肿瘤。

(2) 放疗:既往未放疗的患者,如经挽救化疗后获得缓解,可参考高危患者的放疗策略进行放疗。既往已放疗的患者,须根据已接受的放疗剂量、范围、间隔时间,仔细评估有无再次放疗可能。

(3) 挽救化疗:既往未采用的方案,如 CPT-11＋TMZ＋VCR,IFO＋VP16 或 CBP＋VP16 或 VP16＋IFO＋DDP 方案等。

6. 预后　尽管髓母细胞瘤患者的总体生存率在过去的几十年中有了显著的改善,采用目前标准综合治疗生存率获得明显改善,但是治疗给年幼患儿带来的远期副作用以及转移复发难治患者生存率低是我们面临的挑战。采用目前包括手术、全脑全脊髓放疗和化疗的综合治疗,已经使标危患者的 5 年总存活率超过了 70%,但高危和转移性髓母细胞瘤患者预后仍比较差。外周血干细胞造血支持下的清髓方案化疗、非常规的放疗以及放射增敏剂似乎改善了预后,但还需要在进一步的试验中得到证实。对于年龄较小的儿童(确诊时年龄在 5 岁以下),减少放射总剂量和延长化疗的时间、增加化疗强度的治疗策略,目的是减少晚期后遗症,特别是与放疗相关的后遗症。德国的最新经验是,采用全身化疗联合脑室内注射甲氨蝶呤,治疗时间为 5 年,可获得 83% 的无进展生存率。

随着分子生物学的进展,精准医学的进步和基因分型的完善,髓母细胞瘤精准治疗将成为可能。随着对治疗后生活质量和长期治疗相关副作用风险的日益关注,人们正在寻找适当降低治疗强度的方法,以及新的、毒性较低和更有针对性的药物。例如,SMO 抑制剂在儿童复发或难治的髓母细胞瘤患者中耐受性良好。将这种类型的靶向治疗纳入多模式治疗计划可能会进一步减少放射剂量和化疗毒性,从而减轻治疗的后遗症,并改善髓母细胞瘤幸存者的生活质量。虽然我们对髓母细胞瘤生物学的认识在最近几年有了很大的进展,但这些分子病理学方面的进展还没有被纳入髓母细胞瘤的治疗中。结合基因分型、临床特点、病理分型和基因扩增状态等因素对髓母细胞瘤进行精准的危险分层,从而对不同危险度的患者采用不同强度的精准治疗。对于转移复发难治患者探索分子靶向治疗,将有助于进一步减少髓母细胞瘤患者远期副作用,提高生存率。

二、非典型畸胎样/横纹肌样肿瘤

(一)流行病学特点

非典型畸胎样/横纹肌样肿瘤(atypical teratoid/rhabdoid tumor,AT/RT)是一种少见的原发性胚胎性中枢神经系统肿瘤。于 1987 年首次被发现,并于 1993 年由世界卫生组织(WHO)定义为独立的颅内恶性肿瘤,2007 年,WHO 中枢神经系统肿瘤分级中定义为 WHO Ⅳ级。AT/RT 主要发生于小儿,成人患病罕见。从 2007 年至 2011 年,美国注册的 16044 例儿童中枢神经系统肿瘤中,AT/RT 占颅内肿瘤的 2.3%,其中小于 1 岁的病例中,约 42.9% 的胚胎性中枢神经系统肿瘤为 AT/RT,1～4 岁为21.1%,5 岁及以上的为 1.96%。本病的男女发病率之比为(1.3～1.5):1,男性稍多于女性。AT/RT 可起源于中枢神经系统的任何部位,并可以发生颅内或颅外转移。研究表明,49%～52% 的 AT/RT 位于小脑或第四脑室,34%～39% 位于幕上大脑半球(包括基底节区),4% 位于中脑或松果体区,1.7%～2% 位于脊髓内;其中绝大多数为颅内单发性肿瘤,颅内多发病灶仅占不到 2%。

(二)发病机制

目前研究表明,绝大多数的 AT/RT 患者是由于定位于 22 号染色体的 SMARCB1(之前也被称作 hsNF5/INI1)双等位基因突变引起的。SMARCB1 蛋白是一种 ATP 依赖的染色体修复蛋白复合体(SWI/SNF 复合体)的重要组成部分,这种蛋白复合体在正常组织细胞中负责调控干细胞增殖和分化。最近又发现 SMARCB4 基因突变可以引起 SWI/SNF 复合体的另一组成蛋白——BRG1 蛋白的失活,从而导致肿瘤形成。

(三)病理特征

AT/RT 的典型组织学表现为肿瘤内含有横纹肌样细胞及原始神经外胚层、上皮组织和肿瘤性间叶组织细胞。光镜下肿瘤含有形态大小不等的横纹肌样细胞,肿瘤组织中含有原始神经外胚层肿瘤(PNET)样细胞、肿瘤性间质和(或)腺样或鳞状上皮成分,有时可见到室管膜上皮组织,有丝分裂象及坏死多见;免疫组织化学染色结果显示:横纹肌样细胞几乎均表达 EMA、SMA、vimentin、GFAP、NF、CK、synaptophysin(突触素)。文献报道 AT/RT 最常见的阳性标志物为 vimentin、NSE(神经元特异性烯醇化酶)、EMA、GFAP,阳性率分别为 100%、100%、91%、91%。AT/RT 的诊断应在常规病理学检查发现典型横纹肌样细胞的基础上,结合免疫组织化学染色检查结果(vimentin、EMA、SMA、GFAP、NF、synaptophysin 等标志物)进一步分析。另外,SMARCB1/SMARCB4 基因位点突变情况的监测可帮助病理医生对肿瘤进行诊断。

(四)临床表现

AT/RT 患者的症状和体征的出现及进展与肿瘤所在的部位有关。

1. 一般症状和体征　一般症状主要由颅内压增高所引起。颅内压增高主要由三个方面的原因导致:肿瘤本身的占位效应及脑水肿使颅内容物的体积超出了生理调节限度;肿瘤造成的梗阻性脑积水;压迫静脉窦致静脉回流受阻。但由于本病患者以 3 岁以下婴幼儿为主,大部分婴幼儿颅缝未闭合,故颅内压增高症状可较晚出现,表现为非典型症状,如呕吐、昏睡、易激动、体重减轻、头围增大及体重减轻等。

(1)头痛:颅内压增高或者肿瘤本身的压迫作用可以导致头痛。头痛一般无定位意义。

(2)呕吐:AT/RT 导致患者呕吐的原因包括颅内压增高引起迷路水肿,脑积水牵张或肿瘤直接刺激第四脑室底的呕吐中枢。呕吐常出现在剧烈头痛时,易在早晨发生。

(3)视力障碍:AT/RT 导致的颅内压增高引起视乳头水肿从而导致患者视力下降。视乳头水肿早期往往无视力下降或仅为一过性视力下降。当视乳头水肿持续数周以上时则可发生继发性视乳头萎缩,视野向心性缩小甚至失明。另外,肿瘤累及视神经时可导致不同程度的视野缺损或者视力下降。

(4)头晕及眩晕:颅内压增高引起内耳迷路水肿或前庭功能受累时可引起眩晕或头晕。

(5)癫痫:AT/RT 可引起患者癫痫,婴幼儿以全身性癫痫为主,成年患者多为部分性癫痫发作。

(6)精神及意识障碍:颅内压增高、脑水肿以及肿瘤本身刺激或破坏某些精神功能区可导致患者出现不同程度的精神异常,表现为思维、情感、智能、意识、记忆力等方面的改变。意识障碍往往出现在晚期,患者表现为嗜睡或者昏迷状态。

2. 定位体征　AT/RT 发生于不同部位时会有不同的定位体征,49%~52%位于小脑或第四脑室,34%~39%位于幕上大脑半球(包括基底节区),4%位于中脑或松果体区,1.7%~2%位于脊髓内。

(1)小脑或第四脑室:49%~52%的 AT/RT 位于小脑或第四脑室。小脑肿瘤患者常出现强迫头位、眼球震颤、共济失调及肌张力减低等。累及小脑蚓部的肿瘤以躯干性共济失调为主,小脑半球的肿瘤以患侧肢体共济失调为主。晚期可发生小脑性抽搐。累及小脑脑桥角的肿瘤早期表现为耳鸣、眩晕、听力逐渐下降,以后出现面部感觉障碍、周围性面瘫、小脑损害体征。

(2)幕上大脑半球:幕上 AT/RT 占 34%~39%。累及额叶的患者常有精神症状,肿瘤累及功能区可导致不同程度的相应功能区症状,如运动性失语、书写不能、运动性癫痫等。累及顶叶的肿瘤以感觉障碍为主,可出现对侧深浅感觉及皮质复合感觉障碍,或部分性感觉性癫痫。左角回和缘上回受累时出现Gerstmann 综合征。肿瘤累及基底节区时因内囊受累而致偏瘫。颞叶肿瘤可影响视放射而产生一定程度的视力障碍,颞叶内侧受累可产生颞叶癫痫。

（3）中脑或松果体区:主要症状为肿瘤压迫中脑导水管、四叠体区、小脑等邻近结构引起。主要表现为中脑导水管狭窄或闭锁导致的阻塞性脑积水,从而引起头痛、呕吐、视力下降等颅内压增高症状。肿瘤压迫四叠体上丘可引起眼球上下运动障碍、瞳孔散大或不等大,即 Parinaud 综合征。肿瘤较大时可压迫四叠体下丘及内侧膝状体而出现双侧耳鸣和听力障碍。丘脑下部损害可表现为尿崩症、嗜睡。

（4）脊髓:AT/RT 累及脊髓的极其少见,只有不到 2%。主要表现为相应节段的神经痛及神经功能缺失。肿瘤累及平面以下可有运动和自主神经调节功能障碍。

（五）辅助检查

术前诊断 AT/RT 以影像学检查为主,术后辅助免疫组织化学及分子生物学等实验室检查。

1. 影像学检查

（1）CT:CT 平扫可见 AT/RT 多表现为混杂密度,也可表现为等密度或稍高密度影。肿瘤内多发囊性变,囊性变和坏死区域呈低密度灶。增强 CT 可见肿瘤呈不均匀强化,肿瘤周围常可见囊性变区和（或）低密度水肿带。偶尔可见瘤内钙化。

（2）MRI:T1WI 可见肿瘤呈不均匀低信号或等信号,瘤内囊性变区呈低信号,T2WI 和 FLAIR 上肿瘤实质呈不均匀性等信号和稍高信号,而囊性变区及坏死区呈高信号。肿瘤周围可见水肿影。注射造影剂后大多数肿瘤在 T2 像上呈中高程度强化,肿瘤边缘可见坏形强化或部分区域带状强化,少部分肿瘤无强化。DWI 序列中可见肿瘤呈高信号,表观扩散系数（ADC）较低（0.45～0.60）。MRS 图中显示,肿瘤实质中胆碱峰值增高,N-乙酰天冬氨酸（NAA）峰值降低。

2. 实验室检查　脑脊液监测:约有 50% 的 AT/RT 伴有脑脊液转移,年龄越小则发生的概率越大。所以腰椎穿刺脑脊液细胞学检查可作为常规检查手段,部分患者脑脊液中可见肿瘤细胞。

（六）诊断及鉴别诊断

根据患者发病年龄、症状、肿瘤的位置特点以及肿瘤的影像学特点进行诊断,小于 3 岁的婴幼儿小脑或第四脑室肿瘤,伴有特征性的 MRI 表现,可考虑本病。但由于肿瘤影像学特点特异性不强,需与以下肿瘤相鉴别,目前 AT/RT 仍需要利用病理及免疫组织化学明确肿瘤的分子遗传学特点来确诊。

1. 髓母细胞瘤　颅后窝的 AT/RT 首要先要与髓母细胞瘤进行鉴别。临床上,髓母细胞瘤较 AT/RT 更为常见。在小于 19 岁的患者中,髓母细胞瘤是最常见的原发性颅内肿瘤,约占全部儿童颅内肿瘤的20%,而 AT/RT 更多见于 3 岁以下婴幼儿。术前影像学检查很难鉴别两者,MRI 提示髓母细胞瘤大多呈均匀信号分布,可有强化;而 AT/RT 则多有囊性变或坏死区域,两者均可有瘤内钙化的可能。术后病理检查可明确最终诊断。

2. 室管膜瘤　室管膜瘤多起源于第四脑室底部或顶壁,肿瘤不常显示钙化及大范围的囊性变,增强扫描时肿瘤实质呈轻到中度强化。肿瘤组织柔韧,常经外侧孔向小脑脑桥角池生长,经正中孔向枕大池和颈椎管生长。典型的室管膜瘤根据发病年龄、MRI 特点较容易与 AT/RT 鉴别,但部分婴幼儿起病的室管膜瘤仍需术后病理检查以明确诊断。

3. 原始神经外胚层肿瘤　原始神经外胚层肿瘤（PNET）较 AT/RT 更为常见,从术前影像学表现上几乎无法鉴别。在病理检查中,部分 AT/RT 也含有 PNET 成分,在之前的报道中,有不少 AT/RT 被误诊为 PNET。术后病理及免疫组织化学染色结果以及明确肿瘤 SMARCB1 或 SMARCB4 的基因突变是两者鉴别的关键。

（七）综合治疗措施

由于 AT/RT 患者预后极差,中位生存期只有约 17 个月,目前对于 AT/RT 的治疗,以手术治疗并辅助放化疗的综合治疗方案为主,主要目的是延长患者总生存期。但目前国内外均无统一的治疗指南或治疗标准。

1. 手术治疗　手术治疗是 AT/RT 患者首要的治疗措施,其主要目的是缓解颅内压增高症状。目前,尚无证据表明肿瘤切除程度与患者预后有明显的相关性。

2. 化疗　AT/RT 目前尚无统一有效的化疗方案。临床上对于 AT/RT 患者的化疗主要参考横纹肌肉瘤的化疗方案,即 IRS-Ⅲ 方案。IRS-Ⅲ 方案包括在放疗的同时每周使用长春新碱,以及静脉应用更生霉素-D、阿霉素,还包括氢化可的松、甲氨蝶呤及阿糖胞苷三联鞘内化疗。后来 Zimmerman 等人对 IRS-Ⅲ 方案进行了改良,并加入了右丙亚胺来避免阿霉素累积导致的心脏损害。一些报道显示,使用改良后的 IRS-Ⅲ 方案治疗 AT/RT,使患者生存率有了一定程度的提高,即使在没有肿瘤全切的前提下,改良后的 IRS-Ⅲ 方案也可以显著提高 AT/RT 患者的生存率。对于经过手术和联合化疗的患者来说,复发后的肿瘤细胞可能产生一定程度的抗药性,从而对复发前的化疗方案不敏感。对于复发患者,大剂量顺铂可能会有一定的作用。

3. 放疗　术后放疗对改善患者的预后很有帮助,尤其是对于瘤床的局部放疗。也可另外进行全脑全脊髓放疗。由于总累计剂量大于 50 Gy 时也不能改善患者预后,故全脑全脊髓放疗剂量多控制在 50 Gy 以下。但是否需要在局部放疗后进行全脑全脊髓放疗还不明确。

4. 靶向治疗　目前已明确 AT/RT 是由定位于 22 号染色体的 SMARCB1 或 SMARCB4 基因突变引起的,所以针对相关基因及其下游蛋白的靶向治疗是目前本病治疗方面研究的热点。包括细胞调控蛋白 D1(cyclin D1)、Aurora A、胰岛素样生长因子、酪氨酸激酶等一系列相关位点已成为目前靶向治疗的新目标。

(八) 预后、转归

AT/RT 患者的整体预后极差,经过手术联合放化疗的患者中位生存期也只有约 17 个月。另外,肿瘤中存在 SMARCB1 或 SMARCB4 突变的患者较未突变的患者预后差,其中 SMARCB4 突变的患者预后较 SMARCB1 突变的患者更差。

(九) 小结

颅内 AT/RT 是一种少见的颅内恶性肿瘤,其影像学表现多样,组织来源复杂,易被误诊为原始神经外胚层肿瘤或髓母细胞瘤等其他肿瘤。肿瘤常规病理学检查发现典型横纹肌样细胞后,加行免疫组织化学染色检查,若发现相关标志物阳性即可诊断。在条件允许的情况下行细胞遗传学检查,若发现 22 号染色体单体缺失或 22q11.2 的 SMARCB1 基因或 SMARCB4 基因,则诊断准确率更高。肿瘤治疗目前仍以手术为主,术后联合应用化疗及放疗,以期延长患者的总生存期,但目前无统一的治疗方案。患者预后极差。

(十) 经典案例分析

病例分析:男,3 岁;因"发作性呕吐 6 个月,精神萎靡 6 天"入院。入院查体:神经系统未见明显阳性体征。头部 MRI 显示:右侧脑室室间孔处混杂信号、边界清、大小 36 mm×37 mm×40 mm,注射 Gd-DTPA 后明显不均匀强化,考虑为"巨细胞型星形细胞瘤伴出血"。头部 CT 显示:右侧脑室室间孔巨大类圆形病变、CT 值 45Hu,边界欠清楚,可见弧形钙化,考虑为"室管膜下巨细胞型星形细胞瘤"(图3-11)。

入院后行"右额开颅皮质造瘘肿瘤近全切除术"。术中见肿瘤位于右侧侧脑室和第三脑室,外观呈紫红色,有坏死,大部分肿瘤质软,少部分质韧,边界不清、与周边脑组织粘连重,血供丰富,切除肿瘤大小为 4 cm×3 cm×3 cm。术后出现硬膜下积液,外引流效果不佳,4 周后行硬膜下积液腹腔分流术,分流术后 1 周恢复正常,出院。病理提示:AT/RT。免疫组织化学:GFAP 边缘散在阳性,少突胶质细胞转录因子(Olig-2)胞质阳性,EMA 散在少许阳性,癌胚抗原(CEA)、CK(cytokeratin 细胞角蛋白)、Desmin、SMA 均阴性。

患者未做放化疗,总生存期为 15 个月。从本病例可以看出,AT/RT 术前诊断有一定的难度,可以根据患者年龄、生长部位等进行推断。但仍需术后病理及免疫组织化学结果明确诊断(图 3-12)。

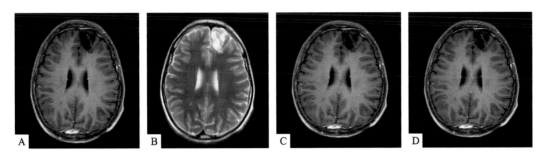

图 3-12　颅内 AT/RT

A、B 为术前 MRI 增强扫描:肿瘤呈类圆形环形强化,外侧壁、下壁可见结节不均匀强化,其内可见分隔样表现;
C 为术前 T2 像:肿瘤呈长 T2 囊性信号,外侧壁可见等信号结节,周边水肿影。D 为术后 CT;1E、1F 为术后病理
(苏木精-伊红染色×200 倍)。

（王磊　牟永告）

参 考 文 献

［1］　陈忠平.神经系统肿瘤［M］.北京:北京大学医学出版社,2009.

［2］　陈忠平,杨群英.神经系统肿瘤化疗手册［M］.北京:北京大学医学出版社,2012.

［3］　中国抗癌协会神经肿瘤专业委员会.中枢神经系统常见肿瘤诊疗纲要［M］.2 版.北京:北京大学医学出版社,2012.

［4］　中国抗癌协会小儿肿瘤专业委员会.儿童髓母细胞瘤多学科诊疗专家共识(CCCG-MB-2017)［J］.中国小儿血液与肿瘤杂志,2018,23(4):169-174.

［5］　von Bueren A O, von Hoff K, Pietsch T, et al. Treatment of young children with localized medulloblastoma by chemotherapy alone:results of the prospective, multicenter trial HIT 2000 confirming the prognostic impact of histology［J］. Neuro Oncol,2011,13(6):669-679.

［6］　DeSouza R M, Jones B R, Lowis S P, et al. Pediatric medulloblastoma-update on molecular classification driving targeted therapies［J］. Front Oncol,2014,4:176.

［7］　Ellison D W, Dalton J,Kocak M,et al. Medulloblastoma:clinicopathological correlates of SHH, WNT,and non-SHH/WNT molecular subgroups［J］. Acta Neuropathol,2011,121(3):381-396.

［8］　Franceschi E, Hofer S, Brandes A A, et al. EANO-EURACAN clinical practice guideline for diagnosis,treatment,and follow-up of post-pubertal and adult patients with medulloblastoma［J］. Lancet Oncol,2019,20(12):e715-e728.

［9］　Gajjar A, Chintagumpala M,Ashley D,et al. Risk-adapted craniospinal radiotherapy followed by highdose chemotherapy and stem-cell rescue in children with newly diagnosed medulloblastoma (St Jude Medulloblastoma-96):longterm results from a prospective,multicentre trial［J］. Lancet Oncol,2006,7(10):813-820.

［10］　Louis D N, Perry A,Reifenberger G,et al. The 2016 World Health Organization classification of tumors of the central nervous system:a summary［J］. Acta Neuropathol,2016,131(6):803-820.

［11］　Massimino M,Antonelli M,Gandola L,et al. Histological variants of medulloblastoma are the most powerful clinical prognostic indicators［J］. Pediatr Blood Cancer,2013,60(2):210-216.

［12］　McNeil D E, Coté T R, Clegg L, et al. Incidence and trends in pediatric malignancies medulloblastoma/primitive neuroectodermal tumor:a SEER update. Surveillance epidemiology and end results［J］. Med Pediatr Oncol,2002,39(3):190-194.

［13］　Kool M, Korshunov A, Remke M, et al. Molecular subgroups of medulloblastoma:an international meta analysis of transcriptome, genetic aberrations, and clinical data of WNT,

SHH,Group 3,and Group 4 medulloblastomas[J]. Acta Neuropathol,2012,123(4):473-484.

[14] Morris E B, Gajjar A,Okuma J O,et al. Survival and late mortality in long-term survivors of pediatric CNS tumors[J]. J Clin Oncol,2007,25:1532-1538.

[15] Packer R J,Gajjar A,Vezina G,et al. Phase Ⅲ study of craniospinal radiation therapy followed by adjuvant chemotherapy for newly diagnosed average-risk medulloblastoma[J]. J Clin Oncol, 2006,24(25):4202-4208.

[16] Tamayo P, Cho Y J,Tsherniak A,et al. Predicting relapse in patients with medulloblastoma by integrating evidence from clinical and genomic features [J]. J Clin Oncol, 2011, 29 (11): 1415-1423.

[17] Taylor R E, Bailey C C, Robinson K J, et al. Outcome for patients with metastatic (M2-3) medulloblastoma treated with SIOP/UKCCSG PNET-3 chemotherapy[J]. Euro J Cancer,2005, 41(5):727-734.

[18] Arslanoglu A, Aygun N,Tekhtani D,et al. Imaging findings of CNS atypical teratoid/rhabdoid tumors[J]. Am J Neuroradiol,2004,25(3):476-480.

[19] Athale U H, Duckworth J,Odame I,et al. Childhood atypical teratoid rhabdoid tumor of the central nervous system:a meta-analysis of observational studies[J]. J Pediatr Hematol Oncol, 2009,31(9):651-663.

[20] Biggs P J, Garen P D, Powers J M,et al. Malignant rhabdoid tumor of the central nervous system[J]. Hum Pathol,1987,18(4): 332-337.

[21] Buscariollo D L,Park H S,Roberts K B,et al. Survival outcomes in atypical teratoid rhabdoid tumor for patients undergoing radiotherapy in a surveillance, epidemiology, and end Results analysis[J]. Cancer,2012,118(17):4212-4219.

[22] Chen Y W, Wong T T, Ho D M,et al. Impact of radiotherapy for pediatric CNS atypical teratoid/rhabdoid tumor (single institute experience)[J]. Int J Radiat Oncol Biol Phys,2006,64 (4):1038-1043.

[23] Chi S N, Zimmerman M A, Yao X,et al. Intensive multimodality treatment for children with newly diagnosed CNS atypical teratoid rhabdoid tumor[J]. J Clin Oncol,2009,27(3):385-389.

[24] Dang T,Vassilyadi M,Michaud J,et al. Atypical teratoid/rhabdoid tumors[J]. Childs Nerv Syst, 2003,19(4):244-248.

[25] Frühwald M C, Biegel J A, Bourdeaut F,et al. Atypical teratoid/rhabdoid tumors-current concepts,advances in biology, and potential future therapies[J]. Neuro Oncol, 2016, 18 (6): 764-778.

[26] Ginn K F, Gajjar A. Atypical teratoid rhabdoid tumor:current therapy and future directions[J]. Front Oncol,2012,2:114.

[27] Güler E, Varan A,Söylemezoglu F,et al. Extraneural metastasis in a child with atypical teratoid rhabdoid tumor of the central nervous system[J]. J Neurooncol,2001,54(1):53-56.

[28] Han L, Qiu Y,Xie C,et al. Atypical teratoid/rhabdoid tumors in adult patients:CT and MR imaging features[J]. Am J Neuroradiol,2011,32(1):103-108.

[29] Hasselblatt M, Nagel I,Oyen F,et al. SMARCA4-mutated atypical teratoid/rhabdoid tumors are associated with inherited germline alterations and poor prognosis[J]. Acta Neuropathol,2014, 128(3):453-456.

[30] Ho D M, Hsu C Y, Wong T T,et al. Atypical teratoid/rhabdoid tumor of the central nervous system:a comparative study with primitive neuroectodermal tumor/medulloblastoma[J]. Acta

Neuropathol,2000,99(5):482-488.

[31] Jackson E M, Sievert A J, Gai X, et al. Genomic analysis using high-density single nucleotide polymorphism-based oligonucleotide arrays and multiplex ligation-dependent probe amplification provides a comprehensive analysis of INI1/SMARCB1 in malignant rhabdoid tumors[J]. Clin Cancer Res,2009,15(6):1923-1930.

[32] Johann P D, Erkek S,Zapatka M,et al. Atypical teratoid/rhabdoid tumors are comprised of three epigenetic subgroups with distinct enhancer landscapes[J]. Cancer Cell,2016,29(3):379-393.

[33] Judkins A R, Burger P C, Hamilton R L, et al. INI1 protein expression distinguishes atypical teratoid/rhabdoid tumor from choroid plexus carcinoma[J]. J Neuropathol Exp Neurol,2005,64(5):391-397.

[34] Kanoto M, Toyoguchi Y, Hosoya T, et al. Radiological image features of the atypical teratoid/rhabdoid tumor in adults:a systematic review[J]. Clin Neuroradiol,2015,25(1):55-60.

[35] Liu W H, Chen M T,Wang M L,et al. Cisplatin-selected resistance is associated with increased motility and stem-like properties via activation of STAT3/snail axis in atypical teratoid/rhabdoid tumor cells[J]. Oncotarget,2015,6(3):1750-1768.

[36] Meyers S P,Khademian Z P,Biegel J A,et al. Primary intracranial atypical teratoid/rhabdoid tumors of infancy and childhood:MRI features and patient outcomes[J]. Am J Neuroradiol,2006,27(5):962-971.

[37] Ostrom Q T, de Blank P M,Kruchko C,et al. Alex's lemonade stand foundation infant and childhood primary brain and central nervous system tumors diagnosed in the United States in 2007-2011[J]. Neuro Oncol,2015,16 Suppl 10(Suppl 10):x1-x36.

[38] Parmar H, Hawkins C, Bouffet E, et al. Imaging findings in primary intracranial atypical teratoid/rhabdoid tumors[J]. Pediatr Radiol,2006,36(2):126-132.

[39] Parwani A V, Stelow E B,Pambuccian S E,et al. Atypical teratoid/rhabdoid tumor of the brain:cytopathologic characteristics and differential diagnosis[J]. Cancer,2005,105(2):65-70.

[40] Tekautz T M,Fuller C E,Blaney S,et al. Atypical teratoid/rhabdoid tumors (ATRT):improved survival in children 3 years of age and older with radiation therapy and high-dose alkylator-based chemotherapy[J]. J Clin Oncol,2005,23(7):1491-1499.

[41] Utsuki S, Oka H, Tanaka S, et al. Importance of re-examination for medulloblastoma and atypical teratoid/rhabdoid tumor [J]. Acta Neurochir (Wien), 2003, 145 (8): 663-666; discussion 666.

[42] Warmuth-Metz M, Bison B,Dannemann-Stern E,et al. CT and MR imaging in atypical teratoid/rhabdoid tumors of the central nervous system[J]. Neuroradiology,2008,50(5):447-452.

[43] Wilson B G, Roberts C W. SWI/SNF nucleosome remodellers and cancer[J]. Nat Rev Cancer,2011,11(7):481-492.

[44] Wu W W, Bi W L, Kang Y J, et al. Adult atypical teratoid/rhabdoid tumors [J]. World Neurosurg,2016,85:197-204.

[45] Zimmerman M A,Goumnerova L C,Proctor M,et al. Continuous remission of newly diagnosed and relapsed central nervous system atypical teratoid/rhabdoid tumor[J]. J Neurooncol,2005,72(1):77-84.

第四章　颅内神经鞘瘤

一、概述

神经鞘瘤是一种神经鞘良性肿瘤,也称为施万细胞瘤(schwannoma);普通的、无黑色素变的神经鞘瘤组织由分化完好的施万(schwann)细胞构成。多发性神经鞘瘤多与神经纤维瘤病2型或神经鞘瘤病有关。神经鞘瘤占颅内肿瘤的8%~12%,12对颅神经中除第Ⅰ、Ⅱ颅神经外,其余均有施万细胞鞘膜,均可能发生神经鞘瘤,肿瘤易侵犯感觉神经,运动神经较少被累及。约95%的病例是散发性的单发结节,约5%的多发性神经鞘瘤在神经纤维瘤病2型(NF2)的基础上发生,具有家族遗传性特征并伴其他颅内肿瘤。

引起神经鞘瘤的病因目前尚不明确,可能与遗传因素、电离辐射、噪声及炎性创伤等因素有关。NF2神经鞘蛋白或Merlin蛋白是一种细胞骨架蛋白,其编码基因NF2定位于染色体22q12。在神经鞘瘤、室管膜瘤、星形细胞瘤和脑膜瘤中该基因常发生改变。神经纤维瘤病2型发病率约为1/40000,表现为双侧或单侧前庭神经鞘瘤。电离辐射、噪声及炎性创伤等因素可机械性损伤施万细胞,造成细胞增殖修复。在分裂过程中,DNA的复制错误可导致其向肿瘤转化。

颅内神经鞘瘤(intra cranial schwannoma)根据部位主要分为:前庭神经鞘瘤、三叉神经鞘瘤,眼运动神经瘤、面神经鞘瘤和中间神经鞘瘤、颈静脉孔区神经鞘瘤和舌下神经鞘瘤,还有其他罕见部位的神经鞘瘤(脑干神经瘤、鞍区神经瘤、大脑实质内的神经瘤)。

1. 前庭神经鞘瘤(vestibular schwannoma)　也称听神经瘤,是颅内神经鞘瘤中最多见者,占颅内肿瘤的6%~9%,占颅内神经鞘瘤的90%~95%,小脑脑桥角肿瘤的80%~90%。大多起源于前庭神经的神经鞘膜的施万细胞,耳蜗神经受累极少。成人多见,平均发病年龄为37.2岁,发病高峰年龄为30~40岁,占患者总数的60%;男女比例为0.8∶1。前庭神经鞘瘤大多位于一侧,少数为双侧,可见于神经纤维瘤病2型。

2. 三叉神经鞘瘤(trigeminal schwannoma)　起源于三叉神经鞘膜,发病率仅次于前庭神经鞘瘤,占颅内肿瘤的0.2%~1%,占颅内神经鞘瘤的0.8%~8%。按肿瘤生长部位和发展方向,可分下列四型。

(1)颅后窝型(约18.7%):肿瘤起源于颅后窝三叉神经根,局限于颅后窝。

(2)颅中窝型(约37.6%):肿瘤起源于颅中窝三叉神经半月节的麦氏囊鞘膜或节后某一分支,局限于颅中窝。

(3)哑铃型(约33.6%):肿瘤起源于半月节或节后周围神经支,向前到颅中窝、海绵窦,向后长入颅后窝。

(4)周围型(约10%):肿瘤起源于三叉神经节后周围支,并从颅中窝或海绵窦长入眶上裂或眼眶,经圆孔、卵圆孔长入翼腭窝,或长入颞下窝。发病高峰年龄为40~50岁,男女发病率无明显差异,女性略高于男性。左、右分布大致平均,病程持续几个月至十年不等。

3. 眼运动神经瘤　迄今报道有49例,主要是指单个发生于动眼神经、滑车神经和外展神经等的神经鞘瘤。其中,动眼神经鞘瘤(oculomoter nerve schwannoma)24例(占60%),滑车神经鞘瘤(trochlear nerve schwannoma)12例(占28%),外展神经鞘瘤(abducens nerve schwannoma)为5例(占12%)。年龄分布为10~54岁,平均发病年龄为44岁,女性多见,病程较长,达2~5年。

4. 面神经鞘瘤和中间神经鞘瘤　面神经鞘瘤(facial nerve schwannoma)比较罕见,起源于面神经鞘膜,主要起源于面神经的感觉支,可发生于面神经的任何部位。面神经鞘瘤如果位于小脑脑桥角,则与听神经瘤难以区分。面神经鞘瘤累及颞骨的机会更多,易破坏面神经管而较早引起面神经功能异常。发病年龄为5～84岁,平均年龄49岁,男女比例为1：0.77,男性略多见。左右比例为1：1.12。起源于面神经-非运动支的中间神经鞘瘤,迄今文献仅见个案报告。

5. 颈静脉孔区神经鞘瘤和舌下神经鞘瘤(hypoglossal schwannoma)　主要起源于第Ⅸ、Ⅹ、Ⅺ颅神经的神经鞘瘤,一般归入颈静脉孔区神经鞘瘤,由于舌下神经行径与颈静脉孔区相距较近,故常将其一起描述。颈静脉孔区神经鞘瘤比较罕见,约占颅内神经鞘瘤的2.9%。

其他罕见部位的神经鞘瘤,比较少见,国内外仅有少数的报道。

颅内神经鞘瘤在儿童中较为罕见。大脑或脊髓的髓内神经鞘瘤常见于年轻人,男性发病率高。脊髓实质的神经鞘瘤很少见,现无法进行流行病学评估。

二、形态学及分子病理特点

(一)大体病理

大部分神经鞘瘤呈球形,少部分较大的肿瘤可以呈不规则形或分叶状。直径几厘米到十多厘米不等,表面光滑,可有结节。肿瘤的颜色和硬度与肿瘤的大小和变性的程度有一定的相关性。①较小的肿瘤(直径<1.5 cm)呈黄色或灰红色,质地较硬。切面呈半透明状,实质性。②中等大小的肿瘤(直径2～5 cm)呈苍黄色,有时呈浅灰色,质地较韧,切面呈实质性,有光泽。③较大的肿瘤(直径>5 cm)由于存在退行性变,外观变异较大,最常见的颜色为亮黄色到黄褐色,切面较浑浊,急性出血呈红色,陈旧性出血呈棕色,纤维化为灰色。肿瘤的切面一般为实质性,胶冻状,有时肿瘤内形成含黄色液体的囊腔。质地变异较大。肿瘤的颜色呈黄色通常提示神经鞘瘤。

(二)组织病理学

常见的神经鞘瘤完全由肿瘤性施万细胞构成,2种基本的组织结构以不同的比例组成:致密区,肿瘤细胞长梭形,偶尔伴栅栏状排列的细胞核(Antoni A型);疏松区,细胞少,排列疏松,胞突不明显,脂质成分多少不等(Antoni B型),网状结构很少见。构成肿瘤的施万细胞胞质嗜酸性,细胞轮廓清晰。Antoni A区组织特征:肿瘤细胞的核梭形或圆形,与平滑肌细胞的核大小相似,但平滑肌细胞核两头钝,神经鞘瘤细胞的核两头尖。Antoni B区内,肿瘤细胞核小,圆形到卵圆形。核多形性,甚至有核内胞质包涵体的巨核形态,有时可见核分裂象,但不要以此误诊为恶性肿瘤。Antoni A区由紧密的肿瘤细胞组成,核呈栅栏状结构(Verocay小体),细胞核与细胞紧密排列的方向平行,细胞突起方向一致。所有神经鞘瘤细胞都有网织纤维构成的基底膜。在Antoni B区,肿瘤细胞排列疏松。含脂细胞在Antoni A区或Antoni B区内都可以出现。神经鞘瘤血管壁特征性增厚并呈透明变性,扩张的血管周围常见出血。第Ⅷ颅神经的神经鞘瘤内Verocay小体不多见,Antoni B区组织占多数,常见簇状的含脂细胞。伴有脑膜皮细胞岛的神经鞘瘤少见,仅限于NF2患者。在普通型神经鞘瘤中可见膨胀性的生长或伸入包膜内的生长方式,镜下罕见恶性转化(图4-1)。

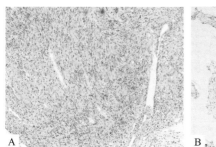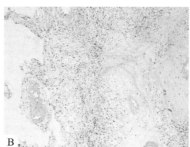

图4-1　神经鞘瘤的病理组织结构

A.致密区;B.疏松区。

1. 细胞性神经鞘瘤(cellular schwannoma)　该亚型全部或大部分成分均为细胞密集的 Antoni A 型成分,不易形成 Verocay 小体。肿瘤好发于骨盆脊柱旁区、腹膜后和纵隔。颅神经也可累及,尤其是第Ⅴ、Ⅷ颅神经。临床表现同普通型神经鞘瘤,但由于细胞密度高、丛状增生、核染色质增多、核异形和分裂活性低(常少于 4/10HP),易误诊为恶性外周神经鞘瘤(MPNST)。细胞性神经鞘瘤是良性肿瘤,尽管该病变可复发,但不发生转移,也不恶变致死。只有 2 例细胞性神经鞘瘤被报道发生恶性转化,其中 1 例与NF2 有关。

2. 丛状神经鞘瘤(plexiform schwannoma)　这一亚型定义为丛状或多结节状生长的,可以是普通的或是细胞性的神经鞘瘤。好发于四肢、头颈部或躯干的皮肤或皮下组织的神经丛。该肿瘤与神经纤维瘤病 2 型有低度相关性,但与神经纤维瘤病 1 型无关。也有些患者无神经纤维瘤病 2 型,但伴有多发性神经鞘瘤(神经鞘瘤病)。颅神经和脊神经很少累及。

3. 黑色素性神经鞘瘤(melanotic schwannoma)　该肿瘤少见,边界清楚,无包膜,黑色,肿瘤细胞具有施万细胞的电镜和免疫表型,但是肿瘤细胞内含黑色素,黑色素瘤标志物阳性,但深染的异形核及大核仁不常见。这一亚型的网织纤维也很少。发病高峰年龄比普通型神经鞘瘤早 10 岁。黑色素性神经鞘瘤又分为非砂粒体型和砂粒体型。大部分非砂粒体型累及脊神经和脊旁神经,而砂粒体型可累及肠道自主神经,例如消化道和心脏,颅神经也可受累。区别这两种肿瘤非常重要,因为约 50% 的砂粒体型肿瘤患者表现为 Carney 综合征。Carney 综合征是一种常染色体显性遗传病,以面部雀斑、心脏黏液瘤和内分泌亢进(见于肾上腺皮质多发性结节相关性 Cushing 综合征或由于垂体腺瘤所致的肢端肥大症等)为特点。略超过 10% 的黑色素性神经鞘瘤会发生恶变。

(三)电镜

超微结构具有特异性,肿瘤细胞具有大量的胞质突和常见的细胞器,含有丰富颗粒的内质网和微丝,无数致密均匀一致的圆形微粒,常伴有膜状的髓磷脂降解产物。这些细胞由一层厚 350~360 Å 的基底膜包围,并形成无数突起伸展至由絮状物和一些胶原纤维所充满的细胞外间隙。肿瘤内可见两种比例不同的组织。①致密型组织(A 型):细胞突起相互连接,并使细胞外间隙变小。②疏松型组织(B 型):细胞呈空泡状,细胞外间隙较宽,可见胶原纤维。A 型结构的肿瘤细胞呈长梭形,核染色质较致密,覆盖基底膜物质的纤维的细胞突起呈手指状交叉在一起。B 型结构的肿瘤细胞突起呈网状交织在一起。另一特征为肿瘤细胞间可见胞带状梭形胶原纤维(Luse 小体),常见于普通型神经鞘瘤,在细胞性神经鞘瘤中少见。黑色素性神经鞘瘤细胞周围可见不均匀分布的基底膜。

(四)分子病理

1. 原癌基因　有关神经鞘瘤癌基因方面的研究不多。1992 年,Riva 应用分子杂交技术研究了 c-sis 及 c-fos 在前庭神经鞘瘤(含 NF2)组织中的表达,在 7 例患者中发现有 c-sis 和 c-fos 共同表达,且有 2 例表现出极高水平的 fos-mRNA 转录,而 c-fos 并无明显的改变或扩增的情况。研究者认为 c-fos 表达可能是肿瘤发生中的重要的分子事件,邻近编码区(NF2 基因)的初始改变可能成为激发因素。尽管不能非常肯定,但这一结果提供了自分泌环路调节肿瘤生长的模式,细胞表面 PDGF 受体信号介导肿瘤细胞 c-sis 基因转录激化,可能是其核靶。这种癌基因自分泌环路的存在对认识前庭神经鞘瘤的生物学行为有重要意义。

施万细胞来源于神经外胚层上皮,相对分化程度较低,而 Bcl-2 在调节上皮组织的分化及发育程序性死亡方面起着重要作用。Nakasu 等研究了 140 例不同类型的中枢神经系统肿瘤的 Bcl-2 表达,发现肿瘤中以神经鞘瘤的表达阳性率最高,且正常施万细胞也有 Bcl-2 表达。2001 年,研究者又发现前庭神经鞘瘤不仅存在 Bcl-2 高表达,而且存在第 14、18 对染色体移位,导致过度表达 Bcl-2/JH 基因融合,此外,bax也有表达。有研究者认为 Bcl-2 在前庭神经鞘瘤发生中可能起重要作用。前庭神经鞘瘤的囊性变与肿瘤自身相关细胞凋亡调控基因相关蛋白 Bcl-2/bax 表达的相对水平有关。前庭神经鞘瘤更多地表达促进细胞凋亡的 bax 蛋白,可能是促使肿瘤发生肿瘤囊性变的内在分子病理基础。

2. 抑癌基因　神经鞘瘤(单侧或双侧)的发生与 NF2 基因失活有关。NF2 神经鞘蛋白或 Merlin 蛋白是一种细胞骨架蛋白,其编码基因 NF2 定位于染色体 22q12。神经鞘蛋白的功能目前尚不清楚,被认为在保持细胞膜稳定性和细胞形状中发挥作用。它可以作为酪氨酸激酶的底物,这提示它可能通过酪氨酸磷酸化作用介导生长因子特异性的细胞转化。

导致 NF1 的基因缺陷定位于 17 号染色体,这一位点正常情况下编码一种称为神经纤维瘤蛋白的肿瘤抑制蛋白。NF1 与咖啡牛奶斑及多发性神经纤维瘤同时出现,大多累及皮肤。视神经胶质瘤、星形细胞瘤、室管膜瘤、神经鞘瘤、脑膜瘤和神经纤维瘤是与 NF1 基因相关的最常见的中枢神经系统肿瘤。

神经鞘瘤是良性的神经鞘肿瘤,常伴有神经间叶细胞的 S-100 免疫反应。它们一般生长缓慢,偶尔会快速生长。关于肿瘤生长的连续的 CT 和 MRI 研究表明症状的持续时间和肿瘤的生长之间呈负相关。研究者分析所有部位的肿瘤后,发现有丝分裂常见,但高发生率(>4/10HP)罕见。一组源于外周和颅内的 70 例神经鞘瘤的研究发现 MIB-1 LI 与肿瘤复发之间无相关性,其平均 LI 为 6,但与有丝分裂明显相关。一项大型的前瞻性研究评价了 124 例前庭神经鞘瘤的 MIB-1 标记,根据每 10 个 HP 中阳性细胞数目将肿瘤分为 3 组,发现增殖活性越高,诊断前症状持续的时间越短,且 CT 证实的 7 例生长的肿瘤中 6 例肿瘤高速增殖。这提示 MIB-1 标记能识别早期或快速再生的肿瘤。

三、临床表现

神经鞘瘤的临床表现主要与肿瘤发生的部位、累及的颅神经有关。

(一)前庭神经鞘瘤

前庭神经鞘瘤是一种缓慢发展的颅内良性肿瘤,其症状的出现和发展过程受肿瘤的起始部位、发展方向、大小、血液供应等许多因素的影响。

1. 典型前庭神经鞘瘤的症状演变过程

(1)前庭神经、耳蜗神经受累阶段:在内听道外侧,面神经、耳蜗神经、前庭上神经和前庭下神经的位置相对固定。面神经和耳蜗神经位于前上和前下 1/4 象限,而前庭上神经和前庭下神经位于后上和后下 1/4 象限。由于前庭神经鞘瘤绝大多数起源于前庭神经,因此前庭神经最先受累,继之耳蜗神经受肿瘤推挤、刺激而产生相应临床症状,患者出现眩晕、耳鸣、听力下降、恶心及呕吐。

(2)肿瘤邻近颅神经受累阶段:随着肿瘤体积的逐渐增大,肿瘤向上发展,累及三叉神经,三叉神经感觉根受刺激而引起同侧面部疼痛、感觉减退、角膜反射减退或消失;累及运动根则出现同侧咀嚼肌无力、咀嚼肌、颞肌萎缩。肿瘤累及外展神经,出现复视。肿瘤向下发展,累及后组颅神经,引起吞咽困难、饮水呛咳、软腭麻痹、声音嘶哑、同侧舌后 1/3 味觉减退或消失、同侧咽反射减弱或消失以及胸锁乳突肌、斜方肌麻痹或萎缩。

(3)脑干和小脑受压阶段:肿瘤向内发展,推挤脑干,可使脑干受压变形、移位,甚至肿瘤可嵌入脑干,引起脑干内传导束功能障碍,出现对侧肢体不同程度的偏瘫、偏侧感觉障碍。有时脑干受压于对侧天幕裂孔边缘,出现患侧或双侧的偏瘫、偏侧感觉障碍,脑干的移位可使动眼神经受到牵拉,导致单侧或双侧动眼神经损伤而出现眼球运动障碍、眼睑下垂、瞳孔散大。小脑脚及小脑半球受肿瘤挤压出现同侧肢体共济失调、辨距不良,小脑构音障碍等。

(4)颅内压增高阶段:随着肿瘤的不断发展,向上伸入天幕上,使中脑导水管受压;向下发展可达颈静脉孔区,压迫乙状窦及颈内静脉;也可使枕大池、颅后窝侧池及环池下部闭塞;向内侧推挤脑干,使第四脑室受压变形,脑脊液循环通路闭塞或导水管部分阻塞,发生阻塞性脑积水,产生头痛、恶心、呕吐、视乳头水肿等颅内压增高症状。后期发生慢性小脑扁桃体下疝,引起患者颈部僵直,颈枕部不适及疼痛。

为了便于了解肿瘤的发生发展过程,按肿瘤侵袭范围对前庭神经鞘瘤进行分级。最常用的分级方法有 Koos 分级(表 4-1)以及 2001 年日本听神经瘤多学科共识会议提出的分级方法(表 4-2)。

表 4-1　Koos 分级

级别	肿瘤直径与位置特点
1 级	肿瘤局限于内听道
2 级	肿瘤侵犯小脑脑桥角，≤2 cm
3 级	肿瘤占据了小脑脑桥角池，不伴有脑干移位，≤3 cm
4 级	巨大肿瘤，>3 cm，伴有脑干移位

表 4-2　2001 年日本听神经瘤多学科共识提出的分级

级别	肿瘤范围
0 级	完全局限于内听道内
1 级	内听道以外 1～10 mm
2 级	内听道以外 11～20 mm
3 级	内听道以外 21～30 mm
4 级	内听道以外 31～40 mm
5 级	内听道以外 >40 mm

2. 前庭神经鞘瘤的典型临床表现

（1）听力下降：前庭神经鞘瘤最常见的临床症状，约占 95％，主要是由于蜗神经受压损伤或耳蜗血供受累导致。常表现为单侧或者非对称性渐进性感觉神经性听力下降，高频听力多最先累及，但也可表现为突发的听力下降，可能与肿瘤累及内耳的滋养血管有关。从出现症状到手术的时间间隔约为 3.5 年。

（2）耳鸣：常因肿瘤刺激耳蜗神经所致，耳鸣的发生率高达 95％，其中以耳鸣为首发症状者约占 70％，顽固性耳鸣在听力完全丧失后仍可存在。听力存在者耳鸣的发生率为 74％，听力丧失者耳鸣的发生率为 46％，且耳鸣的发生率与肿瘤大小呈负相关，肿瘤越小，耳鸣的发生率越高，随着肿瘤体积的增大，耳鸣的发生率反而减少。

（3）眩晕：在前庭神经鞘瘤中以眩晕为首发症状者约占 40.2％。大多为非真性旋转性眩晕，而以行走不稳和平衡失调为主，可反复发作。多出现在前庭神经鞘瘤生长早期，为前庭神经或迷路血供受累所致，症状可随前庭功能代偿而减轻或消失。从出现症状到手术的时间间隔约为 2.1 年。

（4）面部感觉减退：为肿瘤生长压迫三叉神经所致，发生率为 42％～86％，查体可发现角膜反射减弱或消失，面部痛触觉减退。往往查体发现的面部感觉减退者要多于主观感觉面部感觉减退者。三叉神经症状的发生与肿瘤大小呈正相关。

（5）共济失调、步态不稳、眼球震颤：为小脑半球受压所致，主要见于瘤体较大的患者，肿瘤越大，其发生率越高。前庭神经鞘瘤患者最常见的症状为小脑性共济失调，其次为步态不稳和眼球震颤。在一组 602 例的前庭神经鞘瘤中，80.9％出现共济失调，77.4％出现步态不稳，71.3％出现眼球震颤。

（6）颅内压增高表现：颅内压增高是常见的症状之一，其出现的时间和程度与肿瘤的大小、生长速度、生长部位等因素相关。肿瘤的生长可导致脑脊液循环受阻，引起脑室系统扩张，从而引起颅内压增高症状。肿瘤体积越大，颅内压增高症状越明显。但内侧型肿瘤，由于肿瘤靠近中线，尽管肿瘤体积不大，早期影响脑脊液循环导致梗阻性脑积水，在早期即可出现颅内压增高症状。

（7）面神经麻痹：发生率为 6％，早期较少出现面神经麻痹，面神经损害体征出现较晚，且程度也轻，可能因为面神经的运动纤维对外来压力的耐受性较大。肿瘤越大，发生面神经受损的概率越大，此类患者可出现不同程度的周围性面神经麻痹以及舌前 2/3 味觉减退或消失。少数外侧型前庭神经鞘瘤患者由于内听道口相对狭窄，可在早期出现面神经麻痹，偶伴面肌痉挛。

（8）声音嘶哑、吞咽困难、饮水呛咳：发生率为 2.7％，见于体积较大的肿瘤，肿瘤生长晚期可出现后组颅神经受累症状。查体可发现同侧舌后 1/3 味觉减退或消失、软腭麻痹、同侧咽反射消失以及声带麻痹。

(9)偏瘫、躯体感觉减退：少见，系肿瘤向内侧生长，肿瘤巨大，压迫脑干或者推挤脑干引起脑干内传导束功能障碍所致。内侧型前庭神经鞘瘤由于肿瘤生长点靠近脑干，故脑干症状出现早且多较重。而对大多数前庭神经鞘瘤，脑干症状出现较晚，且多见于大型或巨大型肿瘤。

(二)三叉神经鞘瘤

三叉神经鞘瘤(trigeminal schwannoma)也是一种缓慢发展的颅内良性肿瘤，其症状的出现和发展过程受肿瘤的生长部位和发展方向、大小、血液供应等许多因素的影响。肿瘤可以起源于三叉神经根、半月神经节及三支周围神经支的任何一支中的任何部位，肿瘤可长入一个、两个或三个截然不同的区域(硬膜下区域(小脑脑桥角区)、硬膜内区域(海绵窦侧壁及麦氏囊)和硬膜外区域或颅外区域(眼眶、翼腭窝和颞下窝))。

三叉神经鞘瘤的临床表现如下。

(1)同侧面部感觉障碍：感觉障碍通常为麻木，也可为疼痛或感觉异常，症状持续的时间从数月到15年不等。面部疼痛从钝痛到刺痛，累及三叉神经半月节的肿瘤疼痛比累及三叉神经根的肿瘤更常见。疼痛可能仅限于三叉神经一支的分布区，但三支均不同程度受累的情况更为常见。累及三叉神经半月节的肿瘤，疼痛可持续数小时，无扳机点。累及三叉神经根的肿瘤，疼痛也可持续数小时，往往有扳机点存在。三支感觉完全消失的情况少见，提示半月节受到恶性侵犯。随着肿瘤体积的增大，逐渐出现咀嚼肌、颞肌的无力和萎缩。

(2)由于肿瘤发展方向的不同，出现其他不同的临床表现。

①肿瘤位于颅后窝时，可引起Ⅵ、Ⅶ和Ⅷ颅神经症状，如复视、面瘫和听力障碍，6%三叉神经鞘瘤初始表现可以是听力下降。后期可出现颅内压增高的症状、小脑受压症状和后组颅神经症状、锥体束征等。

②肿瘤位于颅中窝时，可引起Ⅱ、Ⅲ、Ⅳ和Ⅵ颅神经症状，如视力下降、复视、眼球活动障碍以及突眼。颞叶内侧受压时出现幻嗅和颞叶癫痫等症状，大脑脚和颈内动脉受压时引起对侧偏瘫等。面瘫和听力下降罕见，若有上述表现，可能的原因是肿瘤侵犯了颞骨内的岩浅大神经、面神经、咽鼓管或耳蜗。

③肿瘤骑跨颅中后窝时，除引起三叉神经和相关颅神经症状外，由于肿瘤内侧面紧靠中脑大脑脚和颈内动脉，常引起对侧轻瘫、颅内压增高及小脑症状。

④肿瘤呈哑铃状骑跨于颅中后窝，并向颅外发展侵犯眼眶、翼腭窝及颞下窝(约占三叉神经鞘瘤的10%)时，常出现三叉神经分布区的刺痛或感觉减退，面部隐痛，颞肌和(或)咀嚼肌萎缩而出现咀嚼困难，甚至口腔内出现肿块，症状呈进行性加重。

应注意相当部分的三叉神经鞘瘤即使长得很大，引起相应症状却很轻微，或仅有头痛、头晕。至后期，无论肿瘤位于颅中窝还是颅后窝，均可出现颅内压增高症状或脑积水等。

四、辅助检查

(一)前庭神经鞘瘤的辅助检查

1.听力学检查 包括纯音听阈(pure tone audiometry，PTA)、听性脑干反应(auditory brainstem response，ABR)、言语识别率(speech discrimination score，SDS)、畸变产物耳声发射(distortion product otoacoustic emission，DPOAE)等。

(1)纯音听阈(PTA)：常表现为单侧或不对称的感音神经性听力下降。

(2)听性脑干反应(ABR)：常表现为蜗后病变、Ⅰ、Ⅲ、Ⅴ波潜伏期延长、波幅下降。

(3)言语识别率(SDS)：多数(72%～80%)有异常，准确性不如MRI和ABR。

(4)畸变产物耳声发射(DPOAE)：早期可引出。

2.听力评估 采用美国耳鼻喉头颈外科学会(AAO-HNS)听力分级法，根据纯音平均听阈和言语识别率进行术前、术后听力评估(表4-3)。术后听力保留率以听力水平C级以上(含C级)为统计依据，术后听力良好率以听力水平B级以上(含B级)为统计依据。

表 4-3　AAO-HNS 听力评估分级

听力分级	听力情况	评估指标
A	听力良好	PTA≤30 dB,SDS≥70%
B	有实用听力	30 dB<PTA≤50 dB,50%≤SDS<70%
C	有可测听力	PTA>50 dB,50%≤SDS<70%
D	无可测听力	SDS<50%

注:PTA,纯音听阈;SDS,言语识别率。

3. 面神经功能检查　面神经功能检查有两大类:肌电学检查和非肌电学检查。目前常用的面神经功能试验主要是其肌电学检查。在肿瘤源性面瘫,可见肌电图有纤颤电位和多相电位,表示有变性和再生同时发生。当肿瘤生长相当缓慢时,肌纤维有足够时间被神经再生新芽重新支配,其速度与失神经支配的速度差不多一样快,所以可不出现纤颤电位,而且运动单元会很大,随意运动受干扰不明显。患侧肌电图试验应与健侧对比,以发现患侧的微小差异。

4. 神经功能评价　可采用多种分级系统或量表对面神经功能进行评价。目前常用 House-Backmann(H-B)面神经功能分级系统(表 4-4),分别于术前、术后 1 周、3 个月、6 个月、9 个月、1 年及 2 年对面神经功能进行评估,判断面神经状态,以决定下一步治疗。此外,根据掌握程度,还可以选择区域性 House-Backmann 面神经功能分级系统(表 4-4)、面神经分级系统 2.0(FNCS2.0)、Sunnybrook 面神经评定系统、Terzis 量表等,对面神经功能进行更为精细的评估。面神经临床电生理检查结果可作为面神经功能评价的参考指标。

表 4-4　House-Backmann 面神经功能分级系统

分　级	表　现
Ⅰ级	面神经功能正常
Ⅱ级	轻度障碍
	总体:近距离观察可见轻微异常;可能有轻微联带运动
	休息时:双侧对称
	运动时:①前额,中度至良好的功能;②眼睑,闭合不费力;③嘴角,轻度不对称
Ⅲ级	中度障碍
	总体:双侧明显不对称;不严重的联带运动、挛缩和(或)半面痉挛
	休息时:双侧对称
	运动时:①前额,轻度至中度运动;②眼睑,可费力闭合;③嘴角,费力时也可见轻度异常
Ⅳ级	中重度障碍
	总体:明显异常和(或)毁容性不对称
	休息时:双侧对称
	运动时:①前额,无运动;②眼睑,不完全闭合;③嘴角,明显不对称
Ⅴ级	重度障碍
	总体:勉强可见的运动
	休息时:不对称
	运动时:①前额,无运动;②眼睑,不完全闭合;③嘴角,轻微运动
Ⅵ级	完全瘫痪:无运动

通常临床上根据 House-Backmann(H-B)分级将面神经功能分为三类:①良好:H-B Ⅰ+Ⅱ。②一般:H-B Ⅲ。③差:H-B Ⅳ+Ⅴ+Ⅵ。

5.前庭功能检查 眼球震颤电图常见向健侧的自发性眼球震颤,冷热试验及前庭诱发肌源性电位(vestibular evoked myogenic potential,VEMP)有助于判断前庭神经鞘瘤的起源神经。

6.影像学检查 包括颞骨 CT、内听道及小脑脑桥角增强 MRI。

(1) CT:前庭神经鞘瘤的 CT 平扫表现为小脑脑桥角区域等密度或低密度团块影,其中 60% 为等密度,40% 呈低密度。瘤体内一般无钙化,形态大多为圆形、椭圆形,少数形态不规则。增强后肿瘤实体部分明显强化,而囊性部分无明显强化。骨窗可清晰显示内听道正常或不对称性扩大,以及岩骨骨质的破坏(图 4-2)。

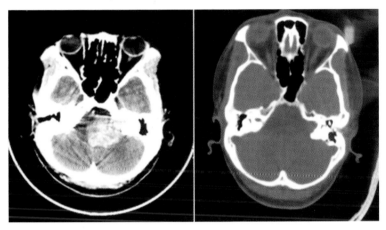

图 4-2　前庭神经鞘瘤的 CT 表现,可见左侧内听道扩大

(2) MRI:由于颅后窝 CT 检查有较明显的伪影,有时会影响到小脑脑桥角区的观察,故推荐 MRI 为首选的方法,包括平扫和增强检查。MRI 平扫检查包括 T1WI、T2WI 以及 FLAIR 序列,通常包括矢状面、横断面检查;增强检查应包括矢状面、横断面和冠状面检查,其中建议横断面增强检查为脂肪抑制序列。MRI 可显示内听道内的微小前庭神经鞘瘤,肿瘤位于内听道及小脑脑桥角,在 T1WI 呈低信号或等信号,在 T2WI 呈不均匀高信号,增强后呈不均匀强化。前庭神经鞘瘤出现囊性变及坏死区较常见,在增强后实质部分明显强化,囊性部分除囊壁强化外,其余囊壁不强化。根据影像学表现可分为实性前庭神经鞘瘤与囊性前庭神经鞘瘤。①实性前庭神经鞘瘤(图 4-3):占 52%～96%(平均 80%)。②囊性前庭神经鞘瘤(图 4-4):为特殊类型,占 4%～48%(平均 20%),通常见于大型前庭神经鞘瘤,具有以下特点:生长快速(每年 2～6 mm);容易压迫粘连周围颅神经和脑干,产生脑水肿和相关神经症状;生物学行为难以预测。其病因目前未明。既可表现为中央型厚壁囊肿,即中央型囊性前庭神经鞘瘤;也可表现为周围型薄壁单个或多个小囊肿,即周围型囊性前庭神经鞘瘤。

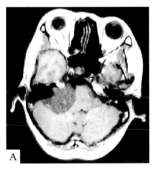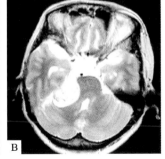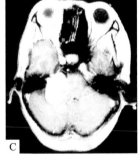

图 4-3　实性前庭神经鞘瘤

根据前庭神经鞘瘤的起源部位可将肿瘤分为 3 型。

①外侧型(图 4-5):临床上最常见,约占 70%。肿瘤主要起源于前庭神经远离脑干方向的外侧,与 Obersteiner-Redlich 区吻合。该型肿瘤临床症状最符合典型前庭神经鞘瘤的进展顺序和临床渐进性特点,CT 上常有内听道骨质的破坏和扩大。

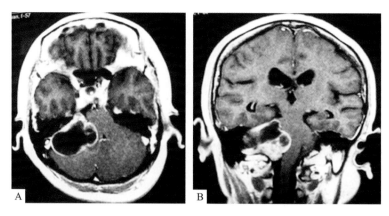

图 4-4　囊性前庭神经鞘瘤

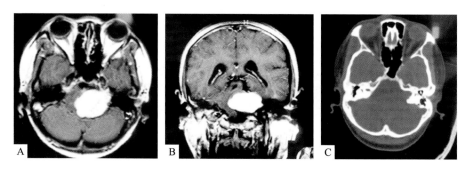

图 4-5　外侧型前庭神经鞘瘤,患侧内听道扩大

②内侧型(图 4-6):临床上占 20%～25%,肿瘤主要起源于前庭神经邻近脑干方向的内侧,脑干受压症状出现较早。CT 上常无内听道骨质的破坏和扩大。

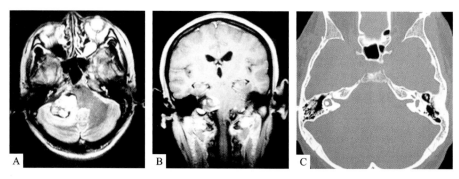

图 4-6　内侧型前庭神经鞘瘤,患侧内听道无扩大

③管内型(图 4-7):少见,约占 5%。前庭神经和耳蜗神经受损症状明显,面神经受损,出现面瘫症状也较早,较明显。

（二）三叉神经鞘瘤的辅助检查

1.脑干听性脑干反应(ABR)

(1)肿瘤体积较小时 ABR 的潜伏期和峰间潜伏期均可正常或仅表现为各波波幅的异常减低。

(2)如肿瘤体积较大,压迫脑干,表现为患侧 V 波绝对潜伏期延长,波形分化异常。Ⅰ～Ⅲ波峰间潜伏期、Ⅲ～V 波峰间潜伏期异常延长,一般伴有波幅的降低。还可以表现为Ⅲ波、V 波的缺失。

(3)如肿瘤体积较大,压迫脑干且引起脑干移位,则表现为患侧 V 波绝对潜伏期延长,波形分化异常。Ⅰ～Ⅲ波峰间潜伏期、Ⅲ～V 波峰间潜伏期异常延长,一般伴有波幅的降低,并伴有健侧Ⅲ～V 波峰间潜伏期异常延长,健侧Ⅲ～V/Ⅰ～Ⅲ>1。

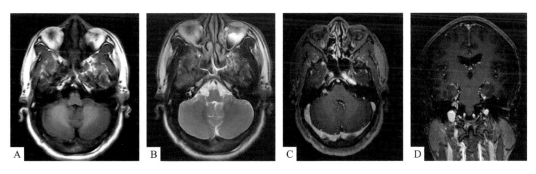

图 4-7 增强后可见右侧内听道小的管内型前庭神经鞘瘤

（4）三叉神经诱发电位检查：患侧诱发电位各波的潜伏期较健侧延长，波幅也较健侧降低。

2.影像学表现

（1）MRI：本病的主要检查方法。肿瘤呈边界清楚的类圆形占位病灶，位于颅中窝底和（或）颅后窝，T1WI 为等信号或略低信号，T2WI 为高信号，注射造影剂后肿瘤呈均匀或不均匀强化，也可见肿瘤呈哑铃状骑跨于颅中后窝，并侵犯眼眶、翼腭窝及颞下窝，其在 T1WI 为低信号，在 T2WI 为高信号，注射增强造影剂后呈环状增强。MRI 检查还可显示肿瘤生长方向、与周围神经血管的关系，利于手术入路的选择（图 4-8）。

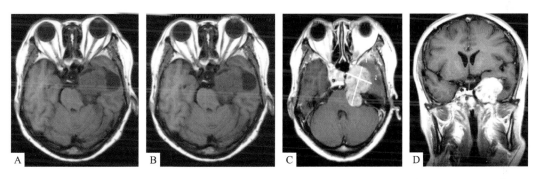

图 4-8 注入增强造影剂后可见明显增强的骑跨颅中后窝的肿瘤

（2）CT：平扫肿瘤呈均匀的等密度或略低密度，少数为低密度或略高密度，也可为混合密度；增强后大多数肿瘤表现为均匀或不均匀强化，肿瘤完全囊性变时，可见肿瘤周边环状强化。骨窗位可见颅中窝或岩骨骨质的破坏吸收，圆孔、卵圆孔扩大或破坏（图 4-9）。

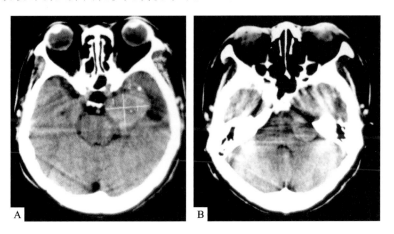

图 4-9 可见左侧骑跨颅中后窝的等密度肿瘤，左侧岩骨骨质破坏

（3）X 线平片：现已较少应用。可见典型的岩骨骨质的破坏和吸收，边缘较清晰，圆孔和卵圆孔扩大，肿瘤较大时，可伴有患侧颅中窝底骨质的破坏和吸收、鞍底下陷、眶上裂扩大等。

五、诊断

（一）前庭神经鞘瘤

1. 前庭神经鞘瘤诊断

（1）病史：一般以听力下降、耳鸣为首发症状，好发于中年人，儿童和老年人相对少见。

（2）部位：常位于小脑脑桥角区，有时可见位于内听道内的微小前庭神经鞘瘤。

（3）影像学检查：参见前文。

（4）病理学：见"组织病理学"部分。

2. 前庭神经鞘瘤鉴别诊断

前庭神经鞘瘤需要与小脑脑桥角其他好发肿瘤鉴别。

（1）脑膜瘤：脑膜瘤是小脑脑桥角区发病率第二位的肿瘤，虽然形态上可呈圆形或类圆形，边缘光滑，但脑膜瘤不以内听道为中心生长，其基底部较宽，平扫多呈等 T1、等 T2 或稍长信号，且可伴有血管流空信号及钙化。囊性变概率较前庭神经鞘瘤低，增强扫描可见特征性的"硬膜尾征"。

（2）表皮样囊肿：位于小脑脑桥角区的表皮样囊肿。临床可有三叉神经痛和患侧耳鸣、听力下降症状，晚期出现小脑脑桥角综合征。神经系统检查可有 Ⅴ、Ⅵ、Ⅶ、Ⅷ 颅神经功能障碍，面部感觉减退，听力下降，共济失调，少数出现舌咽神经和（或）迷走神经麻痹。小脑、脑干受压症状少见。肿瘤 T1WI 呈低信号，T2WI 呈高信号，肿瘤形态不规则，沿着脑沟脑池向周围匍匐生长，邻近组织压迫症状出现晚。T2WI-FLAIR 序列：表皮样囊肿内可见数量不等的絮状稍高信号影，DWI 呈明显高信号影，较具特异性。

（3）三叉神经瘤：首发症状多为三叉神经痛，以及三叉神经分布区内的感觉和运动障碍，或同侧颞肌、咀嚼肌萎缩。由于肿瘤起源的部位、发展方向和大小的不同，临床表现可有较大的差异，诊断应注意首发症状。可跨颅中后窝生长，位于岩骨尖，常伴有骨质破坏和骨质吸收，且听神经束无增粗。若三叉神经束增粗，可明确诊断。

（二）三叉神经鞘瘤

1. 三叉神经鞘瘤诊断

（1）病史：首发症状多为三叉神经痛，以及三叉神经分布区内的感觉和运动障碍，或同侧颞肌、咀嚼肌萎缩。由于肿瘤起源的部位、发展方向和大小的不同，临床表现可有较大的差异，诊断应注意首发症状。症状持续的时间从数月到 15 年不等。发病高峰年龄为 40～50 岁，女性发病率略高于男性。

（2）部位：常位于岩骨尖区，呈哑铃状生长，其中 50% 位于颅中窝，20%～30% 位于颅后窝，15%～25% 骑跨颅中后窝生长，约 10% 发展到颅外，侵犯眼眶、翼腭窝和颞下窝。

（3）影像学检查：参见前文。

2. 三叉神经鞘瘤的鉴别诊断

（1）前庭神经鞘瘤：常以耳鸣、听力下降发病，耳鸣呈持续高音调，逐渐出现听力下降，随着肿瘤体积的增大出现同侧第 Ⅴ、Ⅵ、Ⅶ、Ⅷ、Ⅸ、Ⅹ、Ⅺ 颅神经及小脑、脑干受损的症状，晚期出现头痛、恶心、呕吐等颅内压增高症状。尽管在 CT 和 MRI 表现上前庭神经鞘瘤和三叉神经鞘瘤信号相似，发病位置相互靠近而难以区分，但前庭神经鞘瘤较三叉神经鞘瘤位置低，靠近内听道，一般不骑跨颅中后窝生长。CT 上可见内听道扩大，MRI 显示肿瘤突向内听道内。

（2）海绵窦脑膜瘤：临床出现头痛、海绵窦综合征、癫痫。CT 显示海绵窦饱满，肿瘤呈均匀略高密度的肿块，边界清楚光滑，宽基底与颅骨或硬脑膜相连，可见颅骨增厚或变薄。MRI 肿瘤呈等 T1 和等 T2 信号，可见周围脑组织受压、推挤移位。

（3）小脑脑桥角脑膜瘤和 Meckel 腔脑膜瘤：临床表现为单根或多根颅神经麻痹，小脑和脑干受压症状，可有三叉神经分布区感觉异常、疼痛或感觉减退。常可累及颅中后窝，但脑膜瘤多呈均匀一致密度增高的椭圆形肿块，很少呈哑铃状，有时肿瘤内出现钙化，增强后呈明显均匀强化。广基型者伴有邻近骨质增生，肿瘤周围可有水肿，在 MRI 上脑膜瘤具有特征性的等 T1 和等 T2 信号。三叉神经鞘瘤信号呈等

T1 或稍低 T1,肿瘤周围多无水肿。三叉神经鞘瘤 T2 信号明显高于脑膜瘤,增强后呈不均匀强化,而脑膜瘤强化效果明显强于三叉神经鞘瘤。

（4）表皮样囊肿:参见前文。

六、治疗

（一）前庭神经鞘瘤

处理策略及适应证:散发性前庭神经鞘瘤的处理策略包括随访观察、手术治疗以及立体定向放疗(stereotactic radiosurgery,SRS)治疗,对于症状出现恶化的患者,必要时还可采取包括脑室-腹腔分流术等其他补救措施在内的治疗手段。前庭神经鞘瘤手术难度较大,因此建议开展前庭神经鞘瘤手术的医疗机构或科室需达到相应的资质和技术水平,尽可能保留面神经的功能。因此,对于前庭神经鞘瘤的治疗,临床医生应将保留面听功能作为治疗指证和方式的主要参考因素,应尊重患者的知情权和选择权,充分考虑肿瘤的分期、部位、生长速度、是否囊性变,患侧或对侧的听力水平,患者的年龄、全身状况、心理预期、社会角色等,综合选择治疗方式。

参考 Koos 分级,建议的处理原则如下。

Ⅰ级:以随访为主,每 6 个月进行一次 MRI 增强扫描。如随访过程中出现肿瘤生长,且患者存在有效听力,可以采取保留听力的手术治疗;如患者已无有效听力,则首选手术治疗,但对于 70 岁以上、全身条件差无法耐受手术的患者,应首选立体定向放疗(SRS)。

Ⅱ～Ⅲ级:如患者存在有效听力,可以采取保留听力的手术入路或者立体定向放疗(SRS),若患者已无有效听力,则首选手术治疗,立体定向放疗(SRS)可作为备选。对于体积不大又无生长的Ⅱ～Ⅲ级前庭神经鞘瘤,可先行保守观察;如肿瘤增大,可以考虑采取保留听力的手术入路或者立体定向放疗(SRS)。

Ⅳ级:首选手术治疗,如患者不能耐受手术或者拒绝手术,可尝试立体定向放疗(SRS)。

1. 手术治疗　前庭神经鞘瘤手术的常用入路包括乙状窦后入路、迷路入路、耳囊入路、颅中窝入路等。手术入路的选择应考虑肿瘤的大小、发展方向、侵犯内听道的程度、术前听力状态和术者的经验。术中应给予面、听神经监护,主要包括听觉诱发电位、自由描记肌电图、诱发性肌电图及经颅电刺激面神经运动诱发电位、体感诱发电位等。

（1）乙状窦后入路:经乙状窦后缘、横窦下缘进入小脑脑桥角区。开颅的关键点在于显露横窦和乙状窦连接处。乙状窦后入路常为神经外科医生选择。①适应证:适用于任意大小的肿瘤。②优势:能够保留听力,可以处理肿瘤与脑干的粘连,暴露肿瘤所需时间较短。③不足:术后颅内血肿、脑梗死发生率高于经迷路入路。

（2）迷路入路:以骨性外耳道后壁和面神经垂直段为前界、颅中窝底硬脑膜为上界、乙状窦为后界、颈静脉球为下界,切除乳突和部分迷路,进入内听道和小脑脑桥角,常为耳科医生选择。①适应证:适用于任意大小、不考虑保留听力的肿瘤。②优势:该手术入路较为直接,对脑组织牵拉小,术后面瘫发生率低于乙状窦后入路。③不足:手术操作时间相对较长,对小脑脑桥角区的显露不佳,术后手术侧听力丧失,脑脊液漏的发生率高。

（3）耳囊入路:常为耳科医生选择。切除范围除迷路入路涉及的范围外,还包括外耳道、鼓室内容物及耳蜗。面神经以骨桥形式保留在原位,能充分暴露岩尖及小脑脑桥角前部。适用于大前庭神经鞘瘤,尤其是侵犯耳蜗、岩尖或向小脑脑桥角前方扩展较多的肿瘤。手术操作时间相对较长,术后手术侧听力丧失,脑脊液漏的发生率高。

（4）颅中窝入路:该入路于颞骨磷部开骨窗,经颅中窝底、内听道顶壁进入内听道,可暴露内听道所有内容物及部分小脑脑桥角,常为耳科医生选择。①适应证:适用于内听道或小脑脑桥角部分直径≤10 mm 肿瘤。②优势:可较好地保留听力,特别是对小的肿瘤。③不足:面神经损伤风险相对较大,暴露空间及角度有限,损伤颞叶、拉贝静脉等。

2. 术中面、听神经监测　常用的术中监测技术主要包括听觉诱发电位、自由描记肌电图、诱发性肌电图及经颅电刺激面神经运动诱发电位(FNMEP)、体感诱发电位等。

(1) 术前脑干及面神经功能评估：为保证术中监测，达到较为理想的效果，术前可通过 ABR 检查对脑干功能进行评估，通过瞬目反射、神经传导速度的测定、面神经 F 波、面肌肌电图等多种技术手段对面神经功能进行全面测定，进一步指导术中监测，有效解读技术指标并合理指导预后。术中单一监测技术应用局限，应联合监测，以最大限度发挥优势。

(2) 术中面神经监测：前庭神经鞘瘤手术中应常规使用自由描记肌电图联合诱发性肌电图对面神经、三叉神经、后组颅神经等进行监测。术中记录采用多导联模式，包括额肌、咀嚼肌、眼轮匝肌、口轮匝肌、颏肌等导联。监测中可分为自由肌电反应和诱发肌电反应。诱发肌电图刺激量：1～3 V 提示神经保留完整；5～10 V 提示可能有损伤；电刺激量＞15V 则提示面神经功能不可逆损伤。

肌电图监测存在"假阳性"缺陷，即使面神经横断后刺激远端仍有反应，在条件允许情况下应采用 FNMEP 联合监测技术。刺激电极置于面运动体表投射区或者脑电图国际 10-20 系统 M1、M2、M3、M4 等位置，记录电极置于口轮匝肌和颏肌。术中监测 FNMEP 波幅和潜伏期。术中运动诱发电位波幅下降 ≤50%，术后可获得较好的面神经功能，波幅下降＞50% 可能预示术后不同程度面瘫。

面神经监测的意义：①定位面神经走行；②提示术中操作对神经的刺激和损害；③预测术后神经功能。监测过程中应注意避免肌松剂对结果的干扰。

(3) 术中耳蜗神经监测：在保留听力的前庭神经鞘瘤手术中可使用听觉监测技术，具体包括脑干听觉诱发电位(BAEP)、耳蜗电图(ECochG)和听神经复合动作电位(CAP)监测技术，可根据具体情况选择。BAEP 反映延迟性反馈信息，CAP 则反映神经实时监测信息，有条件的可多项监测联合。

耳蜗神经动作电位是一种直接记录第Ⅷ颅神经的复合性动作电位(compound action potential)，又称"CPA 动作电位"。可以直接记录来自耳蜗神经的动作电位，大大降低术中耳蜗神经损伤造成听力丧失的可能性，但也存在电极放置困难以及由于电极漂移造成的"假阳性"结果。

前庭神经鞘瘤术中对 BAEP 的Ⅰ、Ⅲ及Ⅴ波及潜伏期进行监测，其中Ⅴ波几乎在任何情况下均可以引出，所以当术中Ⅴ波潜伏期延长或波幅下降时，需及时告诉术者，以便调整，甚至停止操作，直到其恢复。

3. 肿瘤切除范围评估　肿瘤切除程度分为四级。

1 级：肿瘤全切除(gloss total resection，GTR)，指术中显微镜下切除肿瘤全部，术后 MRI 检查提示无残余肿瘤。

2 级：肿瘤近全切除(near-total resection，NTR)，仅限于术中为保留面、听神经完整性，在Ⅶ和Ⅷ颅神经及脑干表面残留小片肿瘤(小于 0.5 mm)，术后 MRI 显示残余肿瘤呈线形增强(＜2% 的原始瘤体)。

3 级：肿瘤次全切除(subtotal resection，STR)，指术中为保留面、听神经和脑干等结构的完整性，在这些结构表面残留块状肿瘤(几毫米厚)，术后 MRI 显示 5%～10% 的原始瘤体残余。

4 级：肿瘤部分切除(partial resection)。部分切除者，其残留肿瘤较大。

肿瘤全切除率随肿瘤直径增大而降低，肿瘤全切除率在管内型肿瘤达 100%，小肿瘤为 98.2%，中等肿瘤为 77.7%，较大肿瘤为 67.5%，大型肿瘤为 45.4%，巨大肿瘤为 44.8%。选择肿瘤近全切除或肿瘤次全切除最主要的原因在于瘤体和脑干或颅神经的纤维黏附。此外，肿瘤组织丰富的血管和纤维化特点影响了肿瘤的彻底切除。术中的发现，特别是关于肿瘤的血管化-附着-纤维化-侵蚀特性，是确定肿瘤切除程度的关键。

4. 手术主要并发症及处理

(1) 颅内出血：颅内出血为术后严重并发症，以意识、瞳孔、生命体征改变为特征。术后需密切观察患者生命体征，若出现意识障碍，如淡漠、嗜睡甚至昏迷，应尽快行急诊 CT 检查，明确是否为小脑脑桥角出血。若出血量少、脑干压迫移位不明显、患者生命体征稳定，可保守观察，否则应尽快手术以清除血肿并止血。若患者生命体征变化较快，甚至出现一侧瞳孔散大，应在床边迅速切开伤口以减压，立即送手术室。

（2）脑脊液漏：前庭神经鞘瘤术后常见并发症为脑脊液漏，术后脑脊液漏分切口漏、鼻漏和耳漏，以鼻漏最为多见，易导致颅内感染。发生脑脊液漏后，首先考虑保守治疗，包括绝对卧床、降颅内压药物应用和局部加压包扎，如效果不佳，可行腰椎穿刺、腰大池置管引流、手术修补、脑室-腹腔分流等。

（3）面神经麻痹：如术中发现面神经离断，可行面神经重建，方法如下：①面神经端端吻合：适用于面神经近端完好，两断端存在且缺损长度较短者，如缺损＞3 mm，可行远端改道后吻合。②耳大神经移植：适用于面神经近端完好，两断端存在但缺损长度＞5 mm 者。③面-舌下神经吻合：适用于面神经近端无法确认者，常用腓肠神经进行吻合。术后面神经麻痹的处理：非手术治疗措施包括注意眼部护理，预防角膜炎；对于泪液分泌减少的患者可给予人工泪液、湿房眼镜、睡眠时涂眼膏；采用胶布缩短睑裂、保护性的角膜接触镜片等。建议术后 2 周开始进行面肌功能训练，延缓表情肌萎缩，促进神经功能恢复。如面神经功能Ⅳ级并在术后 1 年内无明显恢复，可考虑行面-舌下神经吻合、舌下神经转位术、咬肌神经-面神经吻合等技术。对于眼睑闭合不全的患者，可以采用局部神经转位手术、跨面神经移植手术、下睑退缩或外翻治疗，以及上睑 Muller 肌切除手术等方式。对于超过 2 年的晚期面瘫患者，还可考虑行颞肌筋膜瓣修复术或行血管神经化的游离肌肉移植。术后面神经麻痹的处理较为复杂，不同医疗机构需结合实际情况选择治疗方式，必要时可由整形科医生参与面神经的修复。

（4）听力丧失：听力能否保留主要与肿瘤大小、位置、生长方式和术前的听力状况等有关。保存耳蜗结构、保留耳蜗神经、避免刺激内听动脉等才可能保留听力。

对于肿瘤直径＜3 cm、耳蜗神经结构正常、听力丧失的患者，可采用人工耳蜗植入重建听力；未能保留耳蜗神经者可考虑植入骨锚式助听器（BAHA）。

5. 前庭神经鞘瘤的立体定向放射外科治疗

（1）治疗方法：立体定向放射外科治疗包括伽玛刀、射波刀、改良的直线加速器和质子束。适用于不能耐受手术或拒绝手术的患者。立体定向放射外科治疗后，大多数前庭神经鞘瘤将仍然保持相同大小或继续增长，只有少数的病例显示肿瘤的缩小，并出现放疗相关的不良反应，如更加严重的耳鸣、眩晕感增加、听力丧失、面部麻木和共济失调。放疗失败的前庭神经鞘瘤病例为外科手术带来了一些不寻常的困难，比如瘤壁与周围神经和血管之间的严重纤维粘连、纤维化和肿瘤组织质地变硬。此外，进行立体定向放射外科治疗可能会带来一些关于长期肿瘤控制的不确定性和继发恶变的潜在风险，尽管风险很低。相对于进行显微外科治疗的患者，接受立体定向放射外科治疗的患者必须定期进行核磁共振检查和由医生对其生活状态进行评估。

（2）剂量选择：伽玛刀治疗通常以 50％的等剂量曲线包裹肿瘤，对于保留有用听力的患者，给予肿瘤周边 12～13 Gy 的处方剂量，对已无有用听力的患者，周边剂量为 13～14 Gy，耳蜗受照射剂量不超过 5 Gy。LINAC 治疗使用无头架定位系统，分 3～5 次治疗，一般使用 80％的周边剂量曲线，平均总的周边剂量为 17 Gy。由于并发症发生率的高低与照射剂量及肿瘤体积呈正相关，因此，较高的剂量会有较高的风险。

（3）放射外科术治疗后的处理：治疗结束后立即拆除立体定向头架；可给予静脉注射甲基泼尼松龙 40 mg 或地塞米松 10 mg，以缓解放疗后的急性反应。伽玛刀治疗后可观察数小时，一般 24 h 内出院。

（4）并发症：①急性反应：射线引发的急性反应包括治疗后即刻出现的头晕、头痛、恶心、呕吐等，治疗前后应用类固醇激素能很好预防或缓解症状。②中期反应：治疗后数月出现的头痛、头晕及患侧面痛、麻木、无力，平衡障碍，甚至脑积水症状等。由于肿瘤膨胀，或肿瘤周围水肿造成，多数为一过性，经休息、药物治疗可缓解。③晚期反应：治疗 2 年后，新症状的发生多是由于肿瘤复发，或脑积水造成，需要相应的处理。放疗直接引起的颅神经损伤，很难恢复。

（5）疗效评估：立体定向放射外科治疗后的患者均需做神经影像（MRI 或 CT）的连续定期随访，建议治疗后 6 个月、1 年、2 年及逐年或隔年随诊。保留有用听力的患者在复查影像的同时，应做听力学检查（PTA 和 SDS）。对于一组同样大小的前庭神经鞘瘤，比较显微手术与立体定向放射外科治疗的结果：前者手术后复发率为零，而后者肿瘤长大或复发率为 5.6％；前者手术后面神经功能障碍率为 1.3％，而后者为 23%；前者手术后保听率为 57%，而后者为 51%。

6. 前庭神经鞘瘤的残留和复发 残留和复发病例处理原则同原发性肿瘤。

立体定向放射外科治疗后肿瘤再生长病例的手术风险增大，再手术的面听神经保存率低。

（二）三叉神经鞘瘤

1. 手术治疗 三叉神经鞘瘤的主要治疗手段是手术切除，特别是对大型的三叉神经鞘瘤，手术治疗是唯一的治疗方法，全切除可获得治愈。

三叉神经鞘瘤由于生长于颅底中央，因此选择合适的手术入路对肿瘤的暴露和切除以及重要神经、血管的保护尤为重要。手术入路选择的原则是最大限度地切除肿瘤，尽可能地减轻损伤周围正常组织。根据肿瘤的生长部位、大小、发展方向选择合适的手术入路是能否 Ⅰ 期切除肿瘤的关键。目前治疗三叉神经鞘瘤的常用手术入路有枕下-乙状窦后入路、颞下入路、颞前入路、额颞入路（翼点入路）、颞前经岩骨入路、颞下经颧入路、经颧岩骨入路和幕上下联合入路。

Samii 根据影像学资料和肿瘤生长的部位将三叉神经鞘瘤分为 4 型：①Samii A 型：肿瘤主体位于颅中窝。②Samii B 型：肿瘤主体位于颅后窝。③Samii C 型：肿瘤骑跨颅中后窝，呈哑铃状。④Samii D 型：颅内外沟通型肿瘤，肿瘤骑跨颅中后窝，并侵犯至眼眶、翼腭窝及颞下窝。

（1）枕下-乙状窦后入路：传统手术入路，适用于颅后窝型（Samii B 型）肿瘤，通过充分释放枕大池的脑脊液，利于减轻对小脑的牵拉。三叉神经鞘瘤位置较前庭神经鞘瘤深，与岩静脉关系密切，经枕下-乙状窦后入路时难免损伤该静脉，所以牵拉小脑半球时应朝向内上方，有准备地切断该静脉，以防不小心拉断时止血困难。在切除与脑干粘连的肿瘤时，不要过分牵拉脑干，避免使用单极电凝。对于肿瘤主体位于颅后窝、小部分位于颅中窝的骑跨型三叉神经鞘瘤，Samii 提出了经枕下-乙状窦后经内听道上结节入路，即在枕下-乙状窦后入路的基础上，磨除内听道前上方的内听道上结节，从而获得对麦氏囊及颅中窝的显露。借助神经内镜，有助于对颅中窝肿瘤的切除。

（2）颞下入路（subtemporal approach）：可经硬膜内或硬膜外入路切除肿瘤，也是一种传统手术入路，适用于颅中窝型（Samii A 型）肿瘤。经硬膜内颞下入路牵拉颞叶可能会造成拉贝静脉损伤，术中骨窗应尽量接近颅底，减轻对颞叶的牵拉。硬膜外入路可减轻对颞叶的牵拉。经硬膜内-外联合颞下入路并行乙状窦前岩骨的部分切除有利于暴露，可减轻对脑组织的牵拉，保全拉贝静脉。

（3）颞前入路（frontotemporal apptoach）：传统手术入路，适用于颅中窝型（Samii A 型）肿瘤，可经硬膜内或硬膜外入路切除肿瘤，较颞下入路可减少或避免拉贝静脉损伤。

（4）额颞入路：也是传统手术入路，适用于颅中窝型（Samii A 型）肿瘤，可经硬膜内或硬膜外入路切除肿瘤。通过充分释放脑脊液（硬膜外入路可行腰大池置管引流），减轻对脑组织的牵拉，避免颞下入路造成拉贝静脉损伤，有利于切除累及海绵窦肿瘤。肿瘤累及海绵窦多是一种挤压性改变。海绵窦外侧壁分为两层，肿瘤与海绵窦的关系有三种类型：①肿瘤与海绵窦间隔全层外侧壁；②肿瘤位于海绵窦内；③肿瘤位于海绵窦外侧壁两层膜之间。三叉神经鞘瘤与海绵窦的关系主要为第 3 种类型，肿瘤与海绵窦间尚有一层硬膜，可在不进入海绵窦的情况下，全切除肿瘤。

（5）颞前经岩骨入路：一种颅底手术入路，适用于骑跨颅中后窝哑铃状的肿瘤（Samii C 型），是在传统的颞前入路的基础上，在硬膜外显露岩骨嵴的前部和卵圆孔、圆孔的侧缘，在棘孔处电凝并切断脑膜中动脉，从颅中窝底硬膜上将岩浅大神经连同周围的硬膜锐性分离出来，避免损伤膝状神经节处的面神经，可通过切开覆盖于肿瘤上或眶上裂、圆孔、卵圆孔的硬膜，显露颅中窝的肿瘤。大多数情况下，肿瘤被三叉神经纤维包裹，应仔细分离。钝性分离颅中窝肿瘤可以显露被菲薄的海绵窦侧壁内层覆盖的第 Ⅲ、Ⅳ、Ⅵ 颅神经和海绵窦。颅中窝肿瘤位于硬膜间。

磨除位于岩浅大神经及弓状隆突内侧的岩骨尖，提供了一个从颅中窝进入颅后窝的通道。对于直径小于 10 mm 的颅后窝肿瘤，可以在不切开天幕的情况下，通过内听道切开麦氏囊的侧壁获得显露和切除。对于较大的颅后窝肿瘤，需切开颅中窝硬膜，结扎并切断岩上窦，切开天幕以获得广泛显露。借助神经内镜辅助，有助于对颅后窝肿瘤的切除。

麦氏囊内的肿瘤通常被三叉神经的丛状部分包裹,常有囊性变,质地较软,经该入路通过肿瘤囊内减压可以全切除较大的肿瘤。第Ⅳ、Ⅵ颅神经通常位于肿瘤的内下方,在切除位于颅后窝的肿瘤后这些神经可以得到较好的保护。对于与三叉神经根出脑干处紧密粘连的肿瘤,为避免脑干损伤带来的并发症,可残留小块肿瘤。在肿瘤切除完成后,岩上窦周围的硬膜缺损可用颞肌筋膜进行修补。

(6)颞下经颧入路或颞下经眶颧入路:适用于骑跨颅中后窝的哑铃状肿瘤(Samii C型),是在颞部开颅的基础上,联合去除颅中窝底侧方颧弓或眶颧骨质,显露切除突向颞下窝的肿瘤。对于突向眼眶的肿瘤,需在眶颧开颅的基础上切除眶上壁和侧壁。切除颅中窝底的骨质直到开放毗邻肿瘤的扩大的卵圆孔和圆孔。通过切开与颅中窝肿瘤包膜相连的肿瘤颅外部分的包膜,显露肿瘤。应用这种硬膜外-硬膜间入路,可在不显露颞叶或三叉神经以外颅神经的情况下,全切除从颅中窝突向颅外的肿瘤。只有在从麦氏囊后缘切除肿瘤的情况下需开放硬膜内空间。在肿瘤切除完成后,麦氏囊的硬膜缺损可用颞肌筋膜进行修补,以防脑脊液漏。

(7)经颧岩骨入路(zygomatic transpetrosal approach):为颅底手术入路,适用于同时侵犯颅中窝、颅后窝并侵犯至颅外到眼眶、翼腭窝及颞下窝的颅内外沟通型肿瘤(Samii D型)。其实为颞下经颧入路和颞前经岩骨入路联合,行颞部开颅,开放眶外侧壁和切断颧弓,在棘孔处电凝并切断脑膜中动脉,从颅中窝底硬膜上将岩浅大神经连同周围的硬膜锐性分离出来,磨除颅中窝底外侧部分的骨质,在扩大圆孔处切开肿瘤表面的硬膜,显露开切除位于颅中窝和颞下窝的肿瘤。然后,行岩骨前部骨质切除,切开麦氏囊侧壁的硬膜,扩大颅后窝进而显露和切除位于颅后窝的肿瘤。对于较大的颅后窝肿瘤,为扩大显露,可切开天幕。打开眶上裂后,经上睑提肌及上直肌进入眶内切除肿瘤。由于三叉神经节后支位于海绵窦外侧壁的颅中窝硬膜夹层内,不仅有利于硬膜夹层分离,而且可争取既切除肿瘤,又保留未受累的三叉神经。肿瘤起源的生长方向不同,节后三叉神经分支可位于肿瘤包膜表面或深面,要注意分辨。外展神经和颈内动脉多位于肿瘤的腹侧。选择神经间隙处,游离和切开肿瘤包膜。肿瘤质地多脆软,可吸除或分块切除,少数较坚韧(多见于放疗后),需锐性切除。等瘤体缩小后,游离和切除瘤包膜。由于三叉神经瘤与周围神经血管结构多无粘连(曾放疗者除外),可小心分离后切除。

(8)幕上下联合入路:适用于骑跨于颅中后窝的哑铃状(Samii C型)肿瘤。对于横跨颅中后窝的哑铃型肿瘤手术切除较困难,这部分病例可采取颞下与枕下-乙状窦后联合入路,通过幕上和幕下两个操作空间分别切除位于颅中窝和颅后窝的肿瘤,利于肿瘤的全切和颅神经的保护。

2. 术中的神经功能监测　术前脑干及面神经功能评估:为保证术中监测达到较为理想的效果,术前可通过BAEP检查对脑干功能进行评估,通过瞬目反射、神经传导速度的测定、面神经F波、面肌肌电图等多种技术手段对面神经功能进行全面测定,进一步指导术中监测。

术中应该常规使用自由描记肌电图联合诱发性肌电图对面神经、三叉神经、后组颅神经功能状态等进行监测,提示术中操作对颅神经的刺激和损害,最大限度地保障颅神经结构的完整,并预测术后神经功能状态。应通过BAEP对术中脑干功能状态进行监护,监测Ⅰ、Ⅲ及Ⅴ波及潜伏期,其中Ⅴ波几乎在任何情况下均可以引出,所以当术中Ⅴ波潜伏期延长或波幅下降时,需及时告诉术者,以便调整,甚至停止操作,直到其恢复。

3. 手术疗效与并发症　常见的手术并发症主要为神经功能障碍,包括眼神经麻痹、面瘫、听力下降和三叉神经及外展神经损害等,大多数神经功能障碍均可恢复,但仍可遗留不同程度的三叉神经感觉障碍(37%左右)和咀嚼肌萎缩(20%)。其他的并发症有脑脊液漏、颅内感染、颅内血肿和脑积水等。故手术时应严密缝合硬膜,填补修复颅底,防止脑脊液漏。

4. 立体定向放疗　对于肿瘤体积较小、外科手术难度较大、手术不全切除、复发者,以及有手术禁忌证、不能耐受手术者或拒绝手术者均可行立体定向放疗,常用的手段有伽玛刀或射波刀。对于中小型三叉神经鞘瘤行立体定向放疗具有安全、创伤小、并发症低的特点。对于大型三叉神经鞘瘤,立体定向放疗的3年控制率明显减低。少数肿瘤伽玛刀治疗后会暂时因肿瘤囊性变导致肿瘤体积增大,但随访中会缩小。对行立体定向放疗的三叉神经鞘瘤患者,需进行长期的临床随访。

关于三叉神经鞘瘤伽玛刀治疗的剂量,Pollock 等用平均剂量 18 Gy,肿瘤控制率为 96%。Nettel 等用平均剂量 15 Gy 时,肿瘤控制率为 91%。国内王恩敏按肿瘤的大小选择剂量,肿瘤最大径≤30 mm,周边剂量 14 Gy;最大径 30~35 mm,周边剂量 13 Gy;最大径>35 mm,周边剂量 12 Gy;中长期随访患者肿瘤控制率为 91% 以上。要遵循低剂量的原则,根据肿瘤体积及与颅神经、脑干等重要结构的毗邻关系选择治疗剂量。

七、预后

(一)前庭神经鞘瘤

随着神经外科影像诊断技术的不断进步,显微手术操作技术水平的不断提高,以及术中神经电生理监护技术的广泛应用,目前前庭神经鞘瘤的全切率已达 90% 以上,手术的安全性大大提高,致残率和致死率明显减低。在较小的前庭神经鞘瘤,致残率几乎为零。但在较大前庭神经鞘瘤,致残率和致死率为 5%~10% 和 1%~2%。面神经、耳蜗神经的解剖保留率和功能保留率也明显提高。肿瘤全切者术后复发率低,而部分切除者和复发者可通过立体定向放疗有效控制肿瘤的生长。

虽然,超声刀、术中神经电生理监护等手段在不断改善和应用,但前庭神经鞘瘤患者术后仍有不同程度的神经损伤的并发症,因此,尽可能减少前庭神经鞘瘤患者术后神经功能损伤的发生,提高患者的生存质量是神经外科医生追求的目标。

(二)三叉神经鞘瘤

三叉神经鞘瘤由于生长部位及生长机制的特殊性,手术难度和风险较大。由于显微外科技术的应用和手术入路的不断改进,三叉神经鞘瘤的手术全切除率有了显著提高,大组病例报道已达 90% 以上,神经功能损害为 9%,死亡率为 0~1%,长期随访患者肿瘤复发率为 0~3%。由于立体定向放疗对大型三叉神经鞘瘤控制效果不理想,故手术全切除仍是改善治疗效果的关键。

八、小结

(一)前庭神经鞘瘤

前庭神经鞘瘤(vestibular schwannoma)是一种常见的生长缓慢的良性肿瘤,占小脑脑桥角肿瘤的 80%~90%,属于 WHO Ⅰ 级。成人多见,发病年龄高峰为 30~40 岁,95% 表现为单侧进行性的听力下降,多伴有耳鸣和眩晕、走路不稳等前庭功能受损症状,也可出现三叉神经、后组颅神经受损症状。应将保留面、听功能作为选择治疗指征和方式的重要参考因素,应尊重患者的知情权和选择权,充分考虑肿瘤分期、位置、生长速度、是否囊性变,患侧或对侧听力水平,患者年龄、全身状况、心理预期、社会角色等,综合评估后选择手术治疗或立体定向放疗。

手术是前庭神经鞘瘤的重要治疗方式,手术的目标是长期地控制、保留面神经功能和耳蜗神经功能,减少术后各种并发症。目前得益于先进的显微外科设备以及神经影像技术,前庭神经鞘瘤手术的安全性显著提高。但是仍然存在许多明显的并发症。以下一些策略在前庭神经鞘瘤手术中有重要的参考价值。

(1) 术前与患者深入讨论,对制订个体化的手术切除计划十分必要。

(2) 在分离和切除肿瘤过程中在瘤壁周围和肿瘤内频繁使用面神经刺激器。

(3) 为安全地从肿瘤上分离神经,应使瘤壁越薄越好。

(4) 术中的发现,特别是关于肿瘤的血供、粘连情况、硬度、肿瘤边界等特性,是确定肿瘤切除程度的关键。

(5) 在面神经或脑干诱发电位反应开始下降之前,做出残留一部分较薄瘤壁的决定。

(6) 听力保留手术应该是个体化的,在最大限度保留听力的前提下,肿瘤切除的程度应该可以变通。

(7) 对切除范围扩展到小脑脑桥角的患者应该使用持续性腰大池引流,以获得术中最大限度的脑组织松弛、减轻脑组织牵拉,利于肿瘤分离并避免术后脑脊液漏的发生。

（8）关颅应做到硬膜密水缝合，封闭乳突气房，开放内听道，逐层可靠缝合肌肉、筋膜。

（9）熟悉的解剖知识和娴熟的显微外科技术是手术的基础，利用 Tübingen 线等解剖标志，有利于寻找内听道，术前读片定位高位颈静脉球能帮助术者判断内听道磨开范围。

（二）三叉神经鞘瘤

三叉神经鞘瘤（trigeminal schwannoma）起源于三叉神经鞘膜，发病率仅仅次于前庭神经鞘瘤，占颅内肿瘤的 0.2%～1%，占颅内神经鞘瘤的 0.8%～8%。发病年龄高峰为 40～50 岁，男女发病率无明显差异，女性略高于男性。左、右分布大致平均，病程持续几个月至十年不等。首发症状多为三叉神经痛，以及三叉神经分布区内的感觉和运动障碍，或同侧颞肌、咀嚼肌萎缩。由于肿瘤起源的部位、发展方向和大小不同，临床表现可有较大的差异。由于显微外科技术的应用和手术入路的不断改进，三叉神经鞘瘤的手术全切除率有了显著提高，大组病例报道已达 90% 以上，神经功能损害为 9%，死亡率为 0～1%，长期随访患者肿瘤复发率为 0～3%。对于肿瘤体积较小、外科手术难度较大、手术不全切除、复发者，以及有手术禁忌证、不能耐受手术者或拒绝手术者均可行立体定向放疗。由于立体定向放疗对大型三叉神经鞘瘤控制效果不理想，故手术全切除仍是改善治疗效果的关键。

（潘亚文　代军强）

参 考 文 献

［1］　李世亭,周良辅,王戎元,等.颈静脉孔区神经鞘瘤的显微外科治疗[J].中华神经外科杂志,2003,19（2）:140-142.

［2］　潘亚文,段磊,张建生,等.采用不同程度扩大中颅窝入路对桥小脑角区的显露及损伤程度的解剖学评价[J].中国耳鼻咽喉颅底外科杂志,2007,13（2）:81-86.

［3］　潘亚文,袁贤瑞,姜维喜,等.肌电图监护下大型听神经瘤的显微手术切除及面神经保留[J].中国耳鼻咽喉颅底外科杂志,2004,10（1）:11-14.

［4］　AL-Mefty O,Ayoubi S,Gabor E. Trigeminal schwannomas:removel of dumbbell-shaped tumoer through the expanded Meckel cave and ouecome of cranial nerve function[J]. J Neurosurg,2002,96（2）:453-463.

［5］　Alvaro C,Carolina M,Albert R,et al. Dural landmark to locate the internal auditory canal in large and giant vestibular schwannomas:the Tübingen line[J]. Neurosurgery, 2011, 69（1 Suppl Operative）:ons99-ons102.

［6］　Anderson D E,Leonetti J,Wind J J,et al. Resection of large vestibular schwannomas :facial nerve preservation in the context of surgical approach and patient-assessed outcome[J]. J Neursurg, 2005,102（4）:643-649.

［7］　Antinheimo J,Sankila R,Carpén O,et al. Population-based analysis of sporadic and type 2 neurofibromatosis associated meningiomas and schwannomas[J]. Neurology,2000,54（1）:71-76.

［8］　Brennan J W,Rowed D W,Nedzelski J M,et al. Cerebrospinal fluid leak after acoustic neuroma surgery influence of tumor size and surgical approach on incidence and response to treatment[J].J Neursurg,2001,94（2）:217-223.

［9］　Carney J A,Hruska L S,Beauchamp G D,et al. Dominant inheritance of the complex of myxomas, spotty pigmentation, and endocrine overactivity [J]. Mayo Clinic Proceedings,1986,61（3）:165-172.

［10］　Carney J A. Psammomatous melanotic schwannoma. A distinctive,heritable tumor with special associations,including cardiac myxoma and the cushing syndrome [J]. Am J Surg Pathol,1990,14（3）:206-222.

[11] Goel A，Shah A，Muzumdar D，et al. Trigeminal neurinomas with extracranial extension：analysis of 28 surgically treated cases[J]. J Neurosurg，2010，113(11)：1079-1084.

[12] Darrouzet V，Martel J，Enée V，et al. Vestibular schwannoma surgery outcomes：our multidisciplinary experience in 400 cases over 17 years[J]. Laryngoscope，2004，114(4)：681-688.

[13] Daveau C，Zaouche S，Jouanneau E，et al. Experience of multidisciplinary team meetings in vestibular schwannoma：a preliminary report [J]. Eur Arch Otorhinolaryngol，2015，272(11)：3187-3192.

[14] Edwards A，Bermudez C，Piwonka G，et al. Carney's syndrome：complex myxomas. Report of four cases and review of the literature [J]. Cardiovascular Surgery，2002，10(3)：264-275.

[15] Font R L，Truong L D. Melanotic schwannoma of soft tissues. Electron-microscopic observations and review of literature [J]. Am J Surg Pathol，1984，8(2)：129-138.

[16] Guthikonda B，Theodosopoulos P V，Loveren H V，et al. Evolution in the assessment and management of trigeminal schwannoma[J]. Larygoscope，2008，118(2)：195-203.

[17] Hajdu S I. Cellular schwannoma：a clinicopathologic，DNA flow cytometric，and proliferation marker study of 70 patients [J]. Cancer，1995，75(5)：1109-1119.

[18] Hasegawa T，Kidi Y，Kobayashi T，et al. Long-term outcomes in patients with vestibular schwannomas treated using gamma knife surgery：10-year follow up[J]. J Neurosurg，2005，102(1)：10-16.

[19] Isaacson B，Telian S A，El-Kashlan H K. Facial nerve outcomes in middle cranial fossa vs translabyrinthine approaches[J]. Otolaryngol Head Neck Surg，2005，133(6)：906-910.

[20] Iwai Y，Yamanaka K，Yamagata K，et al. Surgery after radiosurgery for acoustic neuromas：surgical strategy and histological findings[J]. Neurosurgery，2007，60(2 Suppl 1)：75-82.

[21] Iwashita T，Enjoji M. Plexiform neurilemoma：a clinicopathological and immunohistochemical analysis of 23 tumours from 20 patients [J]. Virchows Arch A Pathol Anat Histopathol，1987，411(4)：305-309.

[22] Jain V K，Mehrotra N，Sahu R N，et al. Surgery of vestibular schwannomas：an institutional experience[J]. Neurol India，2005，53(1)：41-45.

[23] Kudo A，Suzuki M，Kubo N，et al. Schwannoma arising from the intermediate nerve and manifesting as hemifacial spasm. Case report[J]. J Neurosurg，1996，84(2)：277-279.

[24] Kurtkaya-Yapicier O，Scheithauer B W，Woodruff J M，et al. Schwannoma with rhabdomyoblastic differentiation：a unique variant of malignant triton tumor [J]. Am J Surg Pathol，2003，27(6)：848-853.

[25] Lüdemann W，Stan A C，Tatagiba M，et al. Sporadic unilateral vestibular schwannoma with islets of meningioma：case report [J]. Neurosurgery，2000，47(2)：452-454.

[26] Mabaley M S，Mettlin C，Natarajan N，et al. Analysis of patterns of care of brain tumor patients in the United States：a study of the Brain Tumor Section of the AANS and the CNS and the Commission on Cancer of the ACS[J]. Clin Neurosurg，1990，36：347-352.

[27] Matthies C，Samii M. Managment of 1000 vestibular schwannomas(acoustic neuromas)：clinical presentation[J]. Neursurgery，1997，40(1)：1-10.

[28] Matthies C，Samii M，Krebs S. Managment of vestibular schwannomas(acoustic neuromas)：radiological features in 202 cases-their value for diagnosis and their predictive importance[J]. Neursurgery，1997，40(3)：469-481；disscussion 481-482.

[29] McCormick P C,Bello J A,Post K D. Trigeminal schwannoma. Surgical serues of 14 cases with review of literature[J]. J Neurosurg,1988,69(6):850-860.

[30] McMenamin M E,Fletcher C D. Expanding the spectrum of malignant change in schwannomas: epithelioid malignant change,epithelioid malignant peripheral nerve sheath tumor,and epithelioid angiosarcoma:a study of 17 cases [J]. Am J Surg Pathol,2001,25(1):13-25.

[31] McMonagle B, Al-Sanosi A,Croxson G. Facial schwannoma:results of a large case series and review [J]. J Laryngol Otol,2008,122(11):1139-1150.

[32] Morton R P,Ackerman P D,Pisansky M T,et al. Prognostic factors for the incidence and recovery of delayed facial nerve palsy after vestibular schwannoma resection[J]. J Neurosurg,2011,114(2):375-380.

[33] Nonaka Y,Fukushima T,Watanabe K,et al. Comtemporary surgical management of vestibular schwannomas : analysis of complication and lessons learned over the past decade [J]. Neurosurgery,2013,72(2 Suppl Operative):ons 103-ons 115:discussion ons 115.

[34] Pollock B E. Management of vestibular schwannomas that enlarge after stereotactic radiosurgery: treatment recommendations based on a 15 year experience[J]. Neurosurgery,2006,58(2):241-248.

[35] Russell D S,Rubinstein L J. Pathology of tumours of the nervous system (4th edition)[J]. Am J Surg Pathol,1978,2(1):1088.

[36] Sade B, Mohr G,Dufour J J. Vascular complications of vestibular schwannoma surgery: a comparison of the suboccipital retrosigmoid and translabyrinthine approaches[J]. J Neurosurg,2006,105(2):200-204.

[37] Sameshima T,Fukushima T,McElveen J T Jr,et al. Critical assessment of operative approaches for hearing preservation in small acoustic neuroma surgery:retrosigmoid vs middle fossa approach[J]. Neurosurgery,2010,67(3):640-644.

[38] Samii M,Gerganov V,Samii A. Improved preservation of hearing and facial nerve function in vestibular schwannoma surgery via the retrosigmoid approach in a series of 200 patients[J]. J Neurosurg,2006,105(4):527-535.

[39] Samii M,Tatagiba M,Carvalho G A,et al. Retrosigmoid intradural suprameatal approach to Meckel's cave and the middle fossa:surgical technique and outcme[J]. J Neursurg,2000,92(2):235-241.

[40] Sampath P,Rini D,Long D M. Microanatomicas variation in the cerebellopontine angle associated with vestibular schwannomas (acoustic neuromas):a retrospective study of 1006 consecutive cases[J]. J Neursurg,2000,92(1):70-78.

[41] Slattery W H Ⅲ. Microsurgery after radiosurgery of radiotherapy for vestibular schwannomas [J]. Otolaryngol Clin North Am,2009,42(4):707-715.

[42] Walter K J,Tyler S,Brandon I,et al. Hearing preservation using the middle fossa approach for the treatment of vestibular schwannoma. [J]. Neurosurgery,2012(2):340-341.

[43] Weber D C, Chan A W, Bussiere M R,et al. Proton beam radiosurgery for vestibular schwannoma:tumor control and cranial nerve toxicity[J]. Neurosurgery,2003,53(3):577-588.

[44] Woodruff J M,Godwin T A,Erlandson R A,et al. Cellular schwannoma:a variety of schwannoma sometimes mistaken for a malignant tumor [J]. Am J Surg Pathol,1981,5(8):733-744.

[45] Woodruff J M,Marshall M L,Godwin T A,et al. Plexiform (multinodular) schwannoma. A tumor simulating the plexiform neurofibroma [J]. Am J Surg Pathol,1983,7(7):691-697.

[46] Woodruff J M,Selig A M,Crowley K,et al. Schwannoma (neurilemoma) with malignant transformation. A rare,distinctive peripheral nerve tumor [J]. Am J Surg Pathol,1994,18(9): 882-895.

[47] Yoshida K,Kawas T. Trigeminal neuromas extending into multiple fossae :surgical methods and review of the literature[J]. J Neurosurg,1999,91(2):202-211.

[48] Zabel A,Debus J,Thilmann C,et al. Managment of benign cranial nonacoustic schwannomas by fractionated stereotactic radiotherapy[J]. Int J Cancer,2001,96(6):356-362.

[49] Zhou L F,Ren L,Li S T,et al. Surgical treatment of trigeminal neurinomas[J]. Chin Med J (Engl),1999,112(3):269-272.

第五章 脑膜瘤

一、概述

脑膜瘤是颅内常见的肿瘤之一。脑膜瘤可分为颅内脑膜瘤和异位脑膜瘤,前者来源于与蛛网膜绒毛相关的两种类型的细胞:蛛网膜细胞和硬膜边缘细胞。后者指无脑膜覆盖的组织器官发生的脑膜瘤,主要由胚胎期残留的蛛网膜组织演变而成,可生长于头皮、颅骨、眼眶、鼻窦、腮腺、颈部、三叉神经半月节、硬膜外层等。脑膜瘤按解剖部位命名可分为凸面脑膜瘤、颅底脑膜瘤及脑室内脑膜瘤。通常按肿瘤所在部位来命名,如矢状窦旁脑膜瘤、大脑镰旁脑膜瘤、蝶骨嵴脑膜瘤、嗅沟脑膜瘤、大脑凸面脑膜瘤、斜坡脑膜瘤、小脑脑桥角脑膜瘤、枕大孔区脑膜瘤、侧脑室三角区脑膜瘤等,此种命名可反映不同部位肿瘤的临床表现、诊断检查及手术方法。

(一)流行病学特点

脑膜瘤是中枢神经系统常见的原发性肿瘤。经典教材里常见的原发性肿瘤为胶质瘤(50%),其次为脑膜瘤(21%)、垂体腺瘤(15%)和神经鞘瘤(8%)。随着神经影像的发展,一些无症状性脑膜瘤更多地被发现,使得脑膜瘤真正的发病率比以前报道得更高。近来研究表明,中枢神经系统最常见的原发性肿瘤为脑膜瘤(37%),其次为胶质瘤(25%)、垂体腺瘤(16%)和神经鞘瘤(8%)。脑膜瘤的年发病率约为 $8/10$ 万,且随着年龄增长发病率显著增加,在 $65\sim69$ 岁人群中发病率约为 $24/10$ 万,而 85 岁以上人群年发病率可达 $50/10$ 万,脑膜瘤的中位发病年龄为 66 岁。脑膜瘤的发病有明显的性别差异,男女比例约为 $1:2$。但恶性脑膜瘤中这种性别差异不显著,因此,我们在临床工作中会有男性脑膜瘤患者更容易被诊断为恶性脑膜瘤的经验。

(二)好发部位

脑膜瘤的常见发病部位包括矢状窦旁/镰旁(25%)、大脑凸面(19%)、蝶骨嵴(17%),其次为鞍上(9%)、颅后窝(8%)、嗅沟(8%)、颅中窝/麦氏囊(4%)、小脑幕(3%)、侧脑室(1%~2%)、枕骨大孔(1%~2%)及眼眶/视神经鞘(1%~2%)。颅顶部脑膜瘤与颅底脑膜瘤比例为 $2.3:1$。矢状窦旁脑膜瘤位于矢状窦前 $1/3$ 者占 49%,中 $1/3$ 者占 29%,后 $1/3$ 者占 22%。内侧蝶骨嵴脑膜瘤较中、外侧蝶骨嵴脑膜瘤更为常见。多发性脑膜瘤或脑膜瘤病占全部脑膜瘤的 2.5%,异位脑膜瘤发病率为 0.4%,大多数异位脑膜瘤位于眼眶内、鼻窦、眼睑、腮腺、颞肌、颞骨、颧骨。异位于较远距离者也有报道,如肺、纵隔、肾上腺。多数恶性脑膜瘤好发于大脑半球凸面,73%~75%位于幕上。有11%~23%的恶性脑膜瘤患者会发生颅外转移,转移位置包括肺、肝、淋巴结和骨。

二、发生机制和病理

(一)发生机制

脑膜本质上由一系列成纤维细胞和(或)蛛网膜细胞以及不同数量的细胞外成分、纤维成分及充满液体的腔隙组成,与中枢神经系统的病理生理密切相关。脑膜瘤的发生机制还未完全明确。目前认为其起源于与蛛网膜绒毛相关的两种类型的细胞:蛛网膜细胞和硬膜边缘细胞。脑膜瘤细胞呈现出几乎与蛛网膜细胞完全相同的超微结构,包括桥粒、紧密连接、池囊样细胞外池和大量微胞饮小泡,所以脑膜瘤细胞被认为起源于蛛网膜细胞。

目前可以确定的与脑膜瘤发生相关的危险因素为电离辐射。在原子弹爆炸生存者的研究中,根据与爆炸点的距离对人群进行分层分析,越靠近爆炸点的人群脑膜瘤的发病率越高。在小儿时期因头癣行低剂量放疗的人群中,脑膜瘤的发病率亦有增加。与颅内原发性脑膜瘤相比,放疗诱导的脑膜瘤全切除后的复发率更高,恶性组织学表现更多。在对于特定职业、手机使用等与脑膜瘤发生的相关性研究中,并没有观察到特定职业或手机使用等人群的脑膜瘤发病率增加。

基因突变方面,NF2 基因突变被证实与脑膜瘤发生相关。且带有 NF2 基因突变的患者更容易罹患恶性脑膜瘤和多发性脑膜瘤。但 NF2 基因突变不能解释所有的脑膜瘤病例。

激素方面,较高的女性患者比例、雌孕激素受体在脑膜瘤中的表达、乳腺癌与脑膜瘤的关联、妊娠与脑膜瘤生长速度加快之间的关系等方面的研究都提示激素在脑膜瘤的发生和进展中发挥了一定的作用。

对于外伤、病毒感染与脑膜瘤发生的关系存在着一定争议,严谨的后续研究尚未证实两者能够增加脑膜瘤的发生比例,结论还有待进一步阐明。

(二)病理分级

大多数脑膜瘤组织学表现为良性,而有 20% 左右的脑膜瘤表现出非典型或恶性特征。根据组织细胞学特点,WHO 将脑膜瘤分为 15 种病理类型(表 5-1)。WHO Ⅰ 级脑膜瘤即良性脑膜瘤,包括 9 种亚型,其中移行型亦被称为混合型或过渡型。WHO Ⅱ 级脑膜瘤中的脊索样型和透明细胞型在临床少见,主要依据其细胞构筑特点来辨认。非典型可适用于各种亚型,诊断标准为显微镜下每 10 个高倍镜视野中至少有 4 个有丝分裂象,或脑实质浸润,或有以下 5 种征象中的 3 种:①细胞密集;②肿瘤细胞核大而胞质较少;③核仁明显而突出;④弥漫状或片状生长;⑤区域性或地图样坏死。因此,在很多文献中,WHO Ⅱ 级脑膜瘤亦通常以非典型脑膜瘤来指代。WHO Ⅲ 级脑膜瘤为恶性脑膜瘤,其中间变型脑膜瘤的诊断标准为显微镜下每 10 个高倍镜视野中至少有 20 个有丝分裂象;或肿瘤组织有大片的肉瘤样或癌性组织学特征。需要注意的是,脑膜瘤浸润硬膜、骨或软组织,核异性,Ki-67 指数等并没有被纳入分级标准。此外,考虑到许多 WHO Ⅱ 级脑膜瘤具有明显的复发倾向,亦有文献将 WHO Ⅱ 级和 WHO Ⅲ 级脑膜瘤统称为高级别脑膜瘤。

表 5-1 WHO 脑膜瘤病理分级

WHO 分级	病理分级
WHO Ⅰ 级	内皮型、纤维型、移行型、砂粒体型、血管瘤型、微囊型、分泌型、淋巴细胞丰富型、化生型
WHO Ⅱ 级	脊索样型、透明细胞型、非典型
WHO Ⅲ 级	横纹肌样型、乳头型、间变型

脑膜瘤中最常见的组织病理学类型为内皮型脑膜瘤,其次为移行型脑膜瘤和纤维型脑膜瘤。

(三)病理特点

脑膜瘤常位置浅表,呈圆形或球状,紧密地附着在硬膜上,对邻近或下面的脑组织有压迫。肿瘤的外表面呈结节状,但是通常是光滑的,在一些病例中伴有薄层被囊。肿瘤和周围的神经组织通常较容易分离。起源于大脑镰的脑膜瘤可能呈哑铃状。由于受视神经孔的限制,视神经肿瘤可能也呈哑铃状外观。肿瘤亦可能呈扁平状匍匐生长。有些肿瘤可能与邻近的颅骨骨质增生相关,尤其是呈扁平状匍匐生长的肿瘤。向邻近结构(包括硬膜和骨)扩展的脑膜瘤并不少见,但并不一定是高级别脑膜瘤。

脑膜瘤的切面观可能差异较大,与其组织特点相关。肿瘤质地可能从软到非常硬不等。有些肿瘤,尤其是具有非常多的砂粒体或广泛的骨性化生的肿瘤,可能非常硬,需要通过去钙或去矿的程序以利于组织学切片。典型的脑膜瘤切片呈轻微的褐色或棕色。但这种颜色可能会因含有大量的含脂质的巨噬细胞而改变,这些细胞可使肿瘤具有黄色外观或出血区域。囊性变可能偶尔在脑膜瘤中被发现,也可能非常明显。血管瘤型脑膜瘤可能有出血表象,因为其血管非常丰富。

不同病理类型的脑膜瘤的组织学表现也不同。内皮型脑膜瘤主要由蛛网膜细胞和分界不清的合体细胞组成,细胞呈向心性排列,形成团状或条索状,可见砂粒体而无胶原纤维。纤维型脑膜瘤细胞呈长梭形,多纵行排列,似栅栏状或旋涡状,细胞间可有砂粒体。血管瘤型脑膜瘤主要由小血管与毛细血管组成,内含血管窦,脑膜内皮细胞与纤维细胞较少,肿瘤浸润性较强,生长快。砂粒体型脑膜瘤内含有大量砂粒体,细胞呈旋涡状排列,血管内皮细胞肿胀、玻璃样变或钙化。移行型脑膜瘤细胞成分比例相差不大,不易分型。

当组织学诊断有困难时,免疫组织化学染色有较大帮助。脑膜瘤免疫组织化学染色中,上皮膜抗原(EMA)阳性率约为80%,波形蛋白(vimentin)和S-100的表达阳性率也较高。

三、临床表现

脑膜瘤通常生长缓慢、病程长,一般为2～4年,少数生长迅速、病程短。脑膜瘤患者常见的症状如下:①局灶症状,多数患者最先出现刺激症状,如癫痫等,继而出现麻痹症状,如偏瘫、视野缺失、失语或其他局灶症状。视力视野障碍可因肿瘤压迫视通路或梗阻性脑积水造成继发性视神经萎缩引起,侧室内的肿瘤可压迫颞叶深部的视放射引起同向性偏盲。肿瘤沿颅底匍匐生长时可造成颅神经的障碍,以面听神经较常见。②颅内压增高,可表现为头痛、呕吐和视乳头水肿,多由侧脑室内或颅后窝肿瘤导致的梗阻性脑积水引起,也可由肿瘤的占位效应引起。肿瘤生长缓慢,往往肿瘤长得相当大时,症状却很轻微,当神经系统失代偿时,才出现病情迅速恶化。此外,随着人们健康体检意识的增加,无症状偶然检出的患者也并不少见。

四、辅助检查

一般而言,脑膜瘤在影像学上的典型表现为信号均匀一致,且与相邻的硬膜关系紧密,诊断较容易,无需侵袭性诊断技术。计算机断层扫描(CT)技术和核磁共振成像(MRI)技术是诊断脑膜瘤常用的影像学手段。少数情况下,脑膜瘤的影像学表现不同于典型特征,或者影像学上表现为非良性生长时,其诊断依赖于其他影像学诊断手段。

脑膜瘤在CT上通常表现为边界清楚的等密度病灶,与邻近水肿的脑组织相比为轻度高密度像。脑膜瘤为脑外病变,当肿瘤为球形、分叶状或板块状生长时,瘤周的蛛网膜常存在裂口,使得瘤周腔隙充满脑脊液。增强CT上可见脑膜瘤为均匀一致的增强。有时,肿瘤密度可能不均一,原因在于受到肿瘤的血供、坏死、脂肪或其他成分的影响。有25%～30%的脑膜瘤在CT上出现钙化影,这些钙化影的形式包括假性/砂粒样钙化、局灶样、弥散或周围性钙化影。此外,CT上亦可观察到部分脑膜瘤表现出的颅骨骨质增生。

脑膜瘤在MRI上的典型特征是T1和T2均为等信号至稍高信号(与周围脑组织灰质比较),少数病例在T2上可表现为稍高信号。有时脑膜瘤的MRI上可见信号缺失,信号缺失代表血管流空影像特征,或者结节样钙化病灶。予以血管内注射钆增强剂,脑膜瘤表现为均匀一致的强化。这些增强的部位包括邻近的脑膜,呈现出硬膜尾征,显示出肿瘤浸润周围硬膜的炎性反应或诱发周围硬膜的炎性反应。但是,硬膜尾征并不是脑膜瘤所特有的征象,其他肿瘤如转移瘤、胶质瘤、听神经瘤、肉样瘤病以及巨大动脉瘤,也可有硬膜尾征表现。然而,硬膜尾征多见于脑膜瘤,发生于约60%的脑膜瘤。影像学上,若肿瘤与硬膜间的基底较宽,则肿瘤周围硬膜可见硬膜尾征,这提示脑膜瘤可能性大。与CT表现类似,脑膜瘤在MRI上可表现为混杂信号,混杂信号可能为肿瘤内部血管、坏死、脂肪组织信号影。囊性脑膜瘤是脑膜瘤的一种少见病理亚型,组织表现为囊改变,T1上出现局灶低信号,T2上为高信号影,但囊性变部位之外的肿瘤在影像学表现上与典型脑膜瘤无差异。除常规MRI外,MRI灌注成像在诊断脑膜瘤上也具有一定意义。例如,对于小脑脑桥角区病灶,常规MRI图像显示为均匀的增强信号影,难以鉴别脑膜瘤或施万细胞瘤,而MRI灌注成像技术可进行鉴别。一般而言,脑膜瘤为高血流灌注,灌注成像上显像迅速,而施万细胞瘤一般为低或者无血流灌注病灶。血管造影可显示肿瘤血供,利于设计手术方案、术前栓塞肿瘤供血动脉,以及了解静脉窦受累情况等。血管造影上脑膜瘤的特点如下:①瘤血管成熟,动脉期有增粗的小动脉,毛细血管期肿瘤染色,静脉期有粗大静脉包绕肿瘤;②颈外动脉(如颞浅动脉、枕动脉、咽升动脉、脑膜中动脉、脑膜垂体干、小脑幕动脉等)增粗、血流速度加快(正常时颈内动脉循环时间快于颈外动脉)。

五、诊断与鉴别诊断

根据患者病史及特征性的影像学表现,不难做出诊断。依据部位不同,主要与以下疾病鉴别。大脑凸面和镰旁脑膜瘤与单发脑转移瘤、淋巴瘤、间变性星形细胞瘤鉴别。鞍区脑膜瘤与垂体腺瘤、实性颅咽管瘤、生殖细胞瘤、脊索瘤、动脉瘤鉴别。颅中窝脑膜瘤与三叉神经鞘瘤、转移瘤、动脉瘤、胶质肉瘤、海绵状血管瘤鉴别。颅后窝/斜坡/枕大孔区脑膜瘤与听神经瘤、室管膜瘤、颈静脉球瘤、实性血管母细胞瘤鉴别。脑室内脑膜瘤需与以下疾病进行鉴别诊断:脉络丛乳头状瘤/癌、脉络丛转移瘤、室管膜瘤、少突胶质细胞瘤、星形细胞瘤、中枢神经细胞瘤和淋巴瘤。此外,真菌感染和结核病所致的硬膜炎性病灶较罕见,但在影像学上容易与脑膜瘤混淆。

1. 转移性疾病 硬膜转移癌一般罕见,主要的转移途径有三条:肿瘤直接转移、血源性转移和罕见的脑实质转移。转移至硬膜的肿瘤包括乳腺癌、肺癌、前列腺癌、肾细胞癌、甲状腺癌等。硬膜转移癌与脑膜瘤的鉴别较困难,尤其是以硬膜为基底的实性强化病灶。一般而言,多发病灶高度提示为非原发病灶(除神经纤维瘤病外)。此外,硬膜转移癌很少钙化,有助于与脑膜瘤进行鉴别。硬膜转移癌的 MRI 表现包括多发病灶、颅骨浸润(颅骨板障在 T2 上高信号,且强化)、均匀强化、不成比例的血管源性水肿。脑实质转移瘤,如肾细胞转移瘤、甲状腺癌、颅内钙化性转移瘤,若位于脑组织表面、邻近凸面或与脉络丛紧密相连,则需要与脑膜瘤相鉴别。鉴别诊断需要考虑原发性肿瘤病史、肿瘤是否位于颅内。

2. 中枢神经系统原发性颅内肿瘤 一般而言,颅内肿瘤与脑膜瘤的鉴别诊断较容易。少数情况下,如肿瘤钙化或病灶位于颅底,与硬膜有较宽的基底相连,增强影像学表现为脑膜反应和均匀一致强化,则很难与脑膜瘤相鉴别。原发性颅内肿瘤,尤其是颅后窝的室管膜瘤,可呈外生性或浸润性生长,进入脑室脑池或小脑脑桥角区,产生一种非颅内肿瘤生长的错觉;此外,少数颅内肿瘤在影像学上的表现类似于脑膜瘤,如颅内施万细胞瘤、胶质肉瘤,它们的鉴别诊断较困难。胶质肉瘤一般见于脑实质周围,有时可与硬膜相连。但与脑膜瘤相比,其密度不均匀,仅与脑膜有一小的蒂相连;脑实质的水肿程度较高。较大的前庭神经鞘瘤容易与小脑脑桥角区脑膜瘤相混淆,其 MRI 表现为 T2 低信号,明显强化,有时可见硬膜尾征。肿瘤小管内的病灶,常见内听道扩大,是前庭神经鞘瘤的一个典型特征。然而,有个案报道脑膜瘤出现内听道扩大甚至是内听道内脑膜瘤。内听道内脑膜瘤延续至邻近的骨质和内耳,其肿瘤形态不规则。而前庭神经鞘瘤所致的内听道扩大无肿瘤浸润征象,其肿瘤边缘规则。三叉神经鞘瘤仅累及海绵窦或梅克尔憩室时,容易与脑膜瘤相混淆。一般三叉神经鞘瘤可累及颅后窝,出现哑铃样改变(此外,肿瘤还可与颅后窝边界岩骨形成锐角),而脑膜瘤则一般形成钝角,这一点有助于鉴别诊断。

3. 垂体腺瘤 垂体腺瘤见于鞍区、鞍区-鞍旁以及鞍上区域,仅见于鞍上的垂体腺瘤少见。鞍上区域(鞍膈和鞍结节)、鞍旁(海绵窦)脑膜瘤出现鞍内侵袭或肿瘤挤压正常垂体时,易误诊为垂体腺瘤。进行诊断时应注意观察邻近硬膜有无强化、是否能见到分离的垂体组织。脑膜瘤可见垂体组织完整,表现为与硬膜鞍膈分离的低信号组织。巨大垂体腺瘤与脑膜瘤影像学表现类似,CT 上表现为类似脑膜瘤的等或低信号,鞍上浸润生长,有时可为均匀强化、浸润海绵窦,在极少情况下也可出现硬膜尾征。对这两种肿瘤进行鉴别诊断十分重要,将直接影响治疗的策略。鉴别诊断的关键在于,巨大垂体腺瘤具有如下特点:肿瘤位于鞍区中心,鞍区有扩大征象,常为不均匀强化,且肿瘤外见不到正常的垂体组织。

4. 生殖细胞瘤 鞍上和松果体区生殖细胞瘤与脑膜瘤一般不难鉴别。生殖细胞瘤患者较脑膜瘤患者年轻,鞍上和松果体区生殖细胞瘤在 CT 上表现为高密度,边界清楚,在松果体区可见松果体钙化包裹其中;在 MRI 上表现为明显强化;这些特点与鞍上和松果体/镰幕交界区脑膜瘤的影像学特点类似。然而,松果体区脑膜瘤一般有挤压松果体的钙化影,而不是包裹松果体的影。在 MRI 上,鞍上和松果体区生殖细胞瘤可见小的囊性变。有时部分病灶可因脑脊液漏而出现软脑膜强化,这与脑膜瘤具有类似之处。

5. 颈静脉球瘤 颈静脉球瘤是高血供肿瘤,常被误诊为脑膜瘤。颈静脉球瘤的典型影像学特征如下:MRI 上表现为"盐和胡椒"样,其 T2 为高信号,出现血管流空影,强化明显;CT 上表现为颈静脉孔区浸润性病灶,边界不清;血管造影上可见早期静脉充盈影。脑膜瘤一般不存在动静脉沟通畸形和流空效应,在颈静脉孔区表现为结节充盈状,血管造影上表现为后期持续的静脉影。

6. 血管母细胞瘤 实性血管母细胞瘤在增强 MRI 上表现为均匀一致的强化影,容易与脑膜瘤混淆。此外,约有 40% 的血管母细胞瘤为纯实性肿瘤。这些位于小脑表面或第四脑室的血管母细胞瘤,与脑膜瘤的鉴别较困难。而较大的血管母细胞瘤,或出现血管流空影、较大的引流静脉,与脑膜瘤的鉴别较容易。

六、治疗与预后

(一)治疗

脑膜瘤患者的治疗总体上包括观察、手术、单纯放疗或术后辅助放疗,到目前为止尚无具有明确治疗效果的化疗药物用于脑膜瘤患者。由于脑膜瘤多呈良性缓慢生长,通常不需要立即干预。但要确定最终的个体化治疗计划,需考虑患者的年龄、总体状态、肿瘤部位与大小、肿瘤导致的神经系统症状与功能障碍,以及患者知情后的自身意愿。

1. 观察 手术并非适合每一位脑膜瘤患者。对于那些高龄脑膜瘤患者,尤其当肿瘤造成的症状轻微或无症状时,单纯观察辅以定期复查 MRI 较合理。但随着人类愈发长寿与健康,"高龄"的年龄定义难以确定统一的标准,患者的实际年龄在脑膜瘤的治疗选择中不再重要,应当把那些预计生存期少于 10 年的患者(各种影响总体健康状况的因素,例如其他的伴发疾病)视为"高龄"。除此之外,不管年龄大小,短期的观察对以下患者来说都是一种合适的选择:①偶发肿瘤、无瘤周水肿、体积较小且没有症状的靠近中央区的脑膜瘤患者;②权衡利弊,充分讨论沟通后仍坚持保守观察的患者。但这些保守观察的患者必须定期进行影像学和神经系统查体来随访评估。

与其他颅内肿瘤类似,脑膜瘤患者的手术风险与肿瘤体积相关,然而大多数区域的脑膜瘤全切除与否与肿瘤体积并不相关。譬如,切除尚未影响上矢状窦的大脑镰旁脑膜瘤,显然比体积更大且与上矢状窦紧密联系的大脑镰旁脑膜瘤容易。小型或中型的前床突脑膜瘤、鞍结节脑膜瘤在影响视神经和颈内动脉之前,以及岩斜脑膜瘤在包绕基底动脉和压迫脑干及颅神经之前,都容易切除。因此,保守观察的建议必须谨慎,尤其对于年轻患者,需考虑未来肿瘤增长影响重要神经血管结构而带来的潜在风险。此外,对于临近"高龄"的患者也要慎重建议观察,以免肿瘤引起明显症状后却因"高龄"等原因难以耐受手术,错失手术时机。

2. 手术 手术是大部分脑膜瘤患者的治疗方案。肿瘤位置和肿瘤与周围神经血管的解剖关系是影响切除程度的主要因素,继而影响肿瘤复发以及患者的最终存活时间。手术的主要目标如下:①在不带来更多神经功能损害的基础上尽最大可能全切除肿瘤和切除受影响的瘤周骨质和硬膜,力争起到治愈或显著改变肿瘤进展过程的作用;②解除或改善肿瘤导致的神经功能障碍或症状。在某些病例中,存在静脉窦被严重浸润、肿瘤与脑干粘连严重等特殊情况,勉强切除可能会带来一些灾难性的后果,通常不能达到全切除,可遗留一薄层,留待放疗干预或仅做观察随访,若远期观察发现残余部分增长或导致新的症状,则行二次手术或放疗。

脑膜瘤手术的入路多样,主要基于肿瘤部位与大小,以及术者的个人经验与偏好。以下是大部分区域脑膜瘤手术的基本原则:①最佳的患者体位、切口和暴露;②先阻断肿瘤血供;③沿界面剥离,必要时局部减压;④定位和保护周围神经血管结构;⑤切除受累的骨质和硬膜。

一个最佳的手术入路,应使到达肿瘤的路径最短且最直接,并避免"牺牲"正常脑组织或因牵拉导致的过度脑损伤;应尽量利用重力的作用使牵拉最小化。一个最佳的手术入路还应使肿瘤和周围结构达到最大暴露,从而尽量减少术中对周围血管神经结构的损伤。对于浅表的肿瘤,手术时的头位应使肿瘤位于最高点,肿瘤处于皮瓣的中间,皮瓣与骨瓣应足够大以满足肿瘤及受侵蚀骨质及硬膜(也包括硬膜尾征)的最大暴露。导航技术的应用可帮助医生更精准地定位肿瘤,从而减少不必要的暴露,以求美观。对于深部巨大的大脑镰旁脑膜瘤,可以通过脑脊液引流(对梗阻性脑积水的患者可采取脑室引流,其余的或可进行腰大池引流)尽量减少对脑部的牵拉和压缩。对于颅底深部的肿瘤,随着显微外科技术的发展,多种入路得以反复实践,通过"牺牲"部分颅底骨质而非切除脑组织来扩大暴露的策略得到广泛使用,这种策略缩短了到达肿瘤的手术路径,也减少或避免了对脑组织的牵拉,从而将过去认为深部基底的肿瘤变为相对浅表"凸面"的肿瘤,大大减小了手术难度,提高了肿瘤全切除率。

患者的体位摆放要求尽量保证其在术中的安全。此外,理想的体位必须满足术中肿瘤与周围骨质硬膜的完整暴露。同时,需要利用重力和静脉引流帮助达到肿瘤的最大减压。无论何种体位,头部都不能低于心脏水平,同时应尽量避免颈部的过度旋屈。另外,由于手术时间长,摆放合理的体位应考虑到术者术中操作的舒适度。某些术者在处理松果体区肿瘤或颅后窝肿瘤时偏爱坐位,但这种体位易使患者出现空气栓塞,且术者在手术操作时并不舒适。设计切口应避免造成可视的容貌缺损或显著的头皮血供障碍。如果设计的切口为马蹄形,则皮瓣的长度不能超过宽度。

许多脑膜瘤血供相当丰富。对于巨大脑膜瘤和颅底脑膜瘤的治疗,可考虑术前栓塞。术前栓塞的目的是减少术中出血。此外,术前栓塞可导致脑膜瘤软化,使得肿瘤容易切除,同时可减少肿瘤对邻近神经系统组织结构所产生的压迫。术前栓塞后手术的最佳时机存在争议。有些学者认为术前栓塞应该在术前 1~5 天进行,而有些学者则认为术前栓塞后 1~2 周再进行手术较好。术前栓塞后,由于栓塞导致的肿瘤坏死和肿瘤变软,有利于手术切除肿瘤。然而,术前栓塞后手术时间拖延得太长(超过 1 周),则有肿瘤血管再通或侧支循环建立的风险。目前所达成的意见认为,手术治疗的时间应该在术前栓塞后 1 周左右。除采用术前栓塞之外,术中早期阻断肿瘤血供也可以减少术中出血并减小手术难度。在处理浅表肿瘤时,在打开硬膜前暴露硬膜时,应花费额外的时间来电凝所有的脑膜供血血管(通常情况下,这些血管都是脑膜中动脉的分支或主干)。

识别肿瘤与脑组织界面的蛛网膜层(在多数肿瘤中都有)非常重要。随着肿瘤从脑表面分离,应将棉片铺于脑与肿瘤界面上以使脑与肿瘤间的蛛网膜完整。随着棉片被逐渐铺于肿瘤四周,轻柔地分离肿瘤囊壁上的蛛网膜,用棉片将脑组织和蛛网膜一起覆盖,以避免造成脑组织的手术损伤。随着手术的进行,剩余的肿瘤应被拉至减压区的中间,而不是增加脑组织牵拉以使脑组织下的肿瘤得到更多暴露。随着剩余的肿瘤进入术者的视野,仔细分离所有邻近的神经血管结构,同时彻底检查暴露在囊壁上的血管。阻断肿瘤的供血血管,保护和分离其他的血管(它们或贯穿肿瘤或附着在肿瘤表面)。已被阻断血供和彻底分离的肿瘤囊壁部分,可以实施分块切除。沿界面分离、内减压、分块切除这些交替连续的动作应重复进行直至肿瘤被全切除。

对于斜坡、岩斜或小脑脑桥角脑膜瘤,术者应仔细分析术前的 MRI。首先,术前要注意在 T2WI 上显示的瘤周脑干水肿证据,因为这提示蛛网膜层和血脑屏障的破裂。而这意味着肿瘤与脑干之间的手术层面已不清晰,因此应避免一味地将肿瘤从脑干上切除。其次,应注意与肿瘤及脑干相关的基底动脉的位置。尽管罕见,但如果肿瘤位于脑干和基底动脉之间,或完全包绕基底动脉,则说明所有从基底动脉发出的穿支血管均被肿瘤拉伸或贯穿肿瘤。这种情况下,试图全切除肿瘤可能会导致脑干梗死。唯有当基底动脉紧贴于脑干时,才可将肿瘤从脑干上切除。

分离肿瘤界面时不应切断任何动脉或动脉分支,除非该血管被确认为肿瘤的供血动脉。通常血管可能会包绕肿瘤,或穿过肿瘤的囊壁从而与肿瘤粘连。这些情况下,术者可能会将这些血管误认为肿瘤的供血血管。在确定某根血管是否为肿瘤的供血血管并因此决定是否实施阻断前,应仔细辨认血管的传入段和传出段。极少出现主要颅内动脉主干直接给脑膜瘤提供血液的情况。因此,不应电凝阻断发自颈内动脉(鞍结节或前床突脑膜瘤)、基底动脉(岩斜或小脑脑桥角脑膜瘤)、椎动脉(颈静脉孔区脑膜瘤)的血管。在将肿瘤从动脉上切除时,若预计会出现血管痉挛,则将浸泡过罂粟碱的凝胶海绵铺于血管表面,避免血管痉挛的发生。

分离肿瘤与颅神经时,尤其对于视神经,应保护供应神经的血管。视交叉和硬膜内视神经在下方有主要的纤细的供血动脉,因此在切除视交叉下或视神经下的巨大肿瘤时,应仔细操作以保护这些纤细的血管。此外,保护好颅神经表面的蛛网膜有利于肿瘤的分离,并降低术中损伤神经血管的风险。

无论何时,只要条件允许,都不应"牺牲"皮质静脉或硬膜窦。尽管通常认为阻断矢状窦的前 1/3 不会造成明显的后遗症,但仍有发展为严重静脉梗死的风险。切除矢状窦旁肿瘤时,仅当窦已被肿瘤完全闭塞时,才可沿着受侵袭矢状窦部分完整切除肿瘤。否则,应努力保持矢状窦的完整和未闭。同时也应保护附近明显的皮质静脉,尤其是汇聚至后 2/3 矢状窦的血管。

全切除肿瘤之后需仔细检查肿瘤的起源。应尽可能多地切除受侵的硬膜和骨质。对于基底部的肿瘤,可使用磨钻磨除受侵蚀的骨质,这对直接来自颅底的血供起到一定的阻断作用。鼻旁窦的受侵蚀的骨质应尽量磨除,但不应进入窦内。若不慎打开鼻旁窦或乳突气房,应使用肌肉、脂肪或骨蜡严密封闭。

评估切除程度的分级参照 Simpson 脑膜瘤切除程度分级(表 5-2)。

表 5-2　Simpson 脑膜瘤切除程度分级

分　级	描　述
Ⅰ 级	显微镜下全切除肿瘤及附着硬膜和异常骨质
Ⅱ 级	显微镜下全切除肿瘤,对附着硬膜进行电凝
Ⅲ 级	显微镜下全切除肿瘤,对附着硬膜没有进行处理
Ⅳ 级	次全切除肿瘤
Ⅴ 级	仅对肿瘤进行减压或活检

3. 放疗　全切除是治疗脑膜瘤的标准疗法,并且有利于患者长期生存。然而,由于部分肿瘤位置深在、体积大、邻近及包裹重要结构,难以实现全切除。没有辅助治疗的次全切除不甚合理而且与较短的无进展生存期有关。术后放疗经常被用于脑膜瘤次全切除后,而且可以在相对较低的毒性下明显延长患者无进展生存期,另外,放疗也可用于未经放疗的复发脑膜瘤患者。对于非典型和间变型脑膜瘤,即使是全切除肿瘤后,肿瘤复发率仍很高,术后放疗常用于降低复发率。此外,对于自身合并症较多,难以耐受全身麻醉的患者,也可以优先考虑放疗。对于放疗方式和剂量的选择,需要充分考虑瘤床面积、残余肿瘤体积和周围结构的射线承受能力等方面,进行综合判断。

(二)预后评估与随访管理

大多数脑膜瘤是生长缓慢的良性肿瘤,对于偶然发现的无症状脑膜瘤患者,很多人选择随访观察。在随访 2～5 年不等的无症状脑膜瘤患者的自然病史研究中,22％～37％的脑膜瘤会有明显生长。基于影像学分析,肿瘤钙化与生长停滞相关,最初诊断时为大的肿瘤(直径＞3 cm)与最后肿瘤生长相关。此外,依据病理级别不同,肿瘤体积加倍时间:WHO Ⅰ级平均为 425 天(138～1045 天),WHO Ⅱ级平均为 178 天(34～551 天),WHO Ⅲ级平均为 205 天(30～472 天),WHO Ⅰ级和 WHO Ⅱ/Ⅲ级间差异非常显著。然而,肿瘤的生长速度差异较大,在不同级别间有重叠。尽管许多研究提示,在老年患者中偶然发现的脑膜瘤的病程是相对良性的,但是仍有相当多的肿瘤生长并最后导致症状出现。对于患有无症状脑膜瘤的高龄患者,尤其是伴有钙化或 T2 低信号或等信号,权衡风险可能并不需要手术治疗时,保持临床和影像学观察即可。但对于年轻患者由于肿瘤的生长可能性较高,应该保持紧密随访,积极治疗。

组织学上良性脑膜瘤全切除后 5 年复发率为 3％左右,10 年复发率为 20％～39％;近全切除后 10 年复发率为 55％～100％。非典型脑膜瘤全切除后 5 年复发率为 30％左右,近全切除后 5 年复发率为 40％左右;而间变型脑膜瘤切除术后辅以放疗 5 年复发率仍可超过 50％。影响脑膜瘤患者预后的主要因素包括手术切除程度、是否辅助放疗、细胞增殖活跃程度等。良性脑膜瘤术后常规的影像学复查时间为 3 个月,之后每年复查一次,5 年后每 2 年复查一次,若出现不适,及时复查。对于细胞增殖活跃或病理级别较高的脑膜瘤,应缩短随访时间间隔,5 年内每半年复查一次,随后每年复查一次,必要时可再缩短随访时间间隔。

(马骏鹏　李达　吴震)

参 考 文 献

［1］ Kruchko C,Ostrom Q T,Gittleman H,et al. The CBTRUS story：providing accurate population-based statistics on brain and other central nervous system tumors for everyone[J]. Neuro Oncol，2018,20(3)：295-298.

［2］ Achey R L,Gittleman H,Schroer J,et al. Nonmalignant and malignant meningioma incidence and survival in the elderly,2005-2015,using the Central Brain Tumor Registry of the United States [J]. Neuro Oncol,2019,21(3)：380-391.

［3］ Goldbrunner R,Minniti G,Preusser M,et al. EANO guidelines for the diagnosis and treatment of meningiomas[J]. Lancet Oncol,2016,17(9)：e383-e391.

［4］ Louis D N,Perry A,Wesseling P,et al. The 2021 WHO Classification of Tumors of the Central Nervous System：a summary[J]. Neuro Oncol,2021,23(8)：1231-1251.

［5］ Louis D N,Perry A,Reifenberger G,et al. The 2016 World Health Organization Classification of Tumors of the Central Nervous System：a summary[J]. Acta Neuropathol,2016,131(6)：803-820.

第六章　颅内黑色素瘤

一、概述

　　黑色素瘤是临床上比较常见的源于皮肤、黏膜、眼底和中枢神经系统色素沉着区域黑色素细胞的恶性肿瘤，也是近年来发病率增长最快的恶性肿瘤。虽然我国的黑色素瘤发病率与欧美国家相比相对较低，但是发病率增长较快，近年来成倍增长，每年新发病例约 2 万例。颅内黑色素瘤可分为原发性颅内黑色素瘤和转移性颅内黑色素瘤，原发性颅内黑色素瘤占原发性颅内肿瘤的 0.18%～0.56%，占颅内转移瘤的 2%～7%。两种肿瘤的总体发病率不及颅内肿瘤的 0.1%。

二、分子病理学诊断

　　脑脊液细胞分子病理学诊断对早期诊断颅内黑色素瘤及是否发生播散具有重要作用。分子病理学诊断是黑色素瘤的诊断金标准，原发性颅内黑色素瘤或转移性颅内黑色素瘤在组织学上类似于其他部位产生的黑色素瘤，在光学显微镜下，细胞呈多角形或纺锤形，并显示出有丝分裂和色素沉着的迹象，在电镜下可见肿瘤细胞内有不同成熟阶段的黑色素小体。免疫组织化学中，S-100、HMB-45 和波形蛋白（vimentin，Vim）是诊断黑色素瘤的特异性指标。S-100 对黑色素瘤高度敏感，但是起源于胚胎外胚层神经峰的肿瘤也能表达 S-100，因此它的特异性较差。HMB-45 是一种对黑色素瘤具有较高特异性的单克隆抗体，它可以识别前黑色素小体球蛋白，并能与黑色素瘤特异性抗原和不完全性黑色素细胞发生反应，可以用于诊断临床中的无黑色素型黑色素瘤。上皮膜抗原（epithelial membrane antigen，EMA）是上皮膜标志物，在黑色素瘤细胞中不表达，但可用于鉴别脑膜瘤和神经胶质瘤等神经上皮肿瘤。由于部分患者肿瘤免疫组织化学染色指标未必能被检出，或者肿瘤细胞不表达黑色素，所以仅依赖分子病理学诊断容易漏诊或误诊，因此我们诊断这种不典型的黑色素瘤时需要结合术前、术中及术后资料综合分析（图6-1）。

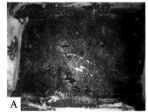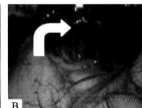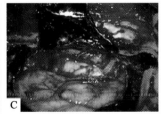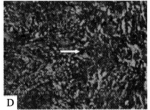

图 6-1　颅内黑色素瘤患者术中显微镜下所见及术后组织病理学

A. 颅内板障及硬膜均呈黑色，硬膜张力较高；B. 剪开硬膜，见肿瘤呈黑色，与周围脑组织边界清楚，并可见脑表面有散在的色素斑（白色箭头所示）；C. 肿瘤全切除后，周围脑组织保护良好；D. 肿瘤细胞排列不规则，极性消失，细胞内有大量黑色素颗粒沉积（白色箭头所示），细胞核可见病理核分裂象。

三、影像学表现

　　颅内黑色素瘤 CT 平扫表现为团块或分叶状高密度影，增强扫描可见强化较均匀，但是特异性不高，与脑出血和脑膜瘤无法鉴别甚至还容易出现误诊。诊断颅内黑色素瘤时首选磁共振成像（MRI），其特异性表现为 T1WI 高信号，T2WI 低信号。但是并非所有颅内黑色素瘤都会出现 T1WI 高信号，这种表现与肿瘤组织内黑色素的含量和肿瘤卒中的出血量密切相关，黑色素含量越多，T1WI 信号越高。Isiklar

等根据肿瘤中黑色素的含量将颅内黑色素瘤分为四个亚型:①黑色素型:肿瘤内含有丰富的黑色素,MRI表现典型,T1WI高信号,T2WI低信号。②无黑色素型:肿瘤内不含黑色素或含量低,MRI表现为T1WI低信号,T2WI高信号。③混合型:与前两型的任何一型都不相同。④出血型:表现为血肿不同时期的信号特征,为不均匀环状强化或弥漫性强化。黑色素型和出血型颅内黑色素瘤较常见,约占颅内黑色素瘤的70%。

由于颅内黑色素瘤在MRI上的表现复杂多变,因此需要与颅内其他疾病进行鉴别。①脑膜瘤:多数颅内黑色素瘤MRI信号不均匀,而脑膜瘤MRI T1WI和T2WI为等信号且信号均匀,增强MRI表现为明显的均匀强化,出现硬膜尾征,这是其重要的影像学特点。②亚急性脑出血:其在MRI上的信号特点与颅内黑色素瘤相似,出血部位多位于基底节区,随着含铁血黄素的变化,MRI信号也出现相应改变,可以结合CT的变化(从高密度逐步过渡到低密度的演变过程)一起鉴别,但出血型颅内黑色素瘤与脑出血的鉴别还是比较困难的。③胶质瘤:低级别胶质瘤的MRI增强扫描强化多不明显,周围水肿较轻;高级别胶质瘤多合并卒中,MRI表现为T1WI等高混杂信号,T2WI高信号,病灶多位于脑室旁白质或皮质下,增强为不均匀强化,常常合并囊性变坏死,易与颅内黑色素瘤混淆。④蛛网膜下腔出血:原发性颅内黑色素瘤在生长扩散过程中肿瘤细胞常常脱落进入蛛网膜下腔,浸润腐蚀脑表面血管导致蛛网膜下腔出血,CT表现为脑沟脑池高密度,但是与动脉瘤性蛛网膜下腔出血相比,原发性颅内黑色素瘤的出血量相对较少。

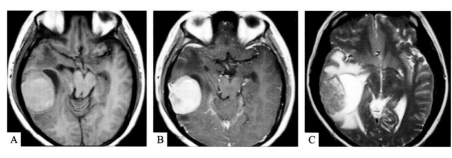

图 6-2　颅内黑色素瘤患者影像学表现

A. 病变位于右侧颞叶,T1WI呈等长信号;B. T1WI增强扫描提示病灶实体部分明显均匀强化;
C. T2WI提示病灶呈等长信号,其内信号不均,周围水肿明显。

四、临床特点

原发性颅内黑色素瘤主要由神经嵴的软脑膜黑色素细胞发展而来,可见于脑底部、脑室、视交叉、脑叶的沟裂、脑干网状结构、黑质、蓝斑和脉络膜等部位,特别是延髓的腹外侧最为多见。原发性颅内黑色素瘤较为罕见,多单发,生长缓慢,任何年龄阶段均可发病,好发于45~50岁之间的成人。体格检查时应尤其关注足底、足趾、手指末端及指甲下等部位,这些部位都是黑色素瘤常见的发生部位。在部分患者中,黑色素瘤可能隐藏于生长毛发的皮肤上或者仅表现为眼部症状,不易发现。当肿瘤侵犯脑膜时,可表现为脑膜刺激征及癫痫发作;当肿瘤侵犯脑实质时,因肿瘤生长部位不同而出现不同的症状,如头痛、偏瘫、失语、精神障碍等;当肿瘤生长在颅底时,可以表现为颅神经受损症状,包括视力、听力减退以及意识障碍、面部或肢体麻木等;如果肿瘤随脑脊液循环播散至蛛网膜下腔引起脑脊液循环障碍,则会出现脑积水。肿瘤破裂出血时,患者可出现急性颅内压增高,甚至脑疝。据文献报道,初发临床症状的发生率如下:颅内压增高和脑积水(43.2%),局灶性神经功能缺损(34.6%),脑出血或蛛网膜下腔出血(17.3%),癫痫(11.1%)。

五、诊断与鉴别

原发性颅内黑色素瘤不能单纯从神经影像学和组织病理特征上与转移性颅内黑色素区分,只有在排除皮肤、黏膜或视网膜等其他部位的黑色素瘤后才能确诊。Willis提出了诊断原发性颅内黑色素瘤的三个基本条件:①皮肤及眼球未发现黑色素瘤;②上述部位以前未做过黑色素瘤切除术;③内脏无黑色素瘤转移。但是,黑色素瘤晚期常向中枢神经系统转移,而且原发病灶很难被发现,因此 Winkelman 等提出,只有黑色素瘤患者死后经过细致的尸检排除其他部位存在黑色素瘤后才能诊断为原发性颅内黑色素瘤。

六、治疗

目前针对颅内黑色素瘤的治疗主要有手术治疗、放疗、化疗、基因靶向治疗等。

1. 手术治疗 原发性颅内黑色素瘤通常为单发,如果病灶直径≥3 cm 且有明显占位效应,或者病灶位于脑脊液循环通路阻塞脑脊液正常流动时,应该首选手术治疗,然后再进行局部放疗和化疗。相较于部分切除的患者,将单发病灶彻底切除可以有效延长患者的复发间隔时间及生存期。手术过程中应注意对肿瘤周围脑组织的保护,避免肿瘤细胞扩散,若遇到脑室旁病变,要慎重打开脑室,因为黑色素瘤细胞一旦脱落到脑室内,会沿着脑脊液播散。整块切除病变要优于分块切除,术中要避免伤及重要结构和血管,对优势半球和脑干附近的黑色素瘤最好行术中电生理监测,在术中磁共振成像和多模态导航等先进技术的辅助下,尽可能多地切除肿瘤及周围黄染脑组织,并注意利用吸引器吸除漂浮组织。若颅内多发黑色素瘤,因术后极易出现脑膜、脑室系统的播散转移,且手术本身风险较高,所以应综合考虑肿瘤转移部位、大小、病灶数量以及患者全身总体状况和诊断时患者的症状等情况,进行全面评估。

2. 放疗 既往认为颅内黑色素瘤细胞有很好的放射性损伤修复能力,故其对放疗的敏感性差。近年来部分研究证实,立体定向放疗(SRT)和(或)全脑放疗(WBRT)联合显微外科手术患者的预后优于单纯显微外科手术患者或单纯 WBRT 患者的预后。当病灶位置较深,病灶较小(直径<3 cm,总数≤7)时可使用立体定向放疗(SRT),即对病灶部分进行极高剂量的聚焦辐射,对肿瘤的治疗效果较好,而对周围组织的损伤较小。部分学者报道,当颅内肿瘤直径不超过 3 cm 时,SRT 单独或联合 WBRT 可获得与手术联合 WBRT 相似的治疗结果。WBRT 可能也能够改善患者的神经系统症状,但数据表明颅内黑色素瘤患者单独使用 WBRT 治疗转移性黑色素瘤与未使用 WBRT 相比,WBRT 对患者中位生存期的影响较小,WBRT 通常作为一种姑息性的治疗手段。当然,SRT 与 WBRT 对颅内黑色素瘤有着明显不同的治疗效果可能也是选择偏倚的结果,因为接受 SRT 的患者与接受 WBRT 的患者相比,颅内肿瘤数目通常较少,其他器官系统因黑色素瘤引起的症状较轻,患者一般状态要更好,这一选择偏倚会影响患者的治疗效果。

3. 化疗 化疗是治疗颅内黑色素瘤的一种方式,化疗时要求化疗药物能够穿过血脑屏障并对肿瘤有效。对于转移性黑色素瘤患者,化疗药物还必须对原发病灶也有效。替莫唑胺(TMZ)是一种口服烷化剂,是细胞生长抑制剂,其作用机制与达卡巴嗪相同,有类似于达卡巴嗪的疗效,但它能更好地进入中枢神经系统发挥作用。Meier 等报道了包括替莫唑胺治疗在内的化疗延长了颅内转移性黑色素瘤患者的中位生存期。Paul 等研究表明替莫唑胺与达卡巴嗪相比,在作为Ⅳ期黑色素瘤的主要治疗方法时,能显著降低颅内黑色素瘤转移的发生率。沙利度胺是一种血管生成抑制剂,具有较好的生物利用度,且易通过血脑屏障,但毒性反应较多,常见的有震颤、血栓形成、运动失调、恶心、呕吐等。

4. 基因靶向治疗 基因突变伴随着肿瘤的发生发展,黑色素瘤亦不例外。研究发现与黑色素瘤密切相关的基因是 BRAF 基因突变和 C-KIT 基因突变。BRAF 基因是人类重要的原癌基因,位于 7 号染色体的长臂,编码一个具有 766 个氨基酸残基的蛋白质,是一种丝氨酸/苏氨酸特异性激酶,该突变导致下游 MEK-ERK 信号通路持续激活。V-raf 鼠肉瘤病毒癌基因同源物 B1(BRAF)激酶抑制剂(BRAFi)、其他丝裂原活化蛋白激酶(MAPK)途径抑制剂(MAPKi)等生物制剂的应用,对黑色素瘤患者具有延长生存期的作用及良好的安全性。

七、预后

原发性颅内黑色素瘤的生存期为 4 个月至 13 年,显微手术全切除病灶往往可以获得较长的生存期,而转移性黑色素瘤的中位生存期为 3.8 个月。Konstadoulakis 等统计了 136 例转移性颅内黑色素瘤患者的疗效,手术治疗组、非手术治疗组和不予治疗组的中位生存期分别为 5 个月、3 个月及 1 个月。在统计与转移性颅内黑色素瘤预后有关的因素中,年龄＞65 岁,其他器官系统转移病灶、神经系统症状和脑转移的数量与较差的生存率显著相关。

(张方成)

参 考 文 献

[1] 孙连杰,王琳洁,杨小朋.颅内原发性恶性黑色素瘤的诊治进展[J].中国临床神经外科杂志,2020,25(4):251-253.

[2] 毕炀辉,崔鹤洋,张玲,等.黑色素瘤中癌基因 B-Raf^{V600E} 对 B-Raf/ERK/Mps1 负反馈抵抗作用的机制[J].肿瘤防治研究,2015,42(9):867-871.

[3] Isiklar I, Leeds N E, Fuller G N, et al. Intrcranial metastatic melanoma:correlation between MR imaging characteristics and melanin content[J]. Am J Roentgenol,1995,165(6):1503-1512.

[4] Wang J, Guo Z Z, Wang Y J, et al. Microsurgery for the treatment of primary malignant intracranial melanoma:a surgical series and literature review[J]. Eur J Surg Oncol,2014,40(9):1062-1071.

[5] Bafaloukos D, Gogas H. The treatment of brain metastases in melanoma patients[J]. Cancer Treat Rev,2004,30(6):515-520.

[6] 张勤,顾建军,刘小星.中枢神经系统黑色素瘤的诊治[J].中国微侵袭神经外科杂志,2011,16(9):407-409.

[7] 罗毅男,葛鹏飞,付双林,等.颅内黑色素瘤的诊断与治疗[J].中华神经外科杂志,2003,19(2):138-140.

[8] 黄银兴,望家兴,田君,等.颅内恶性黑色素瘤的外科治疗体会(附七例报道)[J].中华神经医学杂志,2020,19(8):820-824.

[9] 景治涛,刘佳,班允超,等.颅内恶性黑色素瘤的诊断和治疗:15 例报告[J].中华神经外科疾病研究杂志,2014,13(3):259-262.

[10] Arai N, Kagami H, Mine Y, et al. Primary solitary intracranial malignant melanoma:a systematic review of literature[J]. World Neurosurg,2018,117:386-393.

[11] Ly D, Bagshaw H P, Anker C J, et al. Local control after stereotactic radiosurgery for brain metastases in patients with melanoma with and without BRAF mutation and treatment[J]. J Neurosurg,2015,123(2):395-401.

[12] Douglas J G, Margolin K. The treatment of brain metastases from malignant melanoma[J]. Semin Oncol,2002,29(5):518-524.

[13] Gonzalez-Martinez J, Hernandez L, Zamorano L, et al. Gamma knife radiosurgery for intracranial metastatic melanoma:a 6-year experience[J]. J Neurosurg,2002,97(5 Suppl):494-498.

[14] Meier S, Baumert B G, Maier T, et al. Survival and prognostic factors in patients with brain metastases from malignant melanoma[J]. Onkologie,2004,27(2):145-149.

[15] Williams N L, Wuthrick E J, Kim H, et al. Phase 1 study of ipilimumab combined with whole brain radiation therapy or radiosurgery for melanoma patients with brain metastases[J]. Int J Radiat Oncol Biol Phys,2017,99(1):22-30.

[16] Feng R, Oermann E K, Shrivastava R, et al. Stereotactic radiosurgery for melanoma brain metastases:a comprehensive clinical case series[J]. World Neurosurg,2017,100:297-304.

[17] Patel B G，Ahmed K A，Johnstone P A，et al. Initial experience with combined BRAF and MEK inhibition with stereotactic radiosurgery for BRAF mutant melanoma brain metastases[J]. Melanoma Res,2016,26(4):382-386.

[18] Hong A M，Fogarty G B，Dolven-Jacobsen K，et al. Adjuvant whole-brain radiation therapy compared with observation after local treatment of melanoma brain metastases:a multicenter, randomized phase Ⅲ trial[J]. J Clin Oncol,2019,37(33):3132-3141.

[19] Kircher D A，Silvis M R，Cho J H，et al. Melanoma brain metastasis:Mechanisms,models,and medicine[J]. Int J Mol Sci,2016,17(9):1468.

[20] Young G J，Bi W L，Wu W W，et al. Management of intracranial melanomas in the era of precision medicine[J]. Oncotarget,2017,8(51):89326-89347.

[21] Rishi A，Yu H M. Current treatment of melanoma brain metastasis[J]. Curr Treat Options Oncol,2020,21(6):45.

[22] Alvarez-Breckenridge C，Giobbie-Hurder A，Gill C M，et al. Upfront surgical resection of melanoma brain metastases provides a bridge toward immunotherapy-mediated systemic control[J]. Oncologist,2019,24(5):671-679.

[23] 肖云飞,薛康康,程敬亮.颅内原发黑色素瘤的 MRI 与病理特征分析[J].临床放射学杂志,2018,37(11):1791-1794.

第七章　孤立性纤维性肿瘤/血管外皮细胞瘤

一、概述

孤立性纤维性肿瘤和血管外皮细胞瘤尽管在组织学和预后上有所不同,但被认为是单一病理实体(胸膜外孤立性纤维性肿瘤/血管外皮细胞瘤(SFT/HPC))的变异,其特征是存在 NAB2-STAT6 融合蛋白。中枢神经系统孤立性纤维性肿瘤/血管外皮细胞瘤较为罕见,以硬膜为基础的肿瘤占所有原发性中枢神经系统肿瘤的比例不到 1%。通常发生于成人,平均诊断年龄为 40～50 岁。男性发病率稍高。其在中枢神经系统内的分布与脑膜瘤相似,70% 在幕上,15% 在颅后窝,15% 在脊髓。脑室内病变也有报道。可发生颅外转移,常见于骨、肺和肝脏。

2007 年,世界卫生组织(WHO)将脑膜血管外皮细胞瘤与脑膜瘤区分开来,并将脑膜血管外皮细胞瘤归类为脑膜间质肿瘤。2013 年 WHO 在对软组织和骨肿瘤的分类中将孤立性纤维性肿瘤和血管外皮细胞瘤分为单独一类。发生在神经轴以内的孤立性纤维性肿瘤和血管外皮细胞瘤均存在 12q13 倒置、NAB2 基因和 STAT6 基因的融合,所以可通过免疫组织化学检测到 STAT6 基因的表达。为避免孤立性纤维性肿瘤和血管外皮细胞瘤两者可能存在的重叠,2016 年 WHO 新分类标准采用孤立性纤维性肿瘤/血管外皮细胞瘤这一组合性术语来描述这类疾病,并将其定义为纤维母细胞源性的间叶性肿瘤。然而,由于脑膜血管外皮细胞瘤具有侵袭性,因此有学者认为它不同于孤立性纤维性肿瘤,认为它更具有侵袭性。

2016 年,WHO 新分类标准中孤立性纤维性肿瘤/血管外皮细胞瘤中包含三个级别(表 7-1):Ⅰ级类似以前的孤立性纤维性肿瘤,胶原含量较高、细胞密度相对较低,有梭形细胞;Ⅱ级类似以前血管外皮细胞瘤,有更多的细胞、较少的胶原,可见肥大的细胞和"鹿角"样血管结构;Ⅲ级与之前间变性血管外皮细胞瘤对应,每 10 个高倍镜视野下的核分裂象至少有 5 个。一些在组织学上更类似于孤立性纤维性肿瘤的肿瘤,当每 10 个高倍镜视野下的核分裂象至少有 5 个时,可界定为Ⅲ级。

表 7-1　2016 年 WHO 孤立性纤维性肿瘤/血管外皮细胞瘤分级

孤立性纤维性肿瘤/血管外皮细胞瘤分级	ICD-10 编码
Ⅰ级	8815/0
Ⅱ级	8815/1
Ⅲ级	8815/3

二、形态学及分子病理学特点

总体来说,孤立性纤维性肿瘤/血管外皮细胞瘤呈单个或分叶状,可见包膜,肿瘤颜色从灰白色到红色不等,部分肿瘤血管丰富。肿瘤实质质韧或质硬,可见出血、囊性变及不同程度的黏液变或土黄色坏死灶。孤立性纤维性肿瘤/血管外皮细胞瘤通常黏附在硬膜上,很少钙化,可在硬膜中浸润扩散或侵入邻近脑组织。

(一)孤立性纤维性肿瘤

Ⅰ级孤立性纤维性肿瘤/血管外皮细胞瘤(即孤立性纤维性肿瘤表型)的组织病理特征为具有无规则结构或短束状结构,细胞稀疏区和密集区交替出现,胶原带较厚。可见薄壁分支血管。通常有丝分裂活性极低（每10个高倍镜视野下的核分裂象不超过3个）。孤立性纤维性肿瘤具有CD34、波形蛋白和Bcl-2阳性的免疫组织化学特征，可作为区分纤维性脑膜瘤和其他含有纤维成分的肿瘤的依据。建议通过免疫组织化学检测STAT6基因的表达或确认NAB2基因和STAT6基因的融合来确诊。

（二）血管外皮细胞瘤

WHO Ⅱ级或Ⅲ级孤立性纤维性肿瘤/血管外皮细胞瘤（即血管外皮细胞瘤表型）的组织病理特征是细胞数量多，卵圆形细胞紧密对立，间质少，富含"鹿角状"分支薄壁血管。常见有丝分裂（Ⅱ级为每10个高倍镜视野下的核分裂象少于5个；Ⅲ级为每10个高倍镜视野下核分裂象不少于5个）和坏死。细胞通常弱表达CD34。50％的肿瘤在显微镜下可以看到微囊、坏死和乳头状结构，无螺纹和砂粒体。网状蛋白包裹着单个细胞（与脑膜瘤不同，在脑膜瘤中，网状蛋白比较稀少，并将肿瘤分隔成小叶）。血管外皮细胞瘤细胞呈平滑肌母细胞分化并分泌基底膜样物质，但缺失相应细胞膜表面特征（桥粒、附着带和缝隙连接等）。

血管外皮细胞瘤在遗传学上不同于脑膜血管瘤。染色体12q13的重排在血管外皮细胞瘤中很常见，其中包括MDM2、CDK4和CHOP/GADD153。染色体12q13、19q13、6p21和7p15的细胞遗传学改变在脑膜瘤中不常见。与脑膜瘤相关的NF2肿瘤抑制基因的突变在血管外皮细胞瘤中未发现。1p32、14q32和4.1b的丢失在脑膜瘤中很常见，但在血管外皮细胞瘤中很少见。血管外皮细胞瘤的生物学行为与组织学特征（如有丝分裂）、MIB-1、Ki-67或DNA倍性不相关。复发性肿瘤保留其组织学特征，转移性血管外皮细胞瘤在组织学上与原发性肿瘤相同。脑膜血管外皮细胞瘤在组织学和生物学上与非典型或恶性脑膜瘤不同。

三、临床表现

Ⅰ级孤立性纤维性肿瘤/血管外皮细胞瘤通过体积的缓慢增大引发症状，压迫邻近结构或增人颅内压。Ⅱ级或Ⅲ级孤立性纤维性肿瘤/血管外皮细胞瘤的症状通常包括头痛、局灶性神经功能障碍或因肿瘤压迫刺激邻近脑组织引起癫痫发作或脑水肿，少数患者以颅内出血作为首发症状。由于肿瘤生长迅速，Ⅱ级和Ⅲ级孤立性纤维性肿瘤/血管外皮细胞瘤患者症状持续时间通常不到1年。

四、辅助检查

孤立性纤维性肿瘤/血管外皮细胞瘤的影像学表现类似于脑膜瘤。CT通常显示狭窄或广泛的硬膜附着。多数肿瘤CT平扫呈高密度，伴局灶性低密度区，增强后呈不均匀强化（图7-1）。肿瘤可表现出一些恶性特征，如脑实质浸润，或呈"蕈状"不均匀强化，边界不规则。50％以上的肿瘤可见骨质破坏，但通常不发生骨质增生。

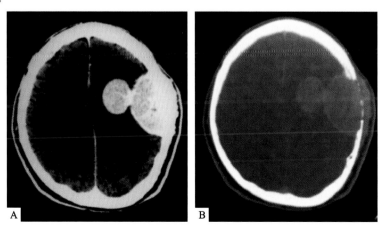

图7-1　孤立性纤维性肿瘤/血管外皮细胞瘤患者头部CT

A.CT软组织窗增强像显示肿瘤位于大脑凸面，呈分叶状不均匀强化；B.骨窗像显示肿瘤破坏邻近颅骨。

MRI 显示孤立性纤维性肿瘤/血管外皮细胞瘤常呈等信号,在 T1WI 和 T2WI 上有明显的血管流空影(图 7-2)。T1 增强像上呈不均匀强化,大约一半的肿瘤有硬膜尾征。肿瘤常见瘤周水肿。

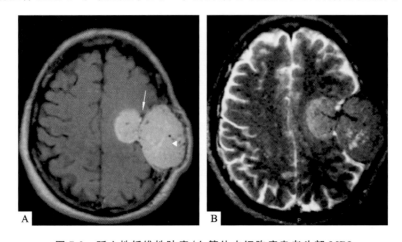

图 7-2　孤立性纤维性肿瘤/血管外皮细胞瘤患者头部 MRI

A. T1WI 显示肿瘤呈分叶状浸润邻近脑组织(白色箭头所示),肿瘤内部呈现血管流空影(白色三角);

B. T2WI 显示肿瘤与灰质等信号,肿瘤内部有坏死。

孤立性纤维性肿瘤/血管外皮细胞瘤有较为特征性的 DSA 表现,包括螺旋形血管(常见于Ⅱ级或Ⅲ级肿瘤)、分流和持续的静脉显影。多达一半的患者有明显的颈内动脉供血不足,很少有患者表现出早期静脉引流,这是区别于普通脑膜瘤的另一个特征。孤立性纤维性肿瘤/血管外皮细胞瘤经常有来自颈内动脉/椎动脉和颈外动脉的双重供血(图 7-3),但主要供血来自颈内动脉,而脑膜瘤的主要供血来自颈外动脉。

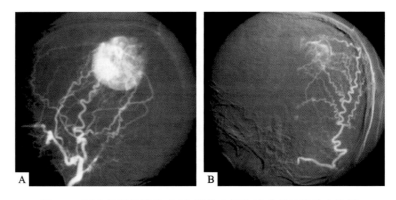

图 7-3　孤立性纤维性肿瘤/血管外皮细胞瘤术前动脉栓塞造影

A. 肿瘤有颈内动脉/椎动脉和颈外动脉的双重供血;B. 选择性栓塞后,肿瘤血管密度明显降低。

五、诊断及鉴别诊断

(一)诊断

根据病史、部位、特征性的影像学表现以及术后病理学检测 STAT6 基因的表达或确认 NAB2 基因和 STAT6 基因的融合来确诊,病理学诊断有助于明确分类及分级。

1. 病史　好发于 40～50 岁成人,男性多于女性。Ⅰ级孤立性纤维性肿瘤/血管外皮细胞瘤进展缓慢、Ⅱ级和Ⅲ级孤立性纤维性肿瘤/血管外皮细胞瘤进展相对较快,发病后期均可出现神经功能障碍、颅内压增高等症状,少数患者可出现癫痫发作或颅内出血。

2. 部位　好发于幕上凸面和颅底硬膜,颅后窝次之,脊柱较少。

3. 影像学表现

(1) CT 表现:肿瘤有硬膜附着,CT 平扫呈高密度,伴局灶性低密度区,增强后呈不均匀强化。高级别肿瘤呈"蕈状"强化,边界不规则,伴邻近颅骨破坏。

（2）MRI 表现：T1WI 和 T2WI 上肿瘤呈等信号,高级别肿瘤有明显的血管流空影,常见瘤周水肿。注射造影剂后,肿瘤不均匀强化,伴硬膜尾征。

（3）DSA 表现：高级别肿瘤血管造影显示肿瘤内部具有螺旋形血管、分流和持续的静脉显影。肿瘤有来自颈内动脉/椎动脉和颈外动脉的双重供血,但以颈内动脉供血为主。

4. 病理学诊断　根据术后病理结果可明确诊断。通过免疫组织化学检测 STAT6 基因的表达或确认 NAB2 基因和 STAT6 基因的融合来确诊。肿瘤分级：Ⅰ 级肿瘤细胞密度较低,即经典的孤立性纤维性肿瘤表型；Ⅱ 级细胞密度较高,即经典的血管外皮细胞瘤表型,或与孤立性纤维性肿瘤表型混合存在；Ⅲ 级即间变性血管外皮细胞瘤或恶性孤立性纤维性肿瘤或二者混合存在,主要标准为核分裂象增多（每 10 个高倍镜视野下的核分裂象至少有 5 个）,和（或）有明显的异型性或坏死等。

（二）鉴别诊断

无论孤立性纤维性肿瘤/血管外皮细胞瘤类别和级别高低,都需要与脑膜瘤、脑膜肉瘤相鉴别（表 7-2）。

1. 脑膜瘤　占颅内肿瘤的 15%～20%,好发于 50～60 岁成人,女性多于男性。临床和影像学表现与孤立性纤维性肿瘤/血管外皮细胞瘤类似,但脑膜瘤常见钙化、骨质增生,较少出现坏死和颅外转移。血管造影显示脑膜瘤无特征性的螺旋形血管,较少出现持续的静脉显影,肿瘤供血以颈外动脉为主。

2. 脑膜肉瘤　发病率较低,占颅内肿瘤的比例不到 1%,各年龄段均可发病,男女发病率相似。影像学上显示肿瘤不均匀强化伴坏死,邻近骨质破坏,具有明显的颅外转移。行免疫组织化学检测 STAT6 基因的表达有助于鉴别。

表 7-2　脑膜瘤、脑膜肉瘤、孤立性纤维性肿瘤/血管外皮细胞瘤的鉴别

鉴别点	脑膜瘤	脑膜肉瘤	孤立性纤维性肿瘤/血管外皮细胞瘤
发生部位	幕上＞幕下＞脊柱	幕上＝幕下	幕上＞幕下＞脊柱
发病率	颅内肿瘤的 15%～20%	不足颅内肿瘤的 1%	约为颅内肿瘤的 1%
发病年龄	50～60 岁	各年龄段	40～50 岁
性别	女＞男	男＝女	男＞女
复发	不常见	常见	常见
颅外转移	少见	常见	常见
影像学	均匀强化	不均匀强化	不均匀强化
钙化	常见	少见	少见
颅骨效应	骨质增生	骨质破坏	骨质破坏

六、治疗

孤立性纤维性肿瘤/血管外皮细胞瘤的治疗方式主要是手术切除和（或）联合放化疗：Ⅰ 级孤立性纤维性肿瘤/血管外皮细胞瘤全切除即可,联合放化疗通常是肿瘤次全切除、复发或进展及恶性病例的选择。Ⅱ 级及 Ⅲ 级孤立性纤维性肿瘤/血管外皮细胞瘤术后有较高的复发风险,需要联合多种治疗方式,密切随访和积极治疗复发。

（一）手术切除

手术切除的原则与脑膜瘤相似。由于肿瘤复发后手术往往更困难,且效果较差,所以初次手术应以全切除为目标（Simpson Ⅰ 级）。需要同时切除累及的硬膜、颅骨以及非功能区脑组织或血管结构。如果不能完全切除,则建议辅助放疗。全切除后患者的无病生存期明显延长,次全切除后复发率较高。

对术前高度怀疑的孤立性纤维性肿瘤/血管外皮细胞瘤患者,血管造影和栓塞可明显减少病变的血供,从而减少出血,利于肿瘤切除。报道显示,术前介入栓塞可使手术平均出血量降低 50%。

【适应证】

(1) 患者有明确的颅内压增高或神经功能障碍。

(2) 患者有明确的颅骨骨质破坏,肿瘤突出到头皮下,头颅畸形。

(3) 患者自愿接受手术。

【禁忌证】

(1) 严重心、肺、肝、肾功能障碍,不能手术者。

(2) 其他不适合接受神经外科开颅手术的情况。

(二) 放疗

有大量研究阐述了立体定向放疗或全脑放疗治疗残余或复发性孤立性纤维性肿瘤/血管外皮细胞瘤的经验,接受放疗的患者肿瘤局部控制率达 75%~80%。即便放疗后疾病进展和复发,再次放疗的反应率也较高。

目前实现残余或复发肿瘤控制的最佳放疗剂量尚未确定。但有报道显示,肿瘤周边剂量应相对较高,超过 17 Gy 的 2 年和 5 年肿瘤无进展生存率分别为 96.8% 和 91.9%,而低于 17 Gy 则分别为 70.7% 和 61.8%。

(三) 化疗

到目前为止,化疗的作用尚不明确。最近,一项关于 O^6-甲基鸟嘌呤-DNA 甲基转移酶(MGMT)启动子的最新研究发现,45% 的原发性 Ⅱ 级和 Ⅲ 级孤立性纤维性肿瘤/血管外皮细胞瘤存在 MGMT 启动子甲基化,因此烷化剂如替莫唑胺可能对这部分肿瘤患者有益。此外,由于孤立性纤维性肿瘤/血管外皮细胞瘤富含血管,血管生成抑制剂如贝伐珠单抗或舒尼替尼之类的药物可能是有益的。

七、预后

(一) 复发

即使全切除后,孤立性纤维性肿瘤/血管外皮细胞瘤也有持续复发的趋势,尤其是 Ⅱ 级和 Ⅲ 级孤立性纤维性肿瘤/血管外皮细胞瘤。Ⅱ 级和 Ⅲ 级孤立性纤维性肿瘤/血管外皮细胞瘤切除后中位无复发间隔期为 40~78 个月,多年无复发生存并不少见。总体来看,Ⅱ、Ⅲ 级孤立性纤维性肿瘤/血管外皮细胞瘤 5 年、10 年和 15 年的复发率分别为 65%、76% 和 87%(表 7-3)。孤立性纤维性肿瘤/血管外皮细胞瘤复发率高,因此在最初体征和症状出现时需要密切随访和积极治疗。

表 7-3　孤立性纤维性肿瘤/血管外皮细胞瘤预后

项目	5 年	10 年	15 年
总体复发率/(%)	65	76	87
行全脑放疗的复发率/(%)	38	64	—
未行全脑放疗的复发率/(%)	90	90	—
转移率/(%)	13	33	64
生存率/(%)	67	40	23

首次复发后,孤立性纤维性肿瘤/血管外皮细胞瘤再次复发的时间间隔缩短,第二次、第三次和第四次手术复发的平均时间间隔分别是 38 个月、35 个月和 17 个月。此外,53% 的患者在第一次手术后病情好转,3% 的患者病情恶化,而在随后的手术中只有 33% 的患者病情好转,13% 的患者病情恶化。因此患者在第一次手术时获益最佳。

(二) 转移

孤立性纤维性肿瘤/血管外皮细胞瘤具有颅外转移倾向,常见的转移部位是骨、肺和肝脏,5 年、10 年和 15 年的转移率分别为 13%、33% 和 64%(表 7-3),因此随着生存期延长,转移率增高。远处转移与手术切除范围、辅助放疗和分级（Ⅱ级和Ⅲ级）无明显相关性。颅外转移可能在多年的明显无瘤生存后发生，对患者的长期治疗至关重要。转移的治疗通常需要针对受累及的部位采取类似的多模式疗法。

（三）生存

孤立性纤维性肿瘤/血管外皮细胞瘤患者首次手术后的中位生存期为 60 个月，5 年、10 年和 15 年的生存率分别为 67％、40％和 23％（表 7-3），肿瘤分级越高，患者生存率越低。此外，第一次手术后接受全脑放疗的患者平均复发间隔时间为 74 个月，5 年和 10 年复发率分别为 38％和 64％（表 7-3）。未接受全脑放疗的患者的平均复发间隔时间为 29 个月，5 年和 10 年的复发率均为 90％（表 7-3）。

（梁锐超 徐建国）

第八章　血管网状细胞瘤

一、概述

　　血管网状细胞瘤（angioreticuloma）也称血管母细胞瘤（hemangioblastoma，HB），是一种由密集血管和肿瘤基质细胞所组成的良性血管性肿瘤，起源于中胚叶细胞的胚胎残余组织，为真性血管性肿瘤，占颅内肿瘤的2％和脊髓肿瘤的2％～10％。男女发病比例约为2∶1。大约90％的血管网状细胞瘤发生于小脑半球（图8-1）、脑干、脊髓、马尾（图8-2）等部位。仅10％的血管网状细胞瘤出现在幕上，且多位于垂体柄和灰结节。大多数血管网状细胞瘤是散发性的（60％～75％），25％～40％是家族遗传性von Hippel-Lindau病（VHL病）的常见表现之一。

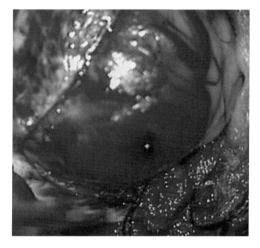

图 8-1　小脑半球血管网状细胞瘤

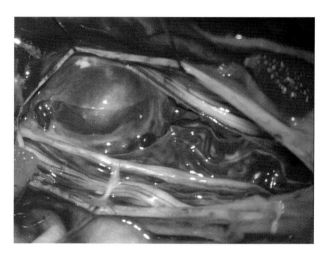

图 8-2　马尾血管网状细胞瘤

二、病理特点

　　血管网状细胞瘤是一种良性高度血管化肿瘤，WHO分类将其归为起源未明的Ⅰ级肿瘤。实性血管网状细胞瘤大体呈明亮的红色或者肉红色，边界清楚，有完整包膜，质地柔软，血供极其丰富，可有棕黄色的含铁血黄素沉积于囊壁和肿瘤结节内，可见怒张的引流静脉。70％～80％血管网状细胞瘤伴有囊肿形成，特别是小脑血管网状细胞瘤，常呈现"大囊小结节"影，囊内含草黄色或淡黄色透明液体，蛋白质含量较高，囊壁平滑，呈白色或黄褐色。囊壁由压缩的脑组织和增生胶质细胞组成，囊内可见一个或者多个瘤结节，呈粉红色或黄色，瘤结节大小与囊腔无关。镜下观察见肿瘤由大量不规则的毛细血管和其间的基质细胞构成，血管"支架"主要为新生毛细血管，部分为大的血管和血窦，管内充满红细胞。基质细胞大小不一，形态各异，胞质丰富，内含不等量脂质，呈泡沫状。肿瘤细胞内可出现细胞核的异型性变，细胞核增大并有多核巨细胞的存在，如细胞核分裂加剧，血管成分相对减少，常提示肿瘤恶变。依据病理类型可将血管网状细胞瘤分为4型：①毛细血管型：毛细血管为主，常伴囊肿。②基质细胞型：常为实性肿瘤。③海绵型：由管径大小不同的血管或血窦形成，血液循环丰富。④混合型：以上几种类型的混合。其中毛细血管型约占50％。在免疫组织化学方面，内皮细胞通常表达Ⅷ因子（100％胞质强阳性）、von Willebrand因子（vWF）、血小板内皮细胞黏附分子（PECAM/CD31）和有Weibel-Palade小体存在（电子显微镜下）。基质细胞通常表达S-100β（80％细胞质和细胞核强阳性）、神经元特异性烯醇化酶、巢蛋白和一些神经肽（突触、5-羟色胺、P 物质、血管活性肠肽、神经肽 Y、神经降压素和亮氨酸脑啡肽）。

三、von Hippel-Lindau 病

von Hippel-Lindau 病（VHL 病），又称 VHL 综合征，是一种遗传病，其致病基因位于人类 3 号染色体短臂（3p25-26），主要表现为常染色体显性遗传。该类疾病具有极高的外显率，当患者年龄超过 65 岁时，其外显率超过 90%。VHL 综合征患者发病率较低，有报道称其发病率仅为 1/40000～1/36000。VHL 综合征常常累及多个器官，有时甚至多器官同时发病，并且在同一家族中也可出现不同的表型。VHL 综合征主要表现为两类疾病。

第一类为腹腔脏器受累，主要表现为肾细胞癌、肾囊肿、嗜铬细胞瘤、胰腺囊肿等。有近 2/3 的 VHL 综合征患者会出现肾细胞癌及肾囊肿，几乎都是透明细胞癌。胰腺受累，其中最常见的为胰腺囊肿，其次为神经内分泌肿瘤和浆液性囊腺瘤。此类病变最初发病时没有症状，多在 VHL 综合征患者常规的腹部影像学筛查中发现。但随着疾病的进展，有些胰腺囊肿及肿瘤会逐渐增大，甚至影响胰腺功能。并且此类综合征患者可能会出现血糖代谢紊乱，甚至胰腺炎的症状，因此每年进行定期的腹部影像学检查十分必要。

第二类为中枢神经系统相关的肿瘤，包括中枢神经系统的肿瘤、视网膜血管瘤以及内耳淋巴囊性肿瘤。60%～90% 的 VHL 综合征患者可能出现中枢神经系统血管网状细胞瘤。中枢神经系统血管网状细胞瘤引起的临床症状是 VHL 综合征最常见的，往往也是最早出现的，同时也是 VHL 综合征患者发病和死亡的一个重要因素。视网膜血管瘤在儿童多见，具有双侧发病的特性。近年来，内耳淋巴囊性肿瘤在越来越多的 VHL 综合征患者中被发现，该类肿瘤有双侧发病的特性，并且随着肿瘤的生长可能会出现耳鸣、眩晕甚至听力丧失。肿瘤多位于颞骨后部，很难在常规的头颅 MRI 中发现。因此对于 VHL 综合征患者，每年定期随访时一定要关注其是否有听力异常。一旦患者出现耳鸣、听力减退或者眩晕的症状，尽早行颞骨 CT 检查明确是否存在此类病变。

四、临床表现

中枢神经系统血管网状细胞瘤通常（约 72%）呈现生长和静止两个状态交替进行的跳跃式生长模式，但也有部分呈现线性（6%）或指数（22%）增长模式。一般血管网状细胞瘤生长极其缓慢，特别是实性血管网状细胞瘤可数年处于静止状态而无症状。当观察 5 年以上时，可有超过 50% 的血管网状细胞瘤增长。其临床症状取决于肿瘤所在的部位、大小以及是否伴有囊肿、水肿，因而无特异性。此外，临床表现与病理分型有关。毛细血管型和混合型肿瘤易于形成囊肿，由于囊肿的体积往往是实性部分的 4～10 倍，发展速度是实性结节的 20 倍，因此病程短，进展快，容易更早出现颅内压增高症状。基质细胞型肿瘤多为实性肿瘤，病程进展较缓慢，症状出现晚。海绵型肿瘤易出现瘤内出血，病程较短，症状波动性较大，常可突然恶化。

1. 小脑血管网状细胞瘤　好发于小脑和近中线部位，主要表现为间断枕下痛，60% 的患者有恶心、眩晕和复视，肿瘤影响脑脊液循环可产生脑积水而出现颅内压增高的表现。

2. 脑干血管网状细胞瘤　多见于延髓，其次为脑桥，表现为感觉迟钝、共济失调、吞咽困难、反射亢进、头痛、食欲缺乏等。

3. 脊髓血管网状细胞瘤　多位于后根区，表现为肢体感觉减退或疼痛、乏力、共济失调、反射亢进等。

4. 幕上血管网状细胞瘤　可有不同程度的偏瘫、偏身感觉障碍、偏盲等，少数出现癫痫发作。

5. 红细胞增多症　发生率在 9%～49% 之间，主要表现为红细胞计数及血红蛋白水平增高，肿瘤切除或放疗 2 周后红细胞计数恢复正常，肿瘤复发时红细胞计数也随之升高，其主要与肿瘤分泌促红细胞生成素有关，所以测定外周血红细胞及血红蛋白对血管网状细胞瘤的诊治和预后有一定的参考价值。

6. 妊娠　妊娠可促使血管网状细胞瘤生长，使无症状的血管网状细胞瘤变成有症状的血管网状细胞瘤。

五、影像学检查

1. 头颅 CT 囊性血管网状细胞瘤平扫时显示为类圆形低密度占位,密度较脑脊液高,可见高密度结节突向囊腔内,增强后呈现"大囊小结节"影像,囊壁多无强化,瘤结节呈现均匀强化(图 8-3)。实性血管网状细胞瘤平扫时呈等密度或高密度类圆形影像,呈明显均匀强化(图 8-4)。肿瘤周围可见低密度水肿带。如影响脑脊液循环,还可出现梗阻性脑积水的表现。

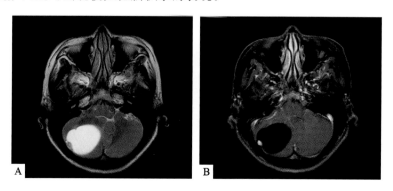

图 8-3　囊性血管网状细胞瘤
A. T2WI,可见长 T1、长 T2 信号囊肿及囊壁结节;B. 增强后结节明显强化。

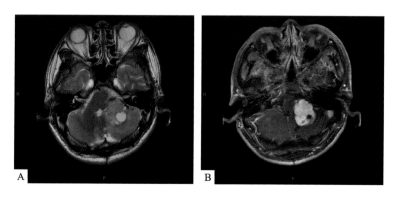

图 8-4　实性血管网状细胞瘤
A. T2WI;B. 增强 MRI。

2. 头颅 MRI 由于 MRI 不受颅后窝骨伪影的影响,对病变的检出率高于 CT,而且即使 2 mm 的小病灶也可被发现,所以增强 MRI 是诊断和监测中枢神经系统血管网状细胞瘤的金标准(图 8-5)。囊性部分常呈现长 T1、长 T2 信号,瘤结节呈现等 T1、长 T2 信号,"大囊小结节"影像更加突出,瘤结节明显强化,瘤周常可见水肿带或迂曲强化血管影(图 8-6)。

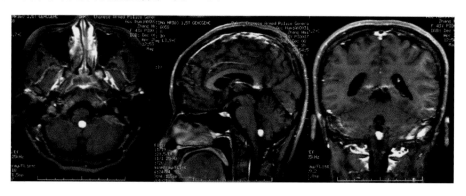

图 8-5　延髓血管网状细胞瘤增强影像

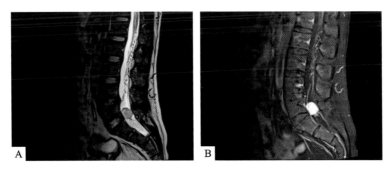

图 8-6　马尾血管网状细胞瘤

A. T2WI；B. T1 增强像。

3. 脑血管造影　脑血管造影是目前诊断血管性肿瘤最重要的手段,可清晰显示肿瘤病理血管或血管网,实性肿瘤可见"花瓣状"血液循环,并能显示供血动脉及引流静脉,必要时可以做供血动脉栓塞或部分栓塞治疗,有助于减少术中出血,有利于手术切除。

4. 眼底检查　部分患者眼底检查可见视乳头水肿,少数可见视网膜上有血管瘤或肿瘤出血表现。

5. 腹部 B 超或 CT 检查　可合并有胰腺、肾脏囊肿或肾脏实性肿瘤。

六、诊断和鉴别诊断

根据好发年龄和好发部位,结合典型的影像学特征,一般可做出临床初步诊断。对于散发性、无家族史的患者诊断基本成立。对于 VHL 综合征,现在仍采用 Glasker 等提出的诊断标准:存在中枢神经系统血管网状细胞瘤,以及视网膜血管瘤、肾细胞癌、嗜铬细胞瘤或附睾囊腺瘤;或任何一级亲属有 VHL 综合征的损害;或基因检测结果阳性。

（一）囊性血管网状细胞瘤的鉴别诊断

1. 毛细胞型星形细胞瘤　多见于青少年,好发于小脑、视觉通路和下丘脑。可呈多发小囊或单一大囊,可伴钙化,其囊壁结节可大可小,结节内及周围无血管流空影,增强后囊壁结节和瘤壁均可强化。

2. 囊性转移瘤　中老年人多见,多有原发性肿瘤史,位置表浅,结节病灶边缘常规则,瘤周水肿明显,增强呈结节或环形强化。

3. 脑脓肿　有感染史,且脓肿壁可环形强化,脓肿壁虽然厚薄不一,但内侧壁光滑是其特征,无瘤结节,水肿较明显。

4. 蛛网膜囊肿　脑外占位,密度低,增强后不强化,弥散加权成像(DWI)检查有助于鉴别。

5. 表皮样囊肿　位于小脑脑桥角区,T1WI 为低信号,T2WI 和 DWI 为高信号。

（二）实性血管网状细胞瘤的鉴别诊断

1. 转移瘤　多有原发性肿瘤史,病灶多表浅,多呈类圆形,瘤周水肿明显。

2. 脑膜瘤　为脑外肿瘤,极少发生囊性变,多数增强 MRI 可见硬膜尾征。

3. 室管膜瘤　一般瘤周无蚯蚓状流空的供血动脉,增强时强化程度不及血管网状细胞瘤明显。

4. 髓母细胞瘤　多见于儿童,为实性,边界常清楚,血供丰富,占位效应明显,增强时强化程度不及血管网状细胞瘤明显,瘤周水肿明显。

七、治疗

散发性血管网状细胞瘤与 VHL-HB 的治疗策略存在明显差异。散发性血管网状细胞瘤通常为单发,诊断时往往已经有相关中枢神经系统症状出现,因此,可以采取直接手术切除肿瘤的方式,这样既可以缓解症状,又能够获得明确的病理诊断。VHL-HB 常为多发,呈现生长和静止交替进行的跳跃式生长模式,可能在相当长的时间内并不出现临床症状,同时考虑对无症状 VHL-HB 患者进行过早治疗无疑可能增高患者手术风险,因此,目前对于 VHL-HB 的治疗策略,绝大多数学者主张仅对引发症状的责任病灶进行手术切除,即症状性切除。基于减少患者的手术次数,以及肿瘤位于脑干和(或)高颈髓等部位可能会有效降低肿瘤增大后的手术难度及合并症的发生率的考量,部分学者建议进行肿瘤的预防性切除和比邻性切除,但是尚存在较大的分歧。

(一)手术治疗

显微外科手术为本病首选治疗方式。肿瘤全切除可达到局部根治。囊性血管网状细胞瘤和实性血管网状细胞瘤的手术方式有所不同。囊性病变一般易于切除,但瘤结节小、多个或嵌在囊壁内时,术中应仔细寻找,必要时需采用术中导航、术中超声、术中 CT 或 MRI 辅助定位,避免遗漏结节导致肿瘤复发。囊壁是被压缩的正常脑组织和胶质增生组织,没必要切除。单纯行囊肿切开引流减压术,只会使患者症状得到暂时缓解。实性血管网状细胞瘤常位于脑干、脊髓等重要功能区,且血液循环丰富,手术较囊性血管网状细胞瘤困难。术中应沿肿瘤-脑组织界面进行分离,逐步阻断肿瘤供血动脉,随着供血动脉的减少,肿瘤质地变软,颜色转暗,最后处理粗大引流静脉,避免过早阻断而造成肿瘤体积迅速膨胀和出血,尽可能将肿瘤整块切除。对于实性血管网状细胞瘤,不能随意进行穿刺或者活检,穿刺或者试图做肿瘤的活检是绝不允许的手术操作方法,以免发生难以控制的大出血,甚至死亡。实性血管网状细胞瘤尤其是肿瘤较大或与脑干关系密切时手术难度较大,可以考虑采用术前造影明确供血动脉走向,并行术中电生理监测。不必勉强完整切除,在供血动脉有所控制的情况下,可以考虑分块切除肿瘤减容、双极电凝烧灼肿瘤表面使之皱缩等综合措施缩小肿瘤体积,最大限度地保护神经功能。此外,当肿瘤被完全切除后,由于原先供应肿瘤的高血流流入肿瘤周围的正常脑组织,可能引起瘤床的明显出血渗血,必须严格仔细止血,防止术后血肿的发生。

(二)放疗

血管网状细胞瘤的放疗目前尚存在争议,立体定向放疗或脑脊髓放疗仅用于不适合手术的患者。许多回顾性研究认为,立体定向放疗是一种治疗中小型实性血管网状细胞瘤的有效方法。但是由于忽略了血管网状细胞瘤的自然史,用总体生存率、短期肿瘤控制率等不足以证实立体定向放疗有效。考虑到血管网状细胞瘤生长模式的不可预测性,这种短期结果可能是由于肿瘤处于静止期而不是实际的治疗效果,所以该治疗方式具有相对的局限性。放疗也可能会暂时性加重肿瘤周围水肿和增加肿瘤血管通透性进而促进囊肿的形成,因此不建议将放疗作为预防性治疗无症状血管网状细胞瘤的手段,而建议将其仅用于难以外科切除的肿瘤的辅助性治疗。

(三)药物治疗

目前尚无治疗该病的特效药物。虽然一些抗血管生成药曾被尝试用于血管网状细胞瘤的临床治疗,但多为个案或者回顾性报道。如:SU5416 在治疗多发性血管网状细胞瘤的案例中取得了一定的疗效;贝伐珠单抗和雷珠单抗已经开始被用于治疗视网膜血管瘤。另外,一些抗肿瘤药物如沙利度胺可作为控制脑脊髓血管网状细胞瘤进展的治疗。Rogers 等用厄洛替尼治疗 1 例复发性 VHL-HB,随访 6 个月,发现其小脑病灶缩小了 50%,脑桥病灶缩小了 25%,其他软脑(或脊)膜病灶保持稳定。

(四)术前栓塞

虽然术前血管造影有助于明确肿瘤供血动脉和主要引流静脉的位置及走行,但是是否需要进行术前栓塞仍然存在很大的争议,毕竟栓塞操作也可增高致残和致死的风险。因此,应该依据血管造影的结果以及栓塞操作的难易程度,审慎综合考量。

八、预后和随访

大多数血管网状细胞瘤可完整切除,获得根治。原发性肿瘤全切除后复发率在 16%～31%,无症状间隔时间平均为 4.5 年。复发后可再次手术。复发相关因素如下:患者年龄较小(<30 岁)、VHL 综合征、多发性肿瘤、实性血管网状细胞瘤和特定的病理组织类型(基质细胞型复发率为 20%～25%,毛细血管型复发率为 5%～10%)。囊性血管网状细胞瘤术后死亡率在 5% 以下,实性血管网状细胞瘤死亡率较

其高出 3 倍,主要是因为术中止血困难和肿瘤影响到脑干及第四脑室。随着术前供血动脉栓塞术及术中电生理监测的广泛运用,手术难度下降,实性血管网状细胞瘤手术全切除率和术后死亡率会得到改善。

  VHL 综合征呈现多样性临床表现,且伴有恶变倾向,对生命具有潜在威胁,至今没有任何有效的临床措施来预防和治疗 VHL 综合征,需要终生随访和监控,尤其是对中枢神经系统、眼睛和肾脏的检查是很有必要的。大多数 VHL 综合征相关的肿瘤可以通过有效的医学随访或复查得以及时发现,避免并发症的发生。此外,VHL 综合征呈常染色体显性遗传,VHL 综合征患者子女有 50% 的概率遗传该病。兄弟姐妹、父母及远房亲戚都是 VHL 综合征的高危人群。对于那些最初确诊 VHL 综合征的患者,对其家庭成员及亲戚进行基因筛选是有意义的,美国临床肿瘤协会建议对所有高危人群进行基因检测,明确VHL 综合征的高危人群必须严密随访和监控,没有遗传性 VHL 综合征基因突变的人可免除烦琐和昂贵的年度检查。

(李良)

参 考 文 献

[1] 周良辅. 现代神经外科学[M]. 2 版. 上海:复旦大学出版社,2015.

[2] 杨树源,张建宁. 神经外科学[M]. 2 版. 北京:人民卫生出版社,2015.

[3] 王忠诚. 王忠诚神经外科学[M]. 2 版. 武汉:湖北科学技术出版社,2015.

[4] Lonser R R,Butman J A,Huntoon K,et al. Prospective natural history study of central nervous system hemangioblastomas in von Hippel-Lindau disease[J]. J Neurosurg, 2014, 120 (5): 1055-1062.

[5] Rogers L R,Lorusso P,Nadler P,et al. Erlotinib therapy for central nervous system hemangioblastomatosis associated with von Hippel-Lindau disease:a case report[J]. J Neurooncol,2011,101(2):307-310.

[6] Gläsker S,Bender B U,Apel T W,et al. The impact of molecular genetic analysis of the VHL gene in patients with haemangioblastomas of the central nervous system[J]. J Neurol Neurosurg Psychiatry,1999,67(6):758-762.

第九章 中枢神经系统淋巴瘤

一、概述

脑科学是当今前沿、活跃的科学研究领域之一。脑科学研究包含了认识脑、制造脑和保护脑三个方面的研究。认识脑和制造脑是指基于神经生物学,在分子和细胞水平研究脑的物质、能量和信息活动规律,以及应用数学理论和计算机模拟方法来研究脑功能。而保护脑侧重于临床神经科学,研究与神经系统有关的疾病及其诊断、治疗方法和技术。因此,颅内肿瘤等重大脑疾病的精确诊疗是当前脑科学特别是保护脑研究领域的核心内涵。

近年来欧美相继启动重大脑研究计划,旨在揭示人类脑功能的机制、攻克脑疾病。这不仅具有深远的基础研究意义,而且对提高人的健康水平、生活质量、心理和精神状态都具有重大的现实意义。诺贝尔奖获得者 Eric R. Kandel 等 5 位卓越的神经学家在 *Nature Review Neuroscience* 上指出,脑计划是当前人类健康和疾病研究迫切需要的。脑疾病耗去的医疗费用即将达到全球 GDP 的 10%,成为最大的医疗负担。然而,目前脑科学研究和临床脑疾病应用之间还存在着巨大的"鸿沟"。2013 年召开的"我国未来脑科学与脑疾病研究"院士沙龙呼吁,关注我国重大脑疾病,针对社会的迫切需求攻克难题,应成为中国脑科学研究计划的目标和特色。2014 年 3 月以"我国脑科学发展战略研究"为主题的特别香山科学会议提出了发挥多学科交叉优势,加强对重大脑疾病的基础研究和诊疗技术的重大创新研究的动议。脑疾病精确诊疗已经成为我国紧迫的重大健康需求,同时,开展脑科学研究的主要瓶颈是相关研究方法、技术和工具的缺乏。发展脑疾病诊疗的新方法新工具,特别是颅内肿瘤细胞分子成像和脑内特异性靶向给药技术具有重大科学价值和临床应用前景。

二、发病机制

原发中枢神经系统淋巴瘤(primary central nervous system lymphoma,PCNSL)是一种特殊类型的原发淋巴结外非霍奇金淋巴瘤(non-Hodgkin lymphoma,NHL),其病灶仅限于颅脑、软脑膜、脊髓和眼球组织,而无其他组织或淋巴结浸润,不包含全身性淋巴瘤和全身性淋巴瘤的孤立性中枢神经系统(CNS)复发。PCNSL 可侵犯神经轴的任何部位,如大脑半球、眼内、丘脑/基底神经节、胼胝体、室周、小脑,但孤立脊髓浸润少见。PCNSL 是一种罕见的原发于中枢神经系统的恶性肿瘤,约占颅内肿瘤的 3%,非霍奇金淋巴瘤中的 1% 左右的弥漫大 B 细胞淋巴瘤(diffuse large B cell lymphoma,DLBCL)是 PCNSL 主要的病理类型(约占 90%),其次为 T 细胞淋巴瘤(约为 2%)、伯基特淋巴瘤、淋巴母细胞性淋巴瘤和边缘区淋巴瘤以及 NK/T 细胞淋巴瘤。该病中位发病年龄在 60 岁左右,提示年龄可能与发病率有一定的相关性,男性略多于女性。

PCNSL 大多位于幕上脑白质,在影像学上常表现为类圆形、不规则孤立性肿物,常伴有室管膜下播散,不伴有明显钙化、坏死以及囊性变。PCNSL 的肿瘤大小常常与其导致的血管源性水肿以及占位效应所引起的正常大脑结构的位移程度不符,为其较为特征的影像学表现。PCNSL 是一种呈现高度浸润性生长的恶性肿瘤,尤其是在肿瘤复发时往往会产生全脑浸润,而肿瘤实际浸润范围则常常超过其在影像学中的表现。PCNSL 的临床表现各异,常以认知和行为改变为临床首发症状。多数患者具有病变部位相关的功能损害、颅内压增高症状(头痛、呕吐、颈强直)、癫痫以及记忆力减退、痴呆等症状。在系统性 B 细胞淋巴瘤中常见的低热、盗汗、体重减轻等症状在 PCNSL 中罕见。约 20% 的 PCNSL 患者可出现肿瘤眼内侵犯,表现为类似激素抵抗性葡萄膜炎,病变通常累及双侧,临床表现为无痛性视觉丧失或玻璃体漂浮物。PCNSL 细胞多呈弥漫片状生长,伴周围正常脑组织不同程度的变性。肿瘤区域内常有丰富的网状纤维分布,但间质细胞较少。肿瘤细胞常常围绕于正常血管呈袖套样浸润生长,肿瘤细胞间质可见散在的吞噬细胞形成"满天星"图像,但其肿瘤本身一般无新生血管生成,因此肿瘤自身血供较差。免疫组织化学常具有以下表现,如 CD19、CD20、CD22、79α 阳性,10%～20%CD10 阳性,60%～80%Bcl-6 阳性,30%～40%Bcl-6 易位,90% 以上 IRF4/MUM1 阳性,Bcl-2 表达多见;EMA、GFAP、S-100 阴性,10%～20%表达 CD101,提示肿瘤来源于后生发中心,并具有神经倾向性。

　　PCNSL 虽然是一种较为罕见的原发于淋巴结外特殊类型的恶性淋巴瘤,但在过去的 20 年中,其发病率一直在缓慢上升,目前已经上升了 3 倍左右。PCNSL 具有高度侵袭性、病程进展迅速等临床特点。如未有效治疗,中位生存期仅为 2～3 个月,严重危及患者生命健康。因此,准确判断 PCNSL 患者的临床预后从而制订合理的治疗计划,对于提高其临床疗效具有重要意义。PCNSL 的发病机制、病理特征、肿瘤生物学行为以及临床特点(发病部位、临床症状、治疗方案、临床预后等)均与系统性 NHL 存在很大差异。因此,世界卫生组织(World Health Organization,WHO)在 2008 年将弥漫大 B 细胞淋巴瘤作为一个独特亚型单独列出,并沿用至 WHO 淋巴瘤分类中。因此,NHL 的淋巴瘤国际预后指数(international prognostic index,IPI)不适用于 PCNSL 的临床预后判断。年龄和体能状态(performance status,PS)评分是目前国内外公认的 PCNSL 的独立不良预后因素。同时也有研究表明,乳酸脱氢酶(lactate dehydrogenase,LDH)浓度升高,脑脊液(cerebrospinal fluid,CSF)蛋白质浓度升高,深部脑组织受累,原发病灶数目多等与临床预后有关。对于 PCNSL 的预后评估,现在国内外常用的是来自国际结外淋巴瘤研究组的 IELSG 评分系统和 MSKCC 评分系统。IELSG 评分系统不良预后因素如下:年龄>60 岁;乳酸脱氢酶浓度升高;PS 评分>1;脑脊液蛋白质浓度异常升高;深部脑组织受累(病灶累及胼胝体、基底节区、小脑或脑干部位),0～1 个、2～3 个、4～5 个不良预后因素对应的 2 年生存率分别为 80%、48% 和 15%。MSKCC 评分系统包括两个预后因素(年龄和 KPS(Karnofsky)评分)。年龄<50 岁为预后低危组,年龄≥50 岁、KPS 评分≥70 为预后中危组,年龄≥50 岁且 KPS 评分<70 为高危组。三组 PCNSL 患者对应的中位生存期分别为 8.5 年、3.2 年和 1.1 年。IELSG 评分系统和 MSKCC 评分系统,无论是从不良预后因素的种类,还是对于年龄和体能状态的具体划分都不尽相同。Bessell 等人在 2004 年的研究显示,除了年龄和体能状态以外,原发性肿瘤的病灶数目与 PCNSL 患者的预后也具有一定的相关性,但仍存在争议。

三、临床表现

　　患者的临床症状主要与淋巴瘤侵犯中枢神经系统的部位有关,中枢神经系统侵犯多发生在脑膜、脊膜等处,脑实质深部侵犯较少见,6%～7% 的患者的中枢神经系统侵犯的位置不明。患者常有神经系统症状和体征,如神经定位征、精神症状、抽搐、眼部症状和颅内压增高症状(如头痛、恶心、呕吐、视物模糊、视乳头水肿,甚至抽搐、昏迷等表现),颅神经麻痹及脊髓侵犯可表现为感觉异常、大小便障碍、截瘫等,但其症状不具有特异性,需与中枢神经系统其他疾病相鉴别,如与颅内感染、药物所致中枢神经系统损伤及颅内原发性或继发性恶性肿瘤相鉴别。部分患者的症状隐匿,一旦出现中枢神经系统症状,就应警惕中枢神经系统累及,进一步完善中枢神经系统影像学、脑脊液的检查。部分患者有神经系统症状,但是脑脊液细胞学/流式细胞学阴性,临床症状对于隐匿型中枢神经系统淋巴瘤的诊断具有更高的价值。

四、辅助检查

　　人类的免疫系统是一把双刃剑,一方面可以通过多种机制来抵御外界的病原体和微生物,另一方面若免疫反应过于强烈,也会对宿主自身造成伤害。以往中枢神经系统被认为是免疫豁免部位,因而不存在局部免疫应答。白细胞介素-10(IL-10),作为一类非特异性抗炎因子,通过限制对病原体或微生物菌群的免疫应答,在预防炎症和自身免疫反应中起着关键作用。然而,IL-10 的产生也可能不适当地限制了机体的保护性免疫应答,过去的大量研究证实,CNS 中固有免疫系统的存在。事实上,免疫监视对维持

CNS 稳态具有重要的作用。近期研究者又在硬膜中发现了淋巴管,其被认为是中枢与外周免疫系统直接联系的结构基础。固有免疫系统是 CNS 的第一道防线,其中的小神经胶质细胞和星形细胞的激活是病原体产生炎症反应和造成 CNS 损伤的重要原因。Whitcup 等检测了 11 例 PCNSL 患者脑脊液中的 IL-10 及 IL-6 浓度,IL-10 浓度高于 IL-6 浓度的患者比例明显高于对照组($P=0.01$),结果显示 IL-10/IL-6 值升高可能提示 PCNSL。日本神户大学医学院的 Sasayama 等回顾性研究了 66 例术前通过影像学诊断为 PCNSL 的患者,检测其脑脊液中 IL-10 及 IL-6 浓度,病理结果显示其中 26 例为 PCNSL,而其余 40 例为其他中枢神经系统肿瘤,研究结果提示 PCNSL 患者的脑脊液中 IL-10 的浓度显著升高,以 9.5 pg/ml 为节点时,脑脊液 IL-10 对 PCNSL 诊断的敏感性和特异性分别为 71.0% 和 100%,PCNSL 患者脑脊液 IL-10 浓度在治疗后会降低,并在绝大多数复发的患者中升高;另外,Sasayama 等还发现升高的 IL-10 浓度与更短无进展生存期(progression free survival,PFS)显著相关。Sasayama 选择了 19 例 PCNSL 患者,将另外 26 例其他中枢神经系统病变的患者设置为对照组,检测两组患者脑脊液中 IL-10 浓度,结果显示两者有明显差异,将 3 pg/ml 作为节点时,脑脊液 IL-10 诊断 PCNSL 的敏感性和特异性可达 94.7% 和 100%。以上研究提示,脑脊液中 IL-10 浓度可能成为诊断 PCNSL 有效的指标。2016 年 Ludovic 等收集 79 例 PCNSL 患者与 40 例其他中枢神经系统疾病患者的脑脊液,检测其 IL-10 和 IL-6 浓度,PCNSL 患者脑脊液中 IL-10 浓度明显升高,以 4 pg/ml 作为节点时,其诊断的敏感性为 88.6%,特异性为 88.9%,但脑脊液 IL-6 浓度及 IL-10/IL-6 值在两组之间并无显著性差异。2016 年以来,国内亦出现了类似的报道。Song 等检测了 22 例 PCNSL 患者及 80 例对照的脑脊液标本,结果显示 PCNSL 初始治疗患者脑脊液 IL-10 浓度明显升高,以 8.2 pg/ml 作为节点时,其敏感性可达 95.5%,特异性达 96.1%,IL-10/IL-6 值以 0.72 作为节点,对 PCNSL 诊断的敏感性及特异性分别可达到 95.5% 与 100%,结果亦提示 PCNSL 患者治疗前初始脑脊液 IL-10 浓度与 PFS 相关,且 2 个疗程治疗后 IL-10 浓度测不出的患者的 PFS 更长。但亦有研究结果与上述不同。例如,2015 年陈锟等收集了 40 例 PCNSL 患者、11 例继发性中枢神经系统淋巴瘤(SCNSL)患者、20 例脑转移瘤(BM)患者、20 例中枢神经系统感染(CNSI)患者及 16 例其他神经系统疾病患者的脑脊液标本,检测其中 IL-10 和 IL-6 的浓度,结果显示 PCNSL 及 CNSI 患者脑脊液 IL-10 浓度显著高于其他各组,IL-6 与 IL-10 的浓度在诊断 PCNSL 的 ROC 曲线下面积分别为 0.461 和 0.806,IL-10 以 19.62 pg/ml 为最佳节点时,敏感性仅为 77.5%,特异性仅为 70.1%。因此 IL-10 可作为 PCNSL 诊断及预后判断的指标。

此外,程序性死亡因子 1 及其配体(PD-1/PD-L1)作为 T 细胞免疫反应的协同刺激信号通路,在机体的免疫调节和肿瘤的免疫逃避中发挥重要作用,是近年来肿瘤免疫的研究热点之一。Chapuy 等发现相对于外周的 DLBCL 来说,PCNSL 中肿瘤浸润淋巴细胞(TIL)上 PD-1 的表达率和肿瘤细胞上 PD-L1 的表达率均较高,分别为 58% 和 37%,两者之间相互联系。有学者检测了 42 例 EBV 阴性的 PCNSL 标本,发现高达 67% 的患者出现 9p24.1/PD-L1/PD-L2 的拷贝数增加。此外,PCNSL 中 PD-1 的高水平表达与总生存期(OS)和无进展生存期(PFS)的缩短密切相关,提示 PD-1/PD-L1 在 PCNSL 治疗中具有重要作用,在成为 PCNSL 的肿瘤标志物方面有巨大的潜力。

五、诊断及鉴别诊断

影像学诊断首选 MRI,但 MRI 对脑膜病变的敏感性不到 50%,头颅 CT 对脑膜病变的敏感性只有 36%,因此非紧急情况时头颅 CT 较少用。影像学改变为交通性脑积水,颅神经及室管膜增强,局灶性或弥漫性软脑膜增强和蛛网膜下腔结节增强;脑实质病变可出现周围水肿改变。SCNSL 的影像学表现不具有特异性,与脑梗死、白质病变等原发性中枢神经系统病变难以区分,所以即便患者有系统性淋巴瘤的病史,仅仅依靠影像学结果也难以确定 SCNSL 的诊断,尤其是在患者使用激素后。

如果怀疑 PCNSL,应避免使用激素进行脱水治疗,原因是使用激素后,细胞变性导致病理学上很难进行准确分析。立体定向脑活检或脑膜活检是有用的诊断方法,活检常用于脑实质内病变的患者,由于 PCNSL 对化疗和放疗比较敏感,多年来学术界在手术方面不强求对患者进行完整切除。然而随着手术的进步,立体定向穿刺活检术在 PCNSL 中的金标准地位也受到了一定的挑战,有研究报道称行开颅手术(肿瘤全切除术和次全切除术)的 PCNSL 患者的生存情况明显优于行立体定向穿刺活检术的患者。但这个观点仍有很大的争议,目前立体定向穿刺活检术仍为确诊 PCNSL 的金标准。

六、治疗与预后

现代医学日新月异,近年来治疗 PCNSL 无论是在药物方面还是在治疗方案方面均有创新和发展。这些新的发展对于 PCNSL 患者的预后和生存可能也存在一定程度的影响。大剂量甲氨蝶呤(high-dose methotrexate,HD-MTX)是目前 PCNSL 一线诱导化疗方案中的基石。甲氨蝶呤(MTX)在 PCNSL 患者中的应用已有 40 多年的历史,研究表明,当 MTX 剂量大于 $1\ g/m^2$ 时,可以通过血脑屏障(BBB)并对颅内的淋巴瘤细胞产生细胞毒作用,HD-MTX 的应用明显延长了 PCNSL 患者的生存期。

PCNSL 的初始治疗推荐以 HD-MTX 为基础的化疗。PCNSL 对放疗也高度敏感,但单纯放疗有效维持时间短。20 世纪 90 年代开始,大量Ⅱ期临床研究结果显示,以 HD-MTX 为基础的化疗联合放疗与单纯放疗相比能够显著延长 PCNSL 患者的生存期。单纯放疗的中位生存期仅为 12 个月,联合以 HD-MTX 为基础的化疗后可提高到 30～51 个月,5 年生存率为 20%～40%。MTX 是治疗 PCNSL 最有效的化疗药物,肿瘤完全缓解率在 42%～61%。MTX 可单用或联合其他药物,如长春新碱(VCR)、丙卡巴肼(PCB)、阿糖胞苷(Ara-C)、利妥昔单抗。预防性鞘内 MTX 化疗目前被认为没有临床获益,不推荐常规使用,仅用于脑脊液检查阳性患者。以 HD-MTX 为基础的化疗方案优于其他方案,一般状况差、不能耐受 HD-MTX 化疗时考虑其他化疗或单纯放疗方案。

MTX 的推荐使用剂量为 $3～3.5\ g/m^2$,每 3 周重复一次。MTX 可引起严重的口腔炎、溃疡性胃炎、出血性肠炎甚至肠穿孔而死亡;骨髓抑制相对较轻;HD-MTX 可引起脂肪肝、肝硬化,具有肾毒性。使用 HD-MTX 时必须监测血药浓度,进行碱化、水化,测尿常规、尿 pH,进行甲酰四氢叶酸(citrovorum factor,CF)解救。

在使用 MTX 时,需要注意以下事项。

1.MTX 用量　根据患者病情,按体表面积计算出 MTX 总量,于第 1 天(d1)开始,一般静脉滴注 4～6 h。

2.水化、碱化

(1) MTX 化疗前 1 天(d0)开始水化补液,一般在 MTX 前 12 h 开始,维持至 d1 MTX 化疗前。d0 总液量为 $1500\ ml/m^2$(儿童)或 2000 ml/d 以上(成人),d1～3 每日总液量为 $3000\ ml/m^2$(儿童)或 3000 ml/d 以上(成人)。

(2) 碱化:d0～3 的补液中,5%的碳酸氢钠占总液量的 1/10;除静脉补碱外,也可同时口服碳酸氢钠补碱。

(3) 如 d1～3 尚有其他化疗药物,占用一部分液量,这部分液量须扣除。

(4) 小儿肾脏排钠功能未完善,除碳酸氢钠外,其他液体均用 5%的葡萄糖。

(5) 用于水化、碱化的液体须 24 h 持续灌注,切勿于数小时内滴完即止。

3.利尿　每天下午(d1～3)给予速尿(呋塞米)20～40 mg 静脉滴注,根据患者 24 h 尿量和血电解质调整。

4.CF 解救　剂量为 $15\ mg/m^2$(儿童)或每次 15 mg(成人),于 MTX 治疗结束后 12 h 开始,每 6 h 一次,共 10～12 次,即最后一次使用 CF 是在 MTX 开始后的第 72 h。可根据 MTX 血药浓度适当增减。

5.监测项目

(1) 记录 24 h 尿量,d0～3。

(2) 监测尿常规、血电解质,d1～3。

(3) 测尿 pH,d0～3,每次排尿均检测,当尿 pH<7 或 pH>9 时通知医生。

(4) 测 MTX 血药浓度,于使用 MTX 后 0 h、6 h(即 MTX 滴注结束时)、24 h、48 h、72 h。

6. 注意事项

（1）MTX 必须在血常规、肝肾功能正常后才能使用。胸腔、心包、腹腔等体腔有积液的患者禁用 MTX，以免增加毒性。

（2）每天询问患者尿量、尿 pH，有无 MTX 中毒的先兆，如皮疹、口腔黏膜溃疡、腹痛、腹泻等，如有异常，及时查找原因并处理。

（3）如发现尿量减少，须追查尿 pH、MTX 血药浓度、尿常规、肾功能等，并给予速尿利尿。

（4）任何时候发现尿 pH<7，须立即增加碳酸氢钠（口服或静脉滴注均可）；如尿 pH>9，则适当减少补碱。

（5）如 MTX 在规定时间内未滴完，不管何因，均须弃去，不可延长滴注时间，否则毒性增加。

（6）及时追查 MTX 血药浓度结果，48 h 的结果尤其重要。如 48 h 的 MTX 血药浓度超出安全范围，按以下方法追加每次的 CF 用量，直至下次 MTX 血药浓度结果在安全范围内：如 MTX 浓度为 1×10^{-6} mol/L，则 CF 用 30 mg/m²；如 MTX 浓度为 2×10^{-6} mol/L，则 CF 用 45 mg/m²；如 MTX 浓度为 3×10^{-6} mol/L，则 CF 用 60 mg/m²……如此递增；如 MTX 浓度>5×10^{-6} mol/L（假设为 $n\times10^{-6}$ mol/L），则 CF 用量（mg）为"患者体重（kg）$\times n$"。同时追加水化、碱化，直至 MTX 血药浓度在安全范围内。

对于年轻患者，HD-MTX 化疗之后多辅以巩固放疗，强调化疗应该在放疗前实施基于以下几个原因：①先化疗后放疗比先放疗后化疗的神经毒性更小；②放疗前化疗有助于药物进入脑内，由于肿瘤所致的 BBB 破坏，先放疗可以使肿瘤消退同时部分修复和关闭 BBB；③有助于避免放疗对客观评价化疗药物的疗效产生影响。放疗范围和剂量：全脑剂量为 24~36 Gy，每次 1.8~2 Gy，不需要缩野加量。为了避免放疗毒性反应，超过 60 岁的患者如果化疗后肿瘤消退，不推荐行放疗，复发后再行局部放疗，剂量为 46~50 Gy。对于一般状况差不适合化疗者，可先行放疗迅速缓解神经压迫症状。单纯放疗可行全脑照射，剂量为 36~40 Gy，然后缩野，肿瘤病灶总剂量为 46~56 Gy。眼部淋巴瘤患者可考虑选择性放疗。对脊髓 MRI 阳性且 CSF 阳性的患者，脊髓播散诊断明确时，均应行全中枢轴放疗。

对于复发患者，如果以前曾接受过全脑放疗，可考虑挽救化疗、再放疗（包括立体定向放疗）或最佳支持治疗，也可考虑干细胞救援下的大剂量化疗。既往接受过 HD-MTX 化疗但未曾全脑放疗的患者，肿瘤复发时选择化疗还是放疗取决于患者对初始化疗的反应及反应持续时间。如果患者初始化疗有效且缓解期较长（1 年或以上），可考虑再用原方案化疗或换方案化疗；对初始化疗无反应或化疗虽有效但很快又复发的患者，推荐全脑或侵犯野放疗，联合或不联合化疗，也可考虑干细胞救援下的大剂量化疗。复发时的化疗：再次使用 HD-MTX、替莫唑胺、利妥昔单抗联合或不联合替莫唑胺、托泊替康（topotecan）、大剂量阿糖胞苷。常规剂量挽救化疗后完全缓解的患者或再手术后无残留病灶的患者也可考虑自体干细胞救援下的大剂量化疗。

为提高化疗的有效性，延长患者症状缓解时间，临床上常选择以 HD-MTX 为基础的联合化疗。目前尚无明确证据表明以 HD-MTX 为基础的联合化疗方案会增加化疗相关毒性。联合化疗方案较 MTX 单药化疗能提高诱导缓解率，可显著延长患者 PFS，是初诊初治患者的推荐治疗方案。联合化疗方案中药物需具备以下特点：①药物常用剂量或者剂量累积后可通过 BBB；②对系统性淋巴瘤有较好疗效。大多数治疗 NHL 有效的药物无法通过 BBB 在中枢神经系统内达到杀肿瘤作用的药物浓度，而那些可以通过 BBB 的药物对治疗 PCNSL 的疗效可能有限或者毒副作用大。现临床常用的联合化疗方案中的药物包括阿糖胞苷、CD20 单抗——利妥昔单抗及烷化剂（如替莫唑胺、丙卡巴肼）等。

21 世纪是靶向治疗的时代，随着靶向治疗在各种肿瘤中的应用，靶向药物在中枢神经系统淋巴瘤的治疗中也是大放异彩。其中，利妥昔单抗在 B 细胞淋巴瘤中最受关注。研究表明，利妥昔单抗联合 CHOP（环磷酰胺、长春新碱、多柔比星、泼尼松）组成的 R-CHOP 方案显著提高了 CD20 阳性系统性 B 细胞淋巴瘤患者的临床缓解率和生存率，在淋巴瘤的治疗中具有里程碑式的意义。虽然 95% 的 PCNSL 为 CD20 阳性的 B 细胞淋巴瘤，但由于利妥昔单抗不能通过 BBB 而在 PCNSL 中的应用一直颇有争议。近年来，虽然国内外均有多项研究报道利妥昔单抗联合以 HD-MTX 为基础的靶向化疗能够提高 PCNSL

临床疗效，但也有临床试验结果显示，加用利妥昔单抗后，PCNSL 患者的总生存期未有明显获益。一项回顾性研究对比 HD-MTX 联合利妥昔单抗组和单独 HD-MTX 治疗组疗效差异，共计分析了 81 例患者，其中 54 例接受 HD-MTX，另外 27 例除接受 HD-MTX 外还联合利妥昔单抗治疗。接受 HD-MTX 组完全缓解率（CRR）为 36%，接受 HD-MTX 联合利妥昔单抗组 CRR 为 73%，两组对应的 PFS 分别为 4.5 个月和 26.7 个月。另一项回顾性研究对比 19 例接受 MTX 联合异环磷酰胺（ifosfamide，IFO）治疗和 17 例除接受上述两种药物外还接受了利妥昔单抗治疗的患者，分析两组疗效差异及毒副作用发生率。联合利妥昔单抗治疗组患者 CRR 明显提高，此外，患者 PFS 也明显延长，两组的毒副作用无明显差异，提示联合利妥昔单抗的化疗方案可显著提高患者 CRR，延长患者 PFS，减慢疾病进展速度，毒副作用却无明显增加。部分研究者尝试通过腰椎穿刺鞘内注射给药或者脑室内给药以提高脑脊液内药物浓度。用生理盐水稀释利妥昔单抗，鞘内注射给药，大多数患者可以耐受这种给药方式。其常见的不良反应包括自限性的感觉异常以及寒战。也有报道提出鞘内注射后脑脊液内局部药物浓度高，药物可透过 BBB 进入血浆，血浆内药物浓度可达一个稳定的峰值，从而加重药物的免疫抑制作用，导致乙肝病毒携带者病毒复制增加。目前仅在少数复发难治的患者中用到此种给药方法，尚缺少对该药物鞘内注射安全剂量的评估以及局部用药有效性、毒副作用的前瞻性、多中心试验协助评价。

阿糖胞苷（Ara-C）通过外周静脉给药即可通过 BBB 进入脑脊液和脑实质。已有研究证实该药联合 MTX 治疗中枢神经系统淋巴瘤有效。HD-MTX 联合大剂量阿糖胞苷（high-dose Ara-C，HDAC）可使处于增殖周期 S 期的细胞持续暴露在细胞毒性药物下，增强细胞毒性药物作用。一项荟萃分析显示，HD-MTX 联合 HDAC 治疗组与单一 HD-MTX 治疗组相比可以提高患者 CRR、延长患者 PFS。目前认为 HD-MTX 联合 2 g/m² 的 HDAC 是治疗 PCNSL 的标准化疗方案。但 HD-MTX 联合 HDAC 对患者 OS 无明显延长，联合治疗组患者不良反应（如感染、血液系统毒性、肝功能损害）的发生率较高。烷化剂可作用于 G0 期细胞，同时可增加抗代谢药物的细胞毒作用。部分学者尝试在不影响疗效的前提下通过联合烷化剂（如塞替派）减少该方案中 Ara-C 的剂量，从而减少标准联合方案的毒副作用。但 Ara-C 在脑脊液中的浓度依赖其在血浆中的药物浓度，MTX、塞替派联合减低剂量的 Ara-C 方案疗效不如标准 HD-MTX 联合 HDAC 方案，不推荐减低 Ara-C 剂量。虽然标准 HD-MTX 联合 HDAC 方案不良反应较大，但尚在可以控制的范围内，对 70 岁以下的患者仍可尝试该方案，但对于年龄大于 70 岁（包括 70 岁）的患者，该方案治疗时不良反应发生率较高，不推荐该年龄组患者选用该联合化疗方案。

HD-MTX 与烷化剂联合方面，一项针对老年 PCNSL 患者治疗的荟萃分析建议，老年患者最好能接受以 HD-MTX 为基础的化疗方案，尤其是那些包括烷化剂（如丙卡巴肼、替莫唑胺、塞替派）的多药联合化疗方案并将其作为一线治疗方案。替莫唑胺（temozolomide，TMZ）作为一种有良好 BBB 通透性的烷化剂，其生物利用度接近 100%。它在治疗一些颅内肿瘤（如胶质瘤、多形性细胞瘤等）方面有效，毒副作用较小，因此成为治疗 PCNSL 的一项新选择。TMZ 治疗复发难治性 PCNSL 患者的 1 年生存率达 31%，毒性作用也在可控的范围内。一项对比 HD-MTX 联合 HDAC 治疗与 MTX 联合 TMZ 方案（即 MT 方案）治疗后患者疗效及不良反应的研究发现：两组患者 PFS 及 OS 差异无统计学意义，但前者 85.7% 的患者发生严重的血液系统毒性反应，而后者该反应发生率仅为 15%。患者对 MT 方案有更好的耐受性，与其他诱导方案相比疗效上无明显差异且减少了老年患者化疗相关不良反应。提倡 60 岁以上患者采用 MT 方案。也有研究者尝试让年轻患者接受 MAT 方案（MTX、Ara-C、TMZ），MTX 3 g/m²（12 h 内静脉滴注，d1）、TMZ 150 mg/m²（d2~6）、Ara-C 3 g/m²（12 h 内静脉滴注，d1），每月 1 次，共 4 个周期，85% 的患者完全缓解，15% 患者部分缓解，随访 5 年，仅 20% 患者发生进展，该方案显著提高了患者 CRR 和延长了 OS，多数年轻患者可以耐受该方案。MTX 联合烷化剂的化疗方案的适应人群为老年患者，推荐在治疗年轻患者时在此方案的基础上联合 HDAC 以提高患者 CRR 及延长 OS。

挽救性治疗方面，依鲁替尼作为第一个应用于临床研究的高效、高选择性的口服小分子布鲁顿酪氨酸激酶（Bruton's tyrosine kinase，BTK）抑制剂，通过选择性地共价结合靶蛋白 BTK 活性中心的半胱氨酸残基（Cys-481）结合位点，从而不可逆地抑制 BTK 的活性。近年来数个单中心临床试验发现，在复发难治的中枢神经系统淋巴瘤患者中,依鲁替尼单药或联合化疗的客观缓解率为 $55\%\sim83\%$,PFS 为 4.6 ~15.5 个月不等,因此,目前认为以依鲁替尼为基础的治疗对 PCNSL 有一定的疗效。

近年来,大剂量化疗联合自体干细胞移植(HDC-ASCT)在 PCNSL 中的应用也值得关注,有临床试验结果显示,HDC-ASCT 无论是在治疗复发难治的 PCNSL 患者方面还是用于 PCNSL 患者一线巩固化疗方面均取得了不错的疗效。

放疗对中枢神经系统外的结外淋巴瘤有效,说明结外淋巴瘤对放疗敏感,放疗成为第一个用于治疗 PCNSL 的方法。放疗可使肿瘤体积迅速缩小,患者临床症状快速得到缓解。其治疗 PCNSL 患者时客观反应率为 $90\%\sim95\%$,曾一度被认定为 PCNSL 的标准治疗方案。考虑到 PCNSL 患者的病灶呈多发性、广泛浸润的特点,临床上常采用全脑放疗(whole brain radiotherapy,WBRT),以确保所有病灶均在治疗区内。但 WBRT 后患者 PFS 很短,通常只有 $12\sim18$ 个月,3 年生存率为 20%,很少($<5\%$)的患者可以长期生存,单一放疗效果差。临床推荐患者接受 WBRT 的治疗指征如下:①作为化疗后 CR 患者的巩固治疗;②具有化疗禁忌证患者的姑息对症治疗;③一线化疗方案治疗耐药及治疗后进展及复发患者的挽救性治疗;④少见类型(惰性非霍奇金淋巴瘤、霍奇金病、多发性骨髓瘤等)的根治疗法。

PCNSL 是一种少见的原发淋巴结外非霍奇金淋巴瘤,可浸润整个脑实质、脊髓、眼及软脑膜等多个部位。在过去的几十年,随着放疗及以 HD-MTX 为基础的化疗在 PCNSL 治疗中的应用,患者的生存率有了很大的提高。靶向治疗药物的加入使患者的预后有了很大的改善。目前治疗方案已从单一的全脑放疗发展至以甲氨蝶呤为基础的多药物联合化疗,放疗被保留作为巩固治疗或者是复发难治患者的挽救性治疗。上述治疗方案的发展使治愈本病成为可能,但是放疗带来的神经认知损伤以及治疗后复发仍然是该病治疗过程中面临的问题。临床上开始尝试新的治疗方案(如剂量强化的化疗等)以减少放疗剂量,甚至是不放疗来减少神经系统损害。尽管 PCNSL 对放疗、化疗均敏感,但是患者难以维持较长时间,仍有 $35\%\sim60\%$ 患者会在治疗后 2 年内复发,此外,还有 $10\%\sim15\%$ 的患者对一线治疗原发性耐药。

(牟永告 郭玲玲)

参 考 文 献

[1] 中国抗癌协会神经肿瘤专业委员会.中枢神经系统常见肿瘤诊疗纲要[M].北京:北京大学医学出版社,2010.

[2] Cai Q,Fang Y,Young K H. Primary central nervous system lymphoma:molecular pathogenesis and advances in treatment[J]. Transl Oncol,2019,12(3):523-538.

[3] Collignon A,Houillier C,Ahle G,et al. (R)-GEMOX chemotherapy for unfit patients with refractory or recurrent primary central nervous system lymphoma:a LOC study[J]. Ann Hematol,2019,98(4):915-922.

[4] Gaut D,Schiller G J. Hematopoietic stem cell transplantation in primary central nervous system lymphoma:a review of the literature[J]. Int J Hematol,2019,109(3):260-277.

[5] Wu T,Kang H,Zhuang D,et al. The role of ABCB1 polymorphism as a prognostic marker for primary central nervous system lymphoma[J]. Ann Hematol,2019,98(4):923-930.

[6] Bairey O,Siegal T. The possible role of maintenance treatment for primary central nervous system lymphoma[J]. Blood Rev,2018,32(5):378-386.

[7] Brandsma D,Bromberg J E C. Primary CNS lymphoma in HIV infection[J]. Handb Clin Neurol,2018,152:177-186.

[8] Chiavazza C,Pellerino A,Ferrio F,et al. Primary CNS Lymphomas:challenges in diagnosis and monitoring[J]. Biomed Res Int,2018,2018:3606970.

［9］ Chihara D,Oki Y. Central nervous system involvement in peripheral T cell lymphoma［J］. Curr Hematol Malig Rep,2018,13(1):1-6.

［10］ Dunleavy K,Erdmann T,Lenz G. Targeting the B-cell receptor pathway in diffuse large B-cell lymphoma［J］. Cancer Treat Rev,2018,65:41-46.

［11］ Farhi J,Laribi K,Orvain C,et al. Impact of front line relative dose intensity for methotrexate and comorbidities in immunocompetent elderly patients with primary central nervous system lymphoma［J］. Ann Hematol,2018,97(12):2391-2401.

［12］ Feng L,Chen D,Zhou H,et al. Spinal primary central nervous system lymphoma:case report and literature review［J］. J Clin Neurosci,2018,50:16-19.

［13］ Graham M S,DeAngelis L M. Improving outcomes in primary CNS lymphoma［J］. Best Pract Res Clin Haematol,2018,31(3):262-269.

［14］ Hiemcke-Jiwa L S,Leguit R J,Snijders T J,et al. Molecular analysis in liquid biopsies for diagnostics of primary central nervous system lymphoma:review of literature and future opportunities［J］. Crit Rev Oncol Hematol,2018,127:56-65.

［15］ Illerhaus G,Schorb E,Kasenda B. Novel agents for primary central nervous system lymphoma: evidence and perspectives［J］. Blood,2018,132(7):681-688.

［16］ Löw S,Batchelor T T. Primary central nervous system lymphoma［J］. Semin Neurol,2018,38 (1):86-94.

［17］ Löw S,Han C H,Batchelor T T. Primary central nervous system lymphoma［J］. Ther Adv Neurol Disord,2018,11:1756286418793562.

［18］ Mendez J S,Grommes C. Treatment of primary central nervous system lymphoma:from chemotherapy to small molecules［J］. Am Soc Clin Oncol Educ Book,2018,38:604-615.

［19］ Nagao K,Nakamura T,Tateishi K,et al. Efficacy and safety of salvage ESHAP chemotherapy for recurrent/refractory PCNSLs［J］. No Shinkei Geka,2018,46(7):575-581.

［20］ Adhikari N,Biswas A,Gogia A,et al. A prospective phase Ⅱ trial of response adapted whole brain radiotherapy after high dose methotrexate based chemotherapy in patients with newly diagnosed primary central nervous system lymphoma-analysis of acute toxicity profile and early clinical outcome［J］. J Neurooncol,2018,139(1):153-166.

［21］ Schaff L R,Grommes C. Updates on primary central nervous system lymphoma［J］. Curr Oncol Rep,2018,20(2):11.

［22］ Seevaratnam V,Li Y,Lee S L K,et al. Primary central nervous system lymphoma at the cerebellopontine angle mimicking a trigeminal schwannoma:a unique case report and literature review［J］. J Clin Neurosci,2018,52:115-119.

［23］ Sinicrope K,Batchelor T. Primary central nervous system lymphoma［J］. Neurol Clin,2018,36 (3):517-532.

［24］ Sy C,Henry J,Kura B,et al. Primary diffuse large B-cell lymphoma in a patient with rubinstein-taybi syndrome:case report and review of the literature［J］. World Neurosurg,2018,109: 342-346.

［25］ van der Meulen M,Dirven L,Habets E J J,et al. Cognitive functioning and health-related quality of life in patients with newly diagnosed primary CNS lymphoma:a systematic review［J］. Lancet Oncol,2018,19(8):e407-e418.

［26］ Wu J，Duan L，Zhang L，et al. Fotemustine，teniposide and dexamethasone versus high-dose methotrexate plus cytarabine in newly diagnosed primary CNS lymphoma：a randomised phase 2 trial［J］. J Neurooncol，2018，140(2)：427-434.

［27］ Yamaguchi J，Kato S，Iwata E，et al. Pediatric-type follicular lymphoma in the dura：a case report and literature review［J］. World Neurosurg，2018，115：176-180.

［28］ Ferreri A J M，Reni M，Foppoli M，et al. High-dose cytarabine plus high-dose methotrexate versus high-dose methotrexate alone in patients with primary CNS lymphoma：a randomised phase 2 trial［J］. Lancet，2009，374 (9700)：1512-1520.

［29］ Voloschin A D，Betensky R，Wen P Y，et al. Topotecan as salvage therapy for relapsed or refractory primary central nervous system lymphoma［J］. J Neurooncol，2008，86(2)：211-215.

［30］ Omuro A M，Taillandier L，Chinot O，et al. Temozolomide and methotrexate for primary central nervous system lymphoma in the elderly［J］. J Neurooncol，2007，85(2)：207-211.

［31］ Reni M，Zaja F，Mason W，et al. Temozolomide as salvage treatment in primary brain lymphomas ［J］. Br J Cancer，2007，96(6)：864-867.

［32］ Shah G D，Yahalom J，Correa D D，et al. Combined immunochemotherapy with reduced whole-brain radiotherapy for newly diagnosed primary CNS lymphoma［J］. J Clin Oncol，2007，25(30)：4730-4735.

［33］ Fischer L，Thiel E，Klasen H A，et al. Prospective trial on topotecan salvage therapy in primary CNS lymphoma［J］. Ann Oncol，2006，17(7)：1141-1145.

［34］ Gavrilovic I T，Hormigo A，Yahalom J，et al. Long-term follow-up of high-dose methotrexate-based therapy with and without whole brain irradiation for newly diagnosed primary CNS lymphoma［J］. J Clin Oncol，2006，24(28)：4570-4574.

［35］ Enting R H，Demopoulos A，DeAngelis L M，et al. Salvage therapy for primary CNS lymphoma with a combination of rituximab and temozolomide［J］. Neurology，2004，63(5)：901-903.

［36］ Reni M，Mason W，Zaja F，et al. Salvage chemotherapy with temozolomide in primary CNS lymphomas：preliminary results of a phase Ⅱ trial［J］. Eur J Cancer，2004，40(11)：1682-1688.

［37］ Wong E T，Tishler R，Barron L，et al. Immunochemotherapy with rituximab and temozolomide for central nervous system lymphomas［J］. Cancer，2004，101(1)：139-145.

［38］ Poortmans P M P，Kluin-Nelemans H C，Haaxma-Reiche H，et al. High-dose methotrexate-based chemotherapy followed by consolidating radiotherapy in non-AIDS-related primary central nervous system lymphoma：European Organization for Research and Treatment of Cancer Lymphoma Group Phase Ⅱ Trial 20962［J］. J Clin Oncol，2003，21(24)：4483-4488.

［39］ Lai R，Rosenblum M K，DeAngelis L M. Primary CNS lymphoma：a whole-brain disease？［J］. Neurology，2002，59(10)：1557-1562.

［40］ Abrey L E，Yahalom J，DeAngelis L M. Treatment for primary CNS lymphoma：the next step ［J］. J Clin Oncol，2000，18(17)：3144-3150.

［41］ Herrlinger U，Brugger W，Bamberg M，et al. PCV salvage chemotherapy for recurrent primary CNS lymphoma［J］. Neurology，2000，54(8)：1707-1708.

［42］ Glass J，Shustik C，Hochberg F H，et al. Therapy of primary central nervous system lymphoma with pre-irradiation methotrexate，cyclophosphamide，doxorubicin，vincristine，and dexamethasone (MCHOD)［J］. J Neurooncol，1996，30(3)：257-265.

［43］ Glass J，Gruber M L，Cher L，et al. Preirradiation methotrexate chemotherapy of primary central nervous system lymphoma：long-term outcome［J］. J Neurosurg，1994，81(2)：188-195.

［44］ Chamberlain M C，Levin V A. Primary central nervous system lymphoma：a role for adjuvant chemotherapy［J］. J Neurooncol，1992，14（3）：271-275.

［45］ Gabbai A A，Hochberg F H，Linggood R M，et al. High-dose methotrexate for non-AIDS primary central nervous system lymphoma. Report of 13 cases［J］. J Neurosurg，1989，70（2）：190-194.

第十章　颅内生殖细胞肿瘤

一、概述

颅内生殖细胞肿瘤(intracranial germ cell tumour,iGCT)是一种罕见的原发于中枢神经系统的恶性疾病。依照 2016 年 WHO 中枢神经系统肿瘤分类,iGCT 分为生殖细胞瘤、胚胎癌、卵黄囊瘤(又称内胚窦瘤)、绒毛膜癌(绒癌)、畸胎瘤(包括成熟、未成熟和恶变)和混合性生殖细胞肿瘤。除生殖细胞瘤以外的其他亚型,又统称为非生殖细胞瘤性生殖细胞肿瘤(non-germinomatous germ cell tumour,NGGCT)。

iGCT 的发病率具有明显的地域性。数据显示,北美发病率约为 0.06/10 万,欧洲约为 0.1/10 万;而亚洲发病率高于欧美地区,韩国约为 0.17/10 万,日本为 0.27/10 万。iGCT 发病高峰年龄在 10～12 岁。发病部位主要集中在鞍区、松果体区以及基底节区。欧美国家以松果体区(37%～66%)部位多见,其次为鞍区(23%～35%),基底节区原发少见(0～8%);而亚洲国家鞍区与松果体区的发生率大致相等,基底节区可占到 20%左右。此外,还有小部分患者,病变可同时累及鞍区、松果体区以及基底节区中的任意两个解剖区域,临床上称之为双靶 iGCT(<5%)。而颅内其他部位原发者罕见。本病有明显的性别差异,男性明显多于女性,特别是病变位于松果体区或基底节区的患者,90%以上为男性;肿瘤位于鞍区者,男女比例大致相当,女性略多。

中国暂时没有 iGCT 的发病率数据。根据首都医科大学附属北京天坛医院的数据,中国的 iGCT 流行病学特点可能与日本、韩国类似(表 10-1)。

表 10-1　首都医科大学附属北京天坛医院收治的 iGCT 患者数据($n=1448$)

患者特征	例数	百分比/(%)
性别		
男	1076	74.3
女	372	25.7
年诊断病例数		
2005 年以前	182	12.6
2006—2010 年	277	19.1
2011—2015 年	500	34.5
2016—2019 年	489	33.8
原发部位		
鞍区	473	32.6
松果体区	468	32.3
基底节区	295	20.4
双靶	179	12.4
鞍区+松果体区	140	
鞍区+基底节区	36	
松果体区+基底节区	3	

续表

患者特征	例数	百分比/(%)
其他部位	33	2.3
额叶	7	
第四脑室	2	
小脑	3	
脊髓	4	
多灶	17	
确诊方式		
手术	492	34.0
活检	264	18.2
肿瘤标志物水平增高 *	692	47.8
单纯 β-HCG 水平增高	504	
单纯 AFP 水平增高	62	
双增高	126	
分型		
生殖细胞瘤	914	63.1
NGGCT	534	36.9

注：* 不包括病理确诊的患者；患者年龄范围为 3～54 岁，其中中位年龄为 12 岁。

二、发病机制

iGCT 确切发病机制尚不清楚。根据本病好发于儿童和青少年，且肿瘤多位于中线部位的特点，推测本病可能与胚胎发育时期生殖细胞发育异常有关。正常情况下，原始生殖细胞起源于胚胎的中线部位。随着发育的进行，原始生殖细胞逐渐向两侧的生殖嵴迁移。未完成迁移的原始生殖细胞逐渐凋亡消失，而完成迁移的则进一步发育成生殖细胞。这一生理过程受干细胞因子与 C-KIT 受体相互作用的调节。研究显示，未完成迁移的原始生殖细胞，干细胞因子表达水平下调，C-KIT 活化减少，从而激活 BAX 细胞内凋亡信号通路，促进细胞凋亡；而迁移至生殖嵴部位的原始生殖细胞，干细胞因子的表达不受影响，从而维持细胞存在与继续发育。而在 iGCT 中，C-KIT 突变是最常见的获得性遗传学异常，约占 30%。突变可以使 C-KIT 下游信号通路的调节不再受其配体干细胞因子的制约，可能导致位于中线部位的原始生殖细胞留存于该部位，并成为肿瘤发生的根源。此外，在亚洲的 iGCT 患者中发现，携带 JMJD1C 基因的胚系突变的概率明显增高，而 JMJD1C 基因与胚胎干细胞的自我更新有关。因此推测，胚系突变可能使人群获得了本病的遗传易感性，而获得性突变促使了肿瘤的发生。

三、临床表现

临床表现与肿瘤部位、性质、大小等因素有关。肿瘤位于松果体区者一般引起颅内压增高和眼球运动障碍，肿瘤位于鞍区者多有多饮多尿和发育迟滞，肿瘤位于基底节区者则为轻偏瘫等。

（一）松果体区 iGCT 临床表现

肿瘤突向第三脑室后部梗阻导水管上口，有时使整个导水管受压变扁而狭窄，甚至闭锁以至发生梗阻性脑积水而使颅内压增高，表现为头痛、呕吐及视乳头水肿，其他尚有视力下降（视神经继发性萎缩）和双侧外展神经麻痹等。

肿物压迫中脑背盖动眼神经核，表现为眼球垂直方向运动障碍，瞳孔散大或不等大，称为 Parinaud

综合征。患者可有不同程度的眼睑下垂,瞳孔不等大,眼球上视或下视不能等。

性早熟多见于松果体区畸胎瘤,极少数表现为性征发育停滞或不发育。有学者指出,松果体的浸出液中可提取一种半提纯物,过去曾被称为抗促性腺激素因子,现被称为褪黑素,它可抑制垂体前叶的功能,特别是降低垂体前叶内促性腺激素的含量和减少这种激素的分泌。儿童和青春期前,松果体的功能十分活跃,因而抑制了性征发育;到青春期开始,松果体逐渐退化而使性征得以发育。儿童松果体区肿瘤因破坏了松果体的正常分泌,使性征提前发育而显示性早熟。当然这是一种假说,实际上性早熟的机理十分复杂,有待进一步研究。

肿瘤生长较大时可压迫四叠体下丘或内侧膝状体而出现听力减退;肿瘤向后下方发展可压迫上蚓部和小脑上脚,出现躯干性共济失调及眼球震颤。少数患者可有癫痫发作,具有单侧或双侧锥体束征,甚至可昏迷,为颅内压增高、颅内肿瘤播散或中脑受压所致。

此外,部分患者可有尿崩症。多见于松果体区生殖细胞瘤患者,松果体区生殖细胞瘤脱落的肿瘤细胞可能种植到漏斗隐窝,与发生于垂体柄附近的生殖细胞瘤有关。

(二)鞍区 iGCT 临床表现

鞍区 iGCT 的临床表现有"三联征",即尿崩症、视力下降和垂体功能低下。

尿崩症可以见于 90％以上的患者,而且是最常见的首发症状,与肿瘤早期浸润和破坏垂体后叶有关。视力表现与肿瘤浸润和压迫视神经及视交叉有关,主要表现为视力下降及视野障碍,视野多为双颞侧偏盲,个别有同向性偏盲或视野缩小。垂体功能减退是由于肿瘤浸润和压迫垂体前叶,造成其内分泌功能减退。儿童表现为发育停滞(矮小及性征不发育),成人可出现性欲减退、阳痿或闭经等。

肿瘤生长较大后可梗阻室间孔,造成颅内压增高,双侧脑室扩大,表现为头痛、呕吐。如海绵窦受累可出现头痛、视力下降和眼肌麻痹。

(三)基底节区 iGCT 临床表现

主要表现为进行性轻偏瘫,开始可先在上肢或下肢发展,进展缓慢,多数在 1 年以上,与影响锥体束所致的轻偏瘫的表现(因影响基底节所致的锥体外系损害症状)有所不同,如表现为一侧肢体动作笨拙,手指有时有不自主扭曲,下肢活动的准确性差,但其肢体肌力下降的程度并不严重,说明病变对锥体外系的影响程度大于锥体束,这与病变主要损害基底神经节有关。此外,性早熟亦不少见。少数患者尚有智力减退、情感障碍以及精神症状等。

四、辅助检查

(一)影像学检查

头颅 CT 和磁共振成像(MRI)是 iGCT 的重要检查手段,通过平扫及增强扫描,可以明确病变位置、判断病变性质并观察病变与周围组织的关系。头颅 CT 必不可少,部分在 MRI 上为不易分辨的等信号病变,往往在 CT 检查上呈较明显的较高密度。本病容易发生脊髓播散,治疗前必须行脊髓 MRI。此外,胸腹部以及睾丸影像学检查,有助于排除神经系统外病灶的存在。PET-CT/MRI 在 iGCT 中的诊断价值还在探索中,目前结果显示,[11]C 蛋氨酸示踪剂的敏感性优于[18]FDG。

(二)肿瘤标志物

目前临床公认可用于本病诊断的肿瘤标志物为人绒毛膜促性腺激素 β(β-human chorionic gonadotropin,β-HCG)和甲胎蛋白(α-fetoprotein,AFP)。碱性磷酸酶以及癌胚抗原的诊断意义十分有限。在典型临床和影像学表现基础上,任一指标的增高(血和(或)脑脊液),都可确诊本病。一般而言,β-HCG 轻度增高可见于生殖细胞瘤或含有生殖细胞瘤成分的 NGGCT,极度增高应考虑绒癌或含有绒癌成分;AFP 轻度增高可见于畸胎瘤和胚胎癌,极度增高应考虑卵黄囊瘤成分的存在(表 10-2)。此外,脑脊液中肿瘤标志物水平往往高于血中水平。虽然有共识指出,β-HCG≤50IU/L 且 AFP 阴性可临床拟诊为生殖细胞瘤,其余可拟诊为 NGGCT,但需要特别强调的是,这种区分并不准确,仍有很大误诊误治的可能性。

表 10-2　β-HCG 和 AFP 在不同生殖细胞肿瘤亚型中的水平改变

项目	生殖细胞瘤	畸胎瘤			胚胎癌	卵黄囊瘤	绒癌
		成熟	未成熟	恶变			
β-HCG	−/+	−	−/+	−/+	−/+	−	+++
AFP	−	−	−/+	−/+	−/+	+++	−

注：混合性生殖细胞肿瘤可因含有上述不同成分，出现相应肿瘤标志物异常。

（三）病理

常用的获取组织标本的方法包括手术切除、活检（包括立体定向穿刺和内镜活检两种方式）。其中以手术切除获取的肿瘤组织多，病理诊断最可靠。活检取材少，肿瘤组织获取不充分，致使病理分析不能全面真实地反映肿瘤的实际情况，容易发生误诊。

（四）脑脊液检查

对于无腰椎穿刺禁忌证的患者，均应行腰椎穿刺脑脊液检查。检查项目除了脑脊液常规及生化以外，必须包括 β-HCG 和 AFP 检查。此外，还应常规进行脑脊液细胞学检查。脑脊液细胞学检查对于准确确定病理分型的意义十分有限。但如脑脊液中发现肿瘤细胞，则说明患者有更高的播散转移风险，应推荐进行全脑全脊髓放疗。

（五）诊断性放（化）疗

诊断性放疗又称试验性放疗，由 Bloom 等人于 1983 年提出。诊断性放疗的理论依据如下：生殖细胞瘤成分对放射线异常敏感，对于疑似 iGCT 的患者，给予 20 Gy 的放疗后，如病灶缩小或消失，则判定为生殖细胞瘤或存在生殖细胞瘤成分。诊断性化疗的理念与其类似。这种诊断方法的提出，主要是受限于当时的医疗水平。随着对本病认识的深入，这种方法已经被摒弃。首先，在缺乏直接诊断证据的情况下进行抗肿瘤治疗，有悖于肿瘤性疾病治疗的基本原则；其次，诊断性放（化）疗具有很高的误诊率。一些良性疾病如鞍区的组织细胞增多症，以及一些对放射线中等敏感的其他类型肿瘤如松果体实质肿瘤，同样会在诊断性放（化）疗后出现肿瘤的缩小以及消失；再次，随着神经外科立体定向技术和内镜技术的发展，活检已经不再是难以逾越的技术屏障，完全可以取代诊断性放（化）疗，提供更准确的信息。对于病灶体积太小确实无法手术或活检的肿瘤标志物阴性患者，可暂时观察并密切随访。

五、诊断及鉴别诊断

（一）诊断

根据 2015 年发表在 *Lancet Oncology* 杂志的有关 iGCT 的共识，对于伴有典型症状的儿童和青少年患者，如果影像学发现 iGCT 常见累及部位的占位，都应该考虑 iGCT 的可能。在此基础上，必须进行血液和（或）脑脊液的肿瘤标志物检查，包括 β-HCG 和 AFP。如高于正常值上限，可临床诊断为 iGCT；而对于仍在正常范围内者，则必须进行活检或手术，以明确诊断。

肿瘤标志物和（或）组织病理有助于 iGCT 诊断的确立。但是，进一步区分 iGCT 和 NGGCT，还需要综合考虑病史、影像学表现以及临床疗效等多方面因素。AFP 是判定非生殖细胞瘤成分存在的重要指标，无论是血液和（或）脑脊液中浓度的增高（需排除其他因素，如肝功能异常），还是病理切片中肿瘤细胞免疫组织化学染色阳性，都是判定 NGGCT 的确定证据。而生殖细胞瘤的诊断需要满足多个条件，如影像学的均匀信号/密度、组织病理无 AFP 阳性细胞成分、血液和（或）脑脊液 β-HCG 水平正常或轻度增高且 AFP 正常、诱导化疗后达到完全缓解等等。否则，都应该警惕 NGGCT 的可能性（图 10-1）。

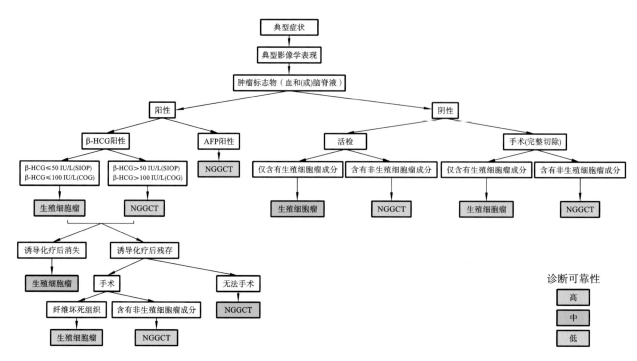

图 10-1　生殖细胞瘤诊断判定流程及可靠性分级

（二）鉴别诊断

1. 松果体区 iGCT 鉴别诊断

（1）松果体囊肿：松果体囊肿为良性病变,国外尸检存在率高达 40%。多数较小,只有在 MRI 检查时偶然发现。多数在 MRI 上松果体区有小而圆的囊肿,注药后轻度环形强化,有时囊肿较大,可稍压迫四叠体上丘,多无临床症状,也不引起脑积水,绝大多数无须手术治疗。

（2）松果体实质肿瘤：来源于松果体实质细胞,松果体细胞瘤多为边界清楚的圆形病变,很少通过脑脊液播散;松果体母细胞瘤为恶性病变,局部浸润,通常体积较大,质地不均匀。松果体细胞瘤周边可有钙化,注药后可有均匀或不均匀强化,有时神经影像上不易与松果体区 iGCT 区别,但松果体实质肿瘤无性别倾向,平均年龄较 iGCT 者大(多为 18 岁以上的成人)。

（3）神经胶质瘤：多数为星形细胞瘤,极少数为室管膜瘤、胶质母细胞瘤或低分化胶质瘤,起源于四叠体或第三脑室后壁。星形细胞瘤在儿童通常很小,但早期可引起梗阻性脑积水,MRI 见肿物比较局限并与四叠体融为一体,压迫导水管,使其狭窄或闭锁,注药后多不强化或轻度强化,称为顶盖星形细胞瘤。

（4）脑膜瘤：松果体区脑膜瘤少见,常发生于 40~60 岁,常有慢性颅内压增高,多无定位体征,肿瘤常起源于小脑幕切迹游离缘,可在正中,也可偏向一侧。肿瘤常为圆形或椭圆形,CT 显示为均匀稍高密度,注药后可明显均匀强化。肿瘤血供丰富,DSA 可见肿瘤有染色。MRI 在 T1 上为均匀等或稍高信号,注药后可明显均匀强化,显示在小脑幕上有硬膜尾征。

（5）脂肪瘤：可发生在松果体区,为先天性病变,实际上为胎儿生长发育过程中脂肪组织的异位的结果,多数可很小,影像学显示肿物体积可终生不变,也不引起症状,更无须手术。

（6）上皮样囊肿或皮样囊肿：可发生在松果体区,可较大,CT 为低密度,CT 值低于脑脊液;MRI 在 T1 上为低信号,T2 上变化较大,从低信号到不均匀信号皆可出现。上皮样囊肿边界不规则,部分边界呈虫蚀状或锯齿状,可能因肿瘤质软所致,故脑积水多不严重。皮样囊肿 CT 为不均匀低密度,边界清楚;MRI 可表现为混杂信号影,有的患者在脑室内可见液态油脂,有流动性。

（7）蛛网膜囊肿：有时囊肿较大,囊内密度或信号在 CT 及 MRI 上与脑脊液相似,囊壁薄,注药后可轻度强化或无强化,囊肿体积较大时可导致幕上脑积水。

2. 鞍区 iGCT 鉴别诊断

（1）颅咽管瘤：先天性胚胎残余组织发生的肿瘤，多见于儿童，多有垂体功能低下、发育矮小和性征不发育。颅咽管瘤首发症状中尿崩症的发生率低（30％左右）且常在肿瘤的晚期出现。肿瘤可位于鞍内、鞍上及鞍旁，多数可突入第三脑室而梗阻室间孔。CT 多为囊性，有些为囊实性，极少为实性。常有大囊，形态不规则，有的垂直向上生长，可超过室间孔；有时横向生长，向前达额底，向外后可达 CPA，向侧方可深入颞叶，向后可充满脚间池，使脑干后移位。CT 以钙化为特点（钙化率大于 95％），呈周边蛋壳样，也可在瘤内呈斑块状散在钙化，越接近鞍部钙化越明显，常阻塞室间孔，使侧脑室对称性扩张。MRI 在 T1 上显示为高低不同信号，实性成分常为等或低信号，囊性成分可为等或高信号，尽管囊性成分和实性成分在 T2 上皆为高信号，但囊性区的胆固醇结晶成分比实性成分的信号还高。

（2）下丘脑和视交叉胶质瘤：在儿童是鞍区第二位常见的肿瘤，多数为毛细胞型星形细胞瘤。来源于丘脑下部，但多数源于视交叉，若肿瘤巨大则很难判断具体的原发部位。下丘脑星形细胞瘤多为实性，CT 为等或稍低密度，无钙化。MRI 在 T1 上为等或稍低信号，T2 上为高信号，质地均匀或不均匀，注药后可轻度强化到明显强化，影像学因两者皆很少有钙化而不易鉴别时则主要凭临床症状鉴别，如生殖细胞瘤在鞍区多以多饮多尿起病，星形细胞瘤很少有尿崩症的表现。

（3）垂体腺瘤：约占颅内肿瘤的 10％，多见于成人，发生于垂体前叶，无功能性垂体腺瘤患者可有内分泌功能低下，出现闭经、性欲下降等表现；催乳素腺瘤表现为闭经泌乳综合征；生长激素腺瘤在儿童表现为巨人症，成人为肢端肥大症；促肾上腺皮质激素腺瘤表现为库欣综合征，表现为向心性肥胖、满月脸、水牛背、高血压及皮肤紫纹等。冠状扫描可呈葫芦状，蝶鞍可有明显扩大，可有瘤内出血或囊性变，在 CT 及 MRI 上显示密度和信号不均匀，可由鞍内向鞍上发展，注药后强化明显。

（4）皮样囊肿和上皮样囊肿：皮样囊肿或上皮样囊肿少见，CT 为低密度（CT 值为 -40～-20 Hu），T1 上为低信号，T2 上为低信号到不均匀高信号，注药后无强化。

（5）鞍结节脑膜瘤：多见于中年女性，无内分泌功能障碍，常有视力视野改变。CT 表现为鞍结节区高密度影，注药后有明显强化。MRI 在 T1 上表现为稍高信号，边界清楚，可有硬膜尾征，有时延伸至鞍内，注药后有明显强化。

（6）垂体柄组织细胞增多症：累及垂体柄和下丘脑时可有尿崩症，CT 及 MRI 可见鞍区肿物，表现很像下丘脑-神经垂体的生殖细胞瘤，但本病多有骨溶解病灶或肺部病变，确诊需做活检。

（7）淋巴性漏斗神经垂体炎：又称淋巴细胞性垂体炎。本病可引起垂体增大，患者可出现头痛，有尿崩症，多发生在成人。MRI 可见垂体柄粗大及垂体后叶增大，正常垂体后叶在 T1 上的高信号消失，为等或低信号，注药后可有强化。术前很难与生殖细胞瘤鉴别。

（8）下丘脑错构瘤：多在婴幼儿期发病，表现为痴笑样癫痫和性早熟。在乳头体或灰结节处有等密度或等信号肿物，可突入第三脑室底部或向下突入脚间池，部分伴有颅内先天畸形。自出生后至成人如重复 MRI 或 CT 检查均显示肿物无增大（也可称为按头颅大小等比例增大），则表明肿物不具有生长性。

3. 基底节区 iGCT 鉴别诊断　此部位多为星形细胞瘤，少数可为胶质母细胞瘤，成人多见。CT 平扫为低密度或等密度，约 1/4 有囊性变，恶性程度越高，信号越混杂，病程较短。肿瘤很少有钙化，瘤周常有水肿，肿瘤主要位于丘脑；而基底节区生殖细胞瘤患者多为男性，主要病变发生在基底节区，肿瘤体积增大才会累及丘脑，病程较长，常有一侧轻偏瘫，有时该侧肢体伴有不自主运动和动作笨拙，肿物早期无占位效应，局部脑室常有轻度扩张，在数年后肿物增大并伴有同侧皮质萎缩、大脑脚萎缩为本病的特点。肿瘤巨大时才出现占位效应，瘤周水肿带少见。

六、治疗与预后

（一）一般原则

iGCT 的治疗策略应在神经外科、放疗科、神经病理科、神经肿瘤科和神经影像科等多学科医生共同研究和讨论后确定。治疗方案的制订，应在充分评估患者的年龄、性别、体力状况、内科和神经外科情况后进行。iGCT 治疗方案的选择,依赖于肿瘤部位、大小、组织病理、肿瘤标志物、是否有脑积水以及患者身体一般状况等诸多因素。生殖细胞瘤以化疗联合减量放疗为标准治疗模式,神经外科手段的意义在于获取准确的病理诊断以及处理相关神经系统并发症。而对于 NGGCT,则必须全面评估手术切除、术前和(或)术后化疗和放疗的利弊,采取个体化的综合治疗措施。对于未接受过任何放疗、化疗而直接手术完整切除的成熟畸胎瘤(手术前后肿瘤标志物水平均在正常范围),则无须其他治疗即可达到治愈。

(二)外科治疗

1.脑室镜下脑室脑池造瘘术　首选用于伴有梗阻性脑积水且同时需要明确诊断的患者。采用内镜技术,在右额后部中线旁钻孔,用脑室镜插入侧脑室额角,经室间孔进入第三脑室,在乳头体和漏斗隐窝之间造瘘,造瘘口直径不小于 5 mm,使脑室与基底池相通,达到缓解脑积水的目的。同时,还可对肿瘤进行活检。

2.立体定向活检　对于怀疑 iGCT 但肿瘤标志物阴性,或肿瘤标志物阳性但需要明确病理亚型的患者,可利用立体定向技术进行肿瘤组织穿刺活检以明确诊断。在有经验的单位,立体定向活检的确诊率＞95％,死亡率＜1％。立体定向活检的局限性在于获取的标本较少,有可能造成肿瘤成分,特别是 NGGCT 成分的遗漏而误诊。

3.脑室-腹腔分流术(V-P 分流术)　通过 V-P 分流术,缓解脑积水的相关症状,为进一步临床处理创造条件。由于 iGCT 患者长期生存非常常见,因此 V-P 分流术的远期并发症不容忽视,如引流管阻塞、折断、脱落等。此外,V-P 分流术还可导致腹腔种植转移。因此 V-P 分流术不作为 iGCT 患者的首选,只在不具备内镜造瘘技术时使用。

4.脑室外引流　对于脑积水症状明显,情况紧急且不具备内镜造瘘技术时,也可以考虑脑室外引流,暂时缓解症状。但需配合后续抗肿瘤措施的实施。

5.埋置 Ommaya 囊　埋置 Ommaya 囊的适用指征与脑室外引流类似。虽然埋置 Ommaya 囊用于某些中枢神经系统肿瘤的脑室内化疗,但其并不是 iGCT 的治疗首选。如具有化疗指征,首选全身化疗。

6.直接手术切除肿瘤

1)松果体区肿瘤手术

(1)额部经侧脑室入路(Egolov 入路):此入路采用右额开颅,经额中回皮质造瘘进入侧脑室,在室间孔后缘切开第三脑室顶部,牵开两侧的大脑内静脉,开放第三脑室顶部而暴露肿瘤。但是如果肿瘤切除不彻底,导水管很难通畅,术后不能降低颅内压,导水管多在 1～2 周闭塞而又发生颅内压增高,故近年来应用减少。

(2)顶枕部经胼胝体入路(Dandy 入路):经大脑内侧面与大脑镰之间的纵裂来显露胼胝体后部,切开胼胝体,可进入第三脑室顶。

(3)侧脑室三角区入路(Van Wagenen 入路):右颞顶部开颅,在颞顶交界处皮质造瘘后进入侧脑室三角区,术中可见脑室内侧面球形隆起,在最薄处切开室管膜即可暴露肿瘤。适用于肿瘤巨大使侧脑室三角区的内侧壁隆起明显者。

(4)幕下小脑上入路(Krause 入路):采用坐位后正中开颅,枕骨骨窗上缘应暴露横窦,"Y"形剪开硬膜并将硬膜向上翻,用脑板抬高横窦,小脑上部用脑板向下稍加牵拉则小脑靠重力下垂,此间隙向内侧深入可达松果体区。如肿瘤切除不完全,可于右枕钻孔,行侧脑室枕大池分流术(Torkildsen 手术)。此入路适合于向下生长的肿瘤,对于肿瘤向背侧延伸到小脑幕切迹上,或向第三脑室内及侧脑室生长时,则不适宜选择该入路,由于术中需阻断引流静脉,可引起小脑水肿及躯干性共济失调。因体位关系,大量脑脊液流失可致脑室塌陷,空气进入脑室和硬膜下腔。对于这些情况,很少需要处理,随着时间的推移,它们均会转为正常。

(5)枕部经小脑幕入路(Poppen 入路):此入路的优点是为术者提供了一个可观察小脑幕切迹上下方的极好的手术视野,但也有其局限性,对于较大的肿瘤,如延伸到第三脑室内或向双侧生长则很难全切除,还可造成枕叶的挫伤,术后易产生偏盲。

（6）经胼胝体-透明隔-穹隆间入路：国内最先应用此入路切除松果体区肿瘤，克服了上述入路的缺点，取得十分满意的效果。此手术的优点：①通过脑组织胚胎发育中的间隙进行手术操作，无须切开脑组织。据目前了解，胼胝体压部、透明隔间隙、穹隆间、中间块无重要生理功能。该入路最大限度减少了手术对神经纤维联系造成的损伤，从而保留正常的解剖和神经功能。②开颅简单，不需要阻断引流静脉，减少了脑肿胀的发生。据文献介绍及我们实际临床所见，冠状缝向前5～6 cm之间，90%的人无引流静脉。③手术直视下操作，无手术盲区，术野中无明显的动脉血管，不会造成大出血，手术相对安全。④可以切除向后方生长的巨大肿瘤，并能在直视下分离与大脑大静脉粘连的肿瘤，做到全切除或近全切除，同时探查和打通导水管上口。⑤不切开脑皮质，胼胝体部分切开即使对癫痫无帮助，但其至少不会诱导癫痫发作，符合微创手术的原则。

（7）经侧脑室或胼胝体脉络膜裂入路（Subchoroida 入路）：右额开颅，右额中回皮质造瘘或经胼胝体进入侧脑室体部，室间孔后方分开脉络膜裂，经双侧大脑内静脉进入第三脑室以显露肿瘤，肿瘤切除方法与其他入路相近。

2）鞍区肿瘤手术

（1）经额下入路：患者取仰卧位，做右额发际内半冠状切口，翻开皮瓣的基底部到眉弓，做右额游离骨瓣（内侧靠近中线，下方达眉弓上1 cm（平行于颅前窝底））。沿颅前窝底半月形剪开硬膜。沿颅前窝底的外侧向外侧裂探查，撕破外侧裂处的蛛网膜，放出脑脊液。待额叶明显塌陷后，用固定牵开器脑板将额叶向上抬起。避免反复抬起和牵拉额叶，以免造成额叶挫伤。显露鞍区的结构：右侧视神经和颈内动脉、视交叉、左侧视神经，以及第一间隙。此时可见鞍区肿瘤，肿瘤可与周围血管神经等重要结构粘连，可于瘤内分块切除肿瘤，注意保护鞍区血管和神经。

（2）额部经纵裂入路：患者取仰卧位。做发际内双额冠状头皮切口，翻开头皮做右额骨瓣（内侧到中线，下方达到颅前窝底）。沿矢状窦方向半月形剪开硬膜，为放出外侧裂的脑脊液，于弧形硬膜缘中点向外下骨孔剪开硬膜。以下操作在显微镜下进行。抬起额叶，探查右外侧裂，缓慢释放右外侧裂脑脊液，直至额叶明显塌陷。此时，再分离纵裂、显露鞍区，先分离纵裂至颅前窝底，再继续向后分离至暴露胼胝体膝部和嘴部，其下方可见前交通动脉和两侧的大脑前动脉，前交通动脉的下方为视交叉。用固定脑板将右侧额叶向外侧牵开，显露鞍区肿瘤。肿瘤可挤压视神经、视交叉、颈内动脉等。用小棉片填塞肿瘤与视神经的间隙，保护视神经和颈内动脉，分块切除肿瘤，彻底止血，常规关颅。

（3）经纵裂（额底）-终板入路：患者取仰卧位，做右额发际内半冠状切口，做右额游离骨瓣（内侧到中线，下方达颅前窝底）。沿矢状窦方向半月形剪开硬膜，额叶表面可能有进入矢状窦的引流静脉，电凝后剪断。以下操作在显微镜下进行。如从纵裂分离较困难，可向外侧裂方向剪开硬膜，用窄脑板探查外侧裂，撕破外侧裂蛛网膜后放出脑脊液，额叶可明显塌陷。从纵裂将右侧额叶向外侧牵开，分离纵裂到颅前窝底，再向后分离纵裂显露胼胝体膝部、嘴部和鞍区结构，可见双侧大脑前动脉和前交通动脉。前交通动脉常位于鞍结节的后上1 cm处，长度0.5～1 cm，其下方为视交叉。视交叉后方的薄膜为终板，电灼后剪开终板可见肿瘤，将肿瘤分块切除。注意保护视交叉、大脑前动脉、前交通动脉、下丘脑、垂体柄等重要结构。肿瘤切除后彻底止血，常规关颅。

（4）经翼点入路：患者取左侧卧位，做右侧翼点头皮切口。于皮下（颞肌浅筋膜层）分离皮瓣，并向前牵开。切开颞肌和骨膜，颞肌的基底部朝向耳垂。钻4个菱形骨孔：第一骨孔在额颧突处，第二骨孔在第一骨孔内上4 cm处，第三骨孔在第一骨孔的对角方向，第四骨孔尽量靠近颅中窝底，于第一骨孔和第四骨孔分别向颅中窝底咬除骨板。取下骨板后，用磨钻或尖嘴咬骨钳将蝶骨嵴咬除，使颅前窝底和颅中窝底在蝶骨嵴处呈比较平滑的转折。悬吊硬膜，围绕蝶骨嵴半弧形剪开硬膜。将外侧裂前端的蛛网膜剪开，外侧裂静脉从颞极处汇入蝶顶窦，电凝并剪断汇入蝶顶窦的外侧裂静脉，使颞极游离，便于牵开。用固定脑板分别将额叶和颞叶牵开，充分显露同侧的视神经、视交叉、颈内动脉、动眼神经和鞍区肿瘤。第一、二、三间隙皆可用来切除肿瘤，鞍区神经和血管要保护好。

（5）经胼胝体-透明隔 穹隆间入路：适用于肿瘤巨大而梗阻室间孔者。手术方法与松果体区肿瘤相同,但需抬高头位并将显微镜向前倾斜以便显露肿瘤,肿瘤切除后同时做透明隔穿通,双侧脑室沟通,避免术后因出现不对称脑积水而导致的颅内压增高。

3)基底节区和丘脑肿瘤手术

手术主要采用患侧额中回皮质造瘘,进入侧脑室额角,在侧脑室底部可见隆起的肿瘤。如为畸胎瘤,则尽可能全切除;如快速病理证实为生殖细胞瘤,则可随时终止手术。切除的范围大小对患者的预后影响不大,有的患者肿瘤部分切除止血困难,全切除后才能止血满意。

总之,除纯良性畸胎瘤手术全切除可治愈外,其他类型的 iGCT 一律应采用综合性治疗的方案。

(三)放疗

目前,放疗仍然是 iGCT 综合治疗中不可或缺的手段。但由于本病的罕见性,目前对于合理的照射靶区和剂量,仍在探索之中。放疗靶区设计有局部照射、全脑室照射(WVI)、全脑照射(WBI)和全脑全脊髓照射(CSI)。对于生殖细胞瘤,局部照射复发风险最高。CSI 具有极高的治愈率,但是近/远期毒副作用最明显。因此,目前对于鞍区或松果体区的单/双发病灶,优选 WVI 或 WBI 加局部照射推量;对于单侧或双侧基底节区生殖细胞瘤,首选 WBI 加局部照射推量;伴有肿瘤播散或脊髓种植者,应选择 CSI;对于其他少见部位生殖细胞瘤,原则上放射野应涵盖潜在转移部位。生殖细胞瘤局部放疗总剂量为 30~36 Gy,WVI/WBI/CSI 预防照射剂量为 20~24 Gy。NGGCT 局部放疗总剂量应达到 45~60 Gy,鞍区 NGGCT 总剂量应不超过 54 Gy,WVI/WBI/CSI 预防照射剂量为 30~36 Gy。

(四)化疗

iGCT 化疗方案是在睾丸生殖细胞瘤化疗方案的基础上演变而来的,常用药物包括顺铂/卡铂、依托泊苷以及异环磷酰胺等。既往化疗在神经系统肿瘤治疗中的地位不高,除了缺少有效药物以外,血脑屏障对水溶性化疗药物的阻碍作用也是限制之一。目前越来越多的证据表明,当颅内发生肿瘤时,该部位的血脑屏障已经被破坏。而且临床上也观察到,化疗对颅内肿瘤有效,与颅外肿瘤相似。

化疗在 iGCT 中的作用主要有以下几点:①减小放疗范围和剂量。由于本病的好发人群为儿童和青少年,因此放疗对患者远期发育的影响不容忽视。对于不伴播散转移的生殖细胞瘤患者,在充分化疗的基础上,减少照射体积并降低照射的剂量,并不影响整体疗效,从而达到减少放疗远期副作用的目的。单纯化疗导致肿瘤复发几乎不可避免。②观察肿瘤敏感性。生殖细胞瘤成分对化疗极其敏感,对于诊断为生殖细胞瘤的患者,化疗后均应达到完全缓解。如果仍有残留,应考虑存在 NGGCT 成分的可能性。③清除微小转移。随脑脊液在中枢神经系统内播散是 iGCT 的主要转移模式。化疗可以降低播散转移的风险。④减小肿瘤负荷。部分 iGCT 肿瘤巨大,立即手术面临较多风险。因此可考虑先行化疗,待肿瘤缩小后,再评估手术时机,降低手术难度和风险。

(五)预后

生殖细胞瘤 5 年和 10 年生存率均超过 90%。即使是复发患者,仍对常规放化疗敏感,并能在解救治疗后获得长期生存。NGGCT 包含多种病理亚型,不同病理亚型预后差异较大。成熟畸胎瘤完整手术切除可治愈。未成熟畸胎瘤以及以未成熟畸胎瘤和生殖细胞瘤成分为主的混合性生殖细胞肿瘤,预后相对较好,而其他亚型预后较差。畸胎瘤恶变罕见,预后极差。

(李博　邱晓光)

参 考 文 献

[1] Louis D N,Perry A,Reifenberger G,et al. The 2016 World Health Organization Classification of Tumors of the Central Nervous System:a summary[J]. Acta Neuropathol,2016,131(6):803-820.

[2] Li B,Lv W Y,Li C D,et al. Comparison between craniospinal irradiation and limited-field radiation in patients with non-metastatic bifocal germinoma[J]. Cancer Res Treat,2020,52(4):1050-1058.

［3］　Runyan C,Schaible K,Molyneaux K,et al. Steel factor controls midline cell death of primordial germ cells and is essential for their normal proliferation and migration［J］. Development,2006,133 (24):4861-4869.

［4］　Wang L H,Yamaguchi S,Burstein M D,et al. Novel somatic and germline mutations in intracranial germ cell tumours［J］. Nature,2014,511(7508):241-245.

［5］　Murray M J,Bartels U,Nishikawa R,et al. Consensus on the management of intracranial germ-cell tumours［J］. Lancet Oncol,2015,16(9):e470-e477.

［6］　Alapetite C,Brisse H,Patte C,et al. Pattern of relapse and outcome of non-metastatic germinoma patients treated with chemotherapy and limited field radiation: the SFOP experience［J］. Neuro Oncol,2010,12(12):1318-1325.

［7］　Li B,Feng J,Chen L,et al. Relapse pattern and quality of life in patients with localized basal ganglia germinoma receiving focal radiotherapy,whole-brain radiotherapy,or craniospinal irradiation［J］. Radiother Oncol,2021,158:90-96.

［8］　Li B,Wang J Y,Yang J X,et al. Characteristics of growth disturbances in patients with intracranial germinomas of different origins［J］. Childs Nerv Syst,2021,37(8):2531-2537.

［9］　Pruitt R,DaSilva N S,Cappellano A,et al. Relapse and outcome patterns of patients with central nervous system mixed malignant germ cell tumors treated without irradiation:findings from the third international central nervous system (CNS) germ cell tumor (GCT) study［J］. Pediatr Blood Cancer,2015,62(11):1920-1924.

第十一章 鞍区肿瘤

第一节 颅咽管瘤

一、流行病学特点

颅咽管瘤(craniopharyngioma)是发生于颅内的良性脑外肿瘤(WHO Ⅰ级),位于鞍区(鞍上和(或)鞍内)。通常被认为起源于胚胎期残留的拉特克囊鳞状上皮细胞,或起自垂体固有细胞的化生。总体上占颅内肿瘤的 1.2%～4.6%,发病率为(0.5～2.5)/100 万。发病具有明显的地域特征和人种特点,多见于东亚地区(尤其是日本,发病率可高达 5.25/100 万),以及尼日利亚。

儿童和成人均可罹患颅咽管瘤,发病呈现双相的年龄特点,高峰在 5～14 岁和 45～60 岁,男女比例几乎均等。在儿童中枢神经系统肿瘤中,颅咽管瘤位列神经上皮性肿瘤之后而居第二位,居儿童鞍区肿瘤的首位。颅咽管瘤在组织病理学上分为造釉细胞型颅咽管瘤和乳头型颅咽管瘤两种类型,前者常伴有囊性变和钙化,多发生于儿童;后者为实性且边界清晰的肿瘤,几乎只见于成人。推测两种类型肿瘤可能起源于两种不同类型的细胞。

二、病因学与发病机制

颅咽管瘤由拉特克囊上皮分化过程异常所致。目前没有已知的遗传学易感因素,研究者发现的某些基因异常包括染色体易位、缺失以及 DNA 拷贝数增加。胚胎学上,拉特克囊的前壁发育成腺垂体(adenohypophysis),由假复层柱状上皮构成;残留的原始口凹发育成非角化鳞状上皮,继续正常分化为牙齿原基或口腔黏膜。如出现发育异常,前者生成造釉细胞型颅咽管瘤,后者则生成乳头型颅咽管瘤。也有观点认为,乳头型颅咽管瘤起源于垂体前叶(腺垂体)细胞化生。

三、病理学分类与病理特征

70% 以上颅咽管瘤位于鞍上,部分肿瘤向鞍内延伸,完全位于鞍内者的比例不足 5%,而完全位于第三脑室者罕见。肿瘤也可能广泛生长至斜坡或颅中、后窝多个颅腔。

两种病理类型的颅咽管瘤有着不同的组织学特征。常见的大体病理学形态为分叶状实性肿瘤,伴不同程度的囊性变。造釉细胞型颅咽管瘤常伴有钙化,瘤内含有机油样的黄褐色液体、胆固醇结晶或湿角化物结节,显微镜下见多层鳞状上皮,周边柱状上皮呈栅栏样排列。乳头型颅咽管瘤为单发的鳞状上皮结节,实性,表面光滑,边界清晰,显微镜下则表现为由多层薄片的鳞状上皮形成的假乳头状突起,以及绒毛状纤维血管基质,无钙化、囊性变和角化物。

单克隆抗体 MIB-1(Ki-67)作为细胞增殖期标志物可预示肿瘤的生物学行为,其标记指数(LI)增高可能与肿瘤的高复发性有关。

四、临床表现

颅咽管瘤患者的临床表现与肿瘤的起源、发生部位和生长方向以及大小有关。总体上肿瘤生长缓慢,症状持续时间可由数周到数十年不等。常见的临床表现包括颅内压增高、视力障碍、垂体功能减退和下丘脑损害。

（1）颅内压增高：早期症状可不明显，肿瘤增大并向鞍上和第三脑室生长，可阻塞室间孔，导致梗阻性脑积水，出现颅内压增高表现，即头痛、呕吐和视乳头水肿三联征，以及视力下降。

（2）视力障碍：起病时可表现为单侧或双侧视物模糊，继而出现进行性视力下降、视野缺损（典型表现是双颞侧偏盲）和复视等。发生原因：肿瘤直接压迫视路（视神经和视交叉），慢性颅内压增高导致视乳头水肿，进而出现继发性视神经萎缩甚至失明。

（3）垂体功能减退：肿瘤压迫垂体导致激素缺乏，常见生长激素和性激素缺乏。儿童患者表现为身材矮小，皮肤苍白干燥，常感疲乏和倦怠等，伴有性征发育迟缓。男性出现性欲减退，女性可出现月经失调或闭经，部分患者伴有肾上腺功能减退和甲状腺功能减退。

（4）下丘脑损害：肿瘤生长致第三脑室底部-下丘脑受累，导致15%左右的患者出现尿崩症，表现为口渴、多饮多尿和夜尿增多，其他症状有体温降低和嗜睡等。成人患者也可以表现出非常少见的溢乳症状（"垂体柄效应"所致）。

相对来说，儿童颅内压增高发生率高于成人，而成人视力障碍和认知障碍发生率高于儿童。认知障碍表现为较为广泛的神经心理异常，包括心理缺陷、冷漠、意志力丧失、抑郁、精神运动迟缓和嗜睡等。长期的心理缺陷和抑郁与较差的预后相关。

五、辅助检查

1. 影像学检查

（1）计算机断层扫描（CT）：CT平扫显示鞍区和鞍上类圆形或分叶状肿瘤，边界清晰，典型者为低密度的囊性肿瘤伴有环形的蛋壳样或点片状钙化，实性肿瘤为均匀的稍高密度肿块影（图11-1）。如有脑积水，则出现幕上脑室对称性扩大伴有室旁低密度区。

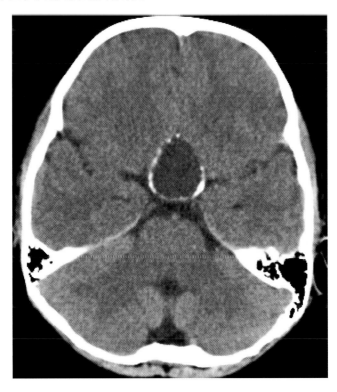

图11-1 颅CT平扫可见鞍区类圆形囊性变伴有蛋壳样钙化

（2）磁共振成像（MRI）：囊性肿瘤在T1WI上边界清楚，病变信号混杂，与囊内容物有关，囊性变区在T2WI上为均匀的高信号，在FLAIR上呈高信号，周边实性肿瘤部分为等信号，增强扫描可见肿瘤周边环形强化，而内容物无强化，钙化在T1WI/T2WI上均为低信号（图11-2）。

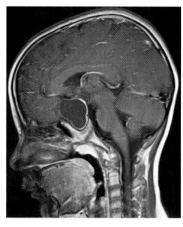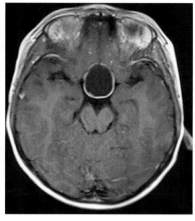

图 11-2　MRI 增强扫描可见鞍区囊性肿瘤,向鞍内延伸,周边环形强化,垂体受压,视交叉上抬

2. 内分泌学检查　诊断和术前评估的重要依据,主要是垂体功能和甲状腺功能测定,包括血清皮质醇、催乳素、生长激素、性激素、促肾上腺皮质激素以及甲状腺激素水平等。如果激素严重缺乏,则预后不良,需要在术前尽可能予以纠正。

3. 眼科专科检查　所有的颅咽管瘤患者均应进行眼科专科检查,包括视力测定、视野检查和彩色眼底照相等,可为术前评估、手术方案制订和预后判定提供重要依据。

六、鉴别诊断

颅咽管瘤的发病率在儿童鞍区肿瘤中居首位,且具有典型的临床表现,结合影像学特点对其进行诊断较为容易,而成人颅咽管瘤需要与多种鞍区病变相鉴别。主要的鉴别诊断包括以下内容。

(1) 垂体腺瘤:多见于成人,以视力下降为主,较少发生颅内压增高和下丘脑损害(如多饮多尿),常表现为视力下降、视野缩窄和眼底视乳头萎缩。功能性垂体腺瘤患者出现内分泌功能异常,如闭经、泌乳、不孕、肢端肥大或库欣综合征等。影像学显示鞍内病变向鞍上或海绵窦生长,几乎均出现肿瘤所致的鞍底下陷,可有卒中出血但无钙化。无功能性垂体腺瘤患者的内分泌学检查结果可正常或轻度异常,功能性垂体腺瘤患者则出现相应的激素分泌亢进。

(2) 鞍结节脑膜瘤:成人多见,主要为单侧或双侧视力下降甚至失明,很少出现内分泌异常和脑积水等颅内压增高的表现。CT 上罕有肿瘤钙化和囊性变。MRI 显示鞍结节区域半圆形或分叶状肿块,注药后均显著强化,肿瘤以硬脑膜为基底伴有硬膜尾征(鼠尾征)。眼底检查可见视神经萎缩。

(3) 动脉瘤:发生于颈内动脉虹吸段或床突上段者需要与鞍区肿瘤相鉴别。多见于成人,可无任何临床症状,体积较大者可出现局部压迫表现如视力下降、头痛和动眼神经麻痹,内分泌学异常罕见。影像学上具有典型的流空效应。动脉瘤可经脑 DSA 或 CTA 得以证实。

(4) 生殖细胞瘤:以儿童或青少年患者居多,成人少见,位于鞍区者男女比例几乎均等。早期的典型表现为多饮多尿和(或)性早熟,影像学显示位于鞍上的下丘脑一垂体柄肿瘤多为实性,较少出现囊性变和钙化。内分泌学检查结果正常或绒毛膜促性腺激素水平轻度增高。血清和脑脊液的肿瘤标志物(包括甲胎蛋白、绒毛膜促性腺激素和癌胚抗原)检查可以协助区分其他类别的非生殖细胞瘤性生殖细胞肿瘤(NGGCT)。

(5) 囊肿样病变:拉特克囊肿多位于鞍内,较少出现视力改变,可伴有轻度催乳素水平增高,MRI 上显示鞍内囊性均匀信号影,增强扫描病灶无强化。鞍区表皮样囊肿在 CT 和 MRI 上表现为脑脊液样信号和密度,无强化,DWI 显示肿瘤弥散受限而呈现高信号。

七、综合治疗措施

作为复杂的临床疾病实体,颅咽管瘤的治疗应联合多学科进行并做到个体化。其治疗原则以手术治疗为主,以肿瘤获得最大限度切除的同时保护神经功能为目标,通常认为手术切除程度是预测术后复发最有意义的指标。一经确诊,应采取外科手术切除肿瘤以解除占位效应和脑积水,并挽救视力。放疗的作用存在争议,有报道称分次进行 X 线放疗(XRT)可抑制术后残余肿瘤的生长,但考虑放疗的副作用,对于 5 岁以下儿童患者应推迟进行。近距离内照射是指在瘤腔内放置放射性同位素使肿瘤囊壁缩小和囊液分泌减少。也有在皮下放置 Ommaya 囊定期抽吸肿瘤囊液以缓解症状,或同时进行瘤内化疗等姑息性治疗方法,这些治疗方法适用于无法手术切除的囊性肿瘤。其他辅助治疗手段还包括立体定向放疗等。

颅咽管瘤位于鞍上和(或)鞍内,也可向多个颅腔生长,应根据肿瘤部位和生长方式来选择相应的手术入路,且应结合术者经验选择其熟悉的手术入路以获得最佳治疗效果。常见的开颅手术入路包括额颞开颅经翼点入路、中线经纵裂和终板入路、经额外侧或额下入路,经半球间裂-胼胝体-穹隆间入路以及联合入路等。近年来,内镜经蝶手术有逐渐增多的趋势,适用于鞍内颅咽管瘤,但有发生术后脑脊液漏和脑膜炎的风险。

(一)手术适应证

(1)依据病史、体征和多项辅助检查等,颅咽管瘤诊断明确。

(2)患者表现为进行性视力下降和偏盲。

(3)患者有颅内压增高表现或伴有梗阻性脑积水,切除肿瘤后可降低颅内压,缓解占位效应和脑积水。

(4)颅咽管瘤复发,肿瘤进行性增大和出现临床症状者。

(二)手术禁忌证

(1)虽诊断明确,但伴有严重的垂体和甲状腺功能减退,或已经出现垂体危象者。

(2)患者因长期的内分泌异常、水和电解质紊乱,导致一般状况较差和营养不良,或伴有严重的水和电解质紊乱未予纠正者。

(3)伴有严重的心、肺、肝、肾系统疾病或凝血功能障碍而无法耐受全身麻醉和手术者老年患者。

(三)手术并发症及处理原则

1. 手术并发症

(1)水和电解质紊乱:颅咽管瘤术后最常见的并发症。中枢性尿崩症是下丘脑-垂体轴功能异常造成抗利尿激素(ADH)分泌不足,导致肾脏水和电解质过度丢失所致。24 h 总尿量超过 3500 ml 甚至可高达 8000~9000 ml,尿比重低于 1.005,患者大量饮水。术后早期常出现一过性的高钠血症,随之出现低钠血症,轻者表现为意识淡漠、头痛、厌食和肌无力等,严重者出现神经肌肉接头处兴奋性增高、脑水肿、恶心呕吐、癫痫、意识障碍直至昏迷。

(2)意识障碍:原因包括颅内出血或血肿形成、急性梗阻性脑积水、电解质紊乱、激素补充不足或减量。

(3)高热:下丘脑体温调节障碍所致。

(4)抽搐:多由低钠血症未及时纠正,尿量增多进一步加重电解质紊乱所致,少见因脑水肿或颅内出血所致。

(5)激素水平低下:术后垂体和甲状腺功能减退,未能及时补充相应激素。

(6)消化性溃疡:多数为中枢性库欣溃疡,少见因糖皮质激素应用所致。

2. 处理的基本原则

(1)术后严密观察患者意识状况和生命体征的变化,及时复查颅脑CT。

(2)监测每小时尿量和日总尿量,发生多尿和尿崩症时可应用抗利尿制剂,如垂体加压素或醋酸去氨加压素等,由小剂量开始。但应排除抗利尿激素分泌异常综合征(SIADH)(因血容量增多致稀释性低钠血症,伴有血浆渗透压下降和高尿钠)。

（3）每 12 h 测定外周血电解质水平，根据尿量和外周血电解质水平调整补液种类和数量。注意维持外周循环稳定，必要时可进行中心静脉压测定。

（4）足量应用激素替代治疗，间隔 4～6 日测定血清皮质醇和甲状腺激素水平并依此调整剂量，并逐渐减量。

（5）术后即肌内注射或静脉给予抗癫痫药物 1～2 天，之后改为口服制剂，可重叠 1 天。

（6）应用 H₂ 受体拮抗剂防止消化性溃疡的发生。

（7）伴有意识障碍者早期给予鼻饲和肠外营养支持治疗。

八、预后和转归

总体上，颅咽管瘤治疗的死亡率为 5%～10%，5 年生存率为 55%～85%。尽管是 WHO Ⅰ 级肿瘤，但术后复发率较高，平均约为 10%，而且治疗后患者长期存在视力障碍、内分泌异常和认知障碍等并发症，无法有效缓解，给临床治疗带来困难。术后发生的下丘脑综合征并发症以及随之产生的肥胖和心理行为异常对患者产生严重不良影响。应用激素替代治疗的儿童和女性患者应注意其相关风险因素。

（周大彪）

第二节　垂体腺瘤

一、概述

垂体腺瘤是常见的颅内原发性良性肿瘤，发病率在颅内肿瘤中仅次于胶质瘤和脑膜瘤，居第三位。根据有无分泌活性，垂体腺瘤分为功能性垂体腺瘤和无功能性垂体腺瘤，功能性垂体腺瘤分泌的激素包括催乳素（PRL）、生长激素（GH）、促肾上腺皮质激素（ACTH）、促甲状腺激素（TSH）、卵泡刺激素（FSH）和黄体生成素（LH）等，可分别引起闭经泌乳综合征、肢端肥大症、库欣综合征、继发性甲状腺功能亢进和性功能减退等临床表现。95% 的垂体腺瘤为散发性，少数有家族遗传背景。目前认为，垂体腺瘤起源于腺垂体细胞的单克隆扩增，其发生与先天性或获得性基因突变及表观遗传变异密切相关。

垂体腺瘤的发病率因研究方法、研究人群及研究时期的不同而存在差异，其发病率估算值为每年（3～94）/10 万。每年伴有临床症状的垂体腺瘤的发病率为（19～28）/100 万；综合不同研究，多达 20% 的垂体腺瘤是偶然发现的，并且其中许多无明显临床症状。尸体解剖和现代影像学研究表明，在多达 20%～25% 的健康人群中可查见垂体腺瘤。该病的好发年龄在 40～70 岁之间。儿童垂体腺瘤的发病率约为成人的 1/10，小于 20 岁的患者仅占所有垂体腺瘤患者的 3.5%～8.5%。功能性垂体腺瘤多发生于年轻人，而无功能性垂体腺瘤更常见于老年人。成年之后，男性垂体腺瘤的发病率与年龄呈正相关，主要原因是无功能性垂体腺瘤发病率的升高；女性垂体腺瘤发病率最高的年龄段为 25～34 岁，因为该年龄段女性催乳素腺瘤的发病率较高。

世界卫生组织（WHO）于 2017 年发布了第 4 版《内分泌器官肿瘤分类》，对垂体腺瘤的分类做了修改和完善。与按照分泌激素类型命名腺瘤的旧版分类不同，第 4 版分类采用腺垂体细胞谱系作为分类的主要指导原则，联合腺瘤细胞转录因子、激素及其他免疫标志物染色，将垂体腺瘤分为 7 种类型（表 11-1），主要包括生长激素腺瘤（GH 腺瘤，16%）、催乳素腺瘤（PRL 腺瘤，39%）、促甲状腺激素腺瘤（TSH 腺瘤，1%）、促肾上腺皮质激素腺瘤（ACTH 腺瘤，16%）、促性腺激素腺瘤（FSH/LH 腺瘤，27%）、零细胞腺瘤、多激素腺瘤。

表 11-1　2017 年版 WHO 垂体腺瘤分类

类型及亚型	垂体激素和其他免疫标志物	转录因子和其他辅助因子
1.生长激素腺瘤（GH 腺瘤）		
致密颗粒型生长激素腺瘤（致密颗粒型 GH 腺瘤）	GH±PRL±α-亚基，LMWCK:核周或弥漫	PIT-1
稀疏颗粒型生长激素腺瘤（稀疏颗粒型 GH 腺瘤）	GH±PRL,LMWCK:点状（纤维小体）	PIT-1
催乳素-生长激素腺瘤（PRL-GH 腺瘤）	GH＋PRL（在相同细胞）±α-亚基	PIT-1,ERα
混合性催乳素-生长激素腺瘤（混合性 PRL-GH 腺瘤）	GH＋PRL（在不同细胞）±α-亚基	PIT-1,ERα
2.催乳素腺瘤（PRL 腺瘤）		
稀疏颗粒型催乳素腺瘤（稀疏颗粒型 PRL 腺瘤）	PRL	PIT-1,ERα
致密颗粒型催乳素腺瘤（致密颗粒型 PRL 腺瘤）	PRL	PIT-1,ERα
嗜酸性干细胞腺瘤	PRL,GH（局灶且不稳定）,LMWCK:点状（纤维小体）	PIT-1,ERα
3.促甲状腺激素腺瘤（TSH 腺瘤）	β-TSH,α-亚基	PIT-1,GATA-2
4.促肾上腺皮质激素腺瘤（ACTH 腺瘤）		
致密颗粒型促肾上腺皮质激素腺瘤（致密颗粒型 ACTH 腺瘤）	ACTH,LMWCK:弥漫	T-PIT
稀疏颗粒型促肾上腺皮质激素腺瘤（稀疏颗粒型 ACTH 腺瘤）	ACTH,LMWCK:弥漫	T-PIT
Crooke 细胞腺瘤	ACTH,LMWCK:环状	T-PIT
5.促性腺激素腺瘤（FSH/LH 腺瘤）	β-FSH,β-LH,α-亚基（不同组合）	SF-1,GATA-2,ERα
6.零细胞腺瘤	无	无
7.多激素腺瘤		
多激素 PIT-1 阳性腺瘤	GH,PRL,β-TSH ±α-亚基	PIT-1
具有不常见的免疫组织化学组合的腺瘤	不同组合:ACTH/GH,ACTH/PRL	不适用

注:α-亚基,糖蛋白激素的 α 亚基;LMWCK,低分子量细胞角蛋白;PIT-1,垂体特异 POU 类同源结构域转录因子 1;ERα,雌激素受体 α;GATA-2,锌指转录调控蛋白的 GATA 家族成员;T-PIT,T-box 家族成员 TBX19;SF-1,类固醇生成因子 1。

　　根据影像学表现出的肿瘤大小和生长特征,对垂体腺瘤进行分类和分级,可用于评估手术难度,判断肿瘤残余的可能性,预测复发可能性及生化缓解率。其中最简单的垂体腺瘤分类方法是根据肿瘤最大直径进行分类,可分为微腺瘤(<1.0 cm)、大腺瘤(1.0～3.0 cm)、巨大腺瘤(>3.0 cm),但这种分类方法不能很好地体现垂体腺瘤的生长特征和侵袭范围等情况,目前较常用的可描述肿瘤生长特征的分级方式主要是改良 Hardy-Wilson 分级和 Knosp 分级。

（1）改良 Hardy-Wilson 分级：20 世纪 70 年代由 Hardy 提出，经 Wilson 完善的分级方法。该方法根据肿瘤与蝶鞍或蝶窦的关系将肿瘤分为Ⅰ～Ⅴ级：Ⅰ级为直径<10 mm，完全局限于鞍内的肿瘤，鞍区可有局灶性扩张，但通常保持完好；Ⅱ级为直径≥10 mm，没有穿透鞍底的肿瘤，伴鞍区扩大；Ⅲ级肿瘤局限性地穿透了鞍前壁或鞍底的硬膜和骨皮质，并延伸至蝶窦或蝶骨；Ⅳ级肿瘤造成结构的广泛破坏并突入蝶窦；Ⅴ级肿瘤可通过脑脊液或血行播散。

该分级方法同时按肿瘤向鞍上/鞍旁扩展的程度将其分为 0、A、B、C、D、E 期：0 期肿瘤位于鞍内；A 期肿瘤仅到达鞍上池，没有侵犯第三脑室；B 期肿瘤占据鞍上池，仅使第三脑室前隐窝消失；C 期肿瘤使第三脑室前隐窝消失，并使第三脑室底部变形抬高；D 期肿瘤延伸至硬膜内，向颅内生长；E 期肿瘤通过鞍旁的硬膜侵犯海绵窦（肿瘤位于硬膜外）。

（2）Knosp 分级：Knosp 分级是基于显示海绵窦段和床突上段颈内动脉（ICA）的冠状位 MRI 图像所制定的分级标准，用于描述肿瘤对海绵窦及颈内动脉的侵犯程度，对术前评估和术中操作具有重要意义。

0 级：海绵窦内的结构正常，肿瘤未越过海绵窦段和床突上段颈内动脉的内侧切线，未侵犯海绵窦腔。所有的静脉丛均可见强化。

1 级：肿瘤越过海绵窦段和床突上段颈内动脉的内侧切线，但未越过这两段颈内动脉中心点的连线，在多数情况下，海绵窦内侧的静脉丛不可见。

2 级：肿瘤越过海绵窦段和床突上段颈内动脉中心点的连线，但是未越过这两段颈内动脉的外侧切线，如果肿瘤长在海绵窦段颈内动脉的上方，海绵窦上部静脉丛的强化程度将减弱甚至消失，若肿瘤长在海绵窦段颈内动脉的下方，海绵窦下部的静脉丛的强化程度将减弱甚至消失。

3 级：肿瘤越过海绵窦段和床突上段颈内动脉的外侧切线，朝不同方向生长的肿瘤会使得海绵窦内侧、上方或下方的静脉丛消失，海绵窦外侧静脉丛也有可能不可见。在多数病例中，海绵窦外侧壁靠近肿瘤的部分可见到一个突起。

4 级：肿瘤完全包裹海绵窦段颈内动脉，各个静脉丛均不再强化，海绵窦的上壁和外壁被拉长并向外突出。

二、发病机制

（一）散发性垂体腺瘤

散发性垂体腺瘤约占所有垂体腺瘤的 95%，其中多达 80% 的病例存在细胞周期蛋白的异常表达，包括细胞周期蛋白依赖性激酶（CDK）、垂体肿瘤转化基因 1（PTTG1）和各种生长因子等。散发性垂体腺瘤的经典遗传改变方式包括癌基因的点突变，主要有 GNAS 突变和 USP8 突变。

1. GNAS 突变 约 40% 的 GH 腺瘤存在 GNAS 突变。GNAS 位于染色体 20q13，编码 G 蛋白的 α-亚基（G_{α_s}），GNAS 突变使其丧失 GTP 酶活性，导致腺苷酸环化酶持续性激活及 cAMP 水平升高，随后通过 cAMP/PKA 信号通路激活 cAMP 反应元件结合蛋白，引起 GH 过度分泌和细胞增殖。

2. USP8 突变 1/2～2/3 的 ACTH 腺瘤存在 USP8 突变。USP8 具有去泛素化酶活性，能够抑制表皮生长因子受体（EGFR）通过溶酶体途径降解。USP8 突变后其结构域发生改变，与蛋白 14-3-3 结合，自身被切割成高活性模式，引起 EGFR 回收至细胞膜水平增加，促进 EGFR 信号通路的持续激活。

（二）家族性垂体腺瘤

家族性垂体腺瘤约占所有垂体腺瘤的 5%，其可单独发生（即家族孤立性垂体腺瘤，FIPA），也可作为家族性遗传综合征的一部分发生，如 1 型多发性内分泌腺瘤病（MEN1）、4 型多发性内分泌腺瘤病（MEN4）、McCune-Albright 综合征（MAS）、Carney 综合征（CNC）以及 X 连锁肢端巨人症（XLAG）。此外，基因 DICER1 和 SDH 突变也可诱发家族性垂体腺瘤。

1. FIPA FIPA 是指在不发生其他肿瘤的前提下，同一家族中发生 2 例及以上垂体腺瘤患者。10% 的 FIPA 家族存在 AIP 种系突变。AIP 基因位于染色体 11q13.2 区，编码的芳香烃受体相互作用蛋白可与多种蛋白质发生相互作用,如芳基烃受体(AHR)、热休克蛋白90(HSP90)、磷酸二酯酶亚型4A5(PDE4A5)等,参与调控细胞的增殖和激素分泌。AIP突变阳性携带者中12%~30%患有垂体腺瘤,且年龄多小于30岁,病理类型以GH腺瘤和PRL腺瘤为主(80%)。

2. MEN1　MEN1是一种常染色体显性遗传综合征,发病率估算值为每年(1~10)/10万,以罹患多种内分泌肿瘤为特征,主要包括甲状旁腺瘤、胰腺神经内分泌肿瘤和垂体腺瘤。MEN1基因的杂合性失活突变是该病的主要原因(90%),主要为种系突变,嵌合体突变少见。MEN1基因位于染色体11q13,编码抑癌核蛋白,参与转录调控、维持基因组稳定性以及细胞的分裂和增殖。30%~40%的MEN1患者患有垂体腺瘤,病理类型以PRL腺瘤为主(约60%),GH腺瘤占5%~10%。

3. MEN4　MEN4是一种由CDKN1B或其他CDK抑制因子基因发生杂合性失活突变引起的常染色体显性遗传综合征。MEN4也以罹患多种肿瘤为特征,37%的MEN4患者患有垂体腺瘤,其他肿瘤包括甲状旁腺瘤、肾上腺肿瘤、子宫肌瘤等。CDKN1B基因位于染色体12q13,编码细胞周期蛋白依赖性激酶抑制因子p27。CDKN1B突变导致p27表达水平降低,而p27参与调控细胞周期,发挥抑制细胞增殖的作用。

4. MAS　MAS是由胚胎发育过程中GNAS突变(即嵌合体突变)发展而来的全身性疾病,临床表现因受累组织不同而异,其特征包括多囊性纤维性骨结构不良、性早熟和咖啡牛奶斑。GNAS突变导致的腺苷酸环化酶和cAMP/PKA信号通路持续性激活已被证实为MAS发病的分子生物学机制。MAS相关性垂体腺瘤最常见的类型是GH腺瘤(约30%)。

5. XLAG　XLAG由性染色体Xq26.3位点的GPR101基因微重复引起,约占垂体性巨人症患者的10%。XLAG以女性患者为主,自幼年起就患有巨人症、垂体增生或腺瘤。GPR101基因过表达能够激活cAMP信号通路,参与调控细胞分裂和激素分泌。XLAG相关性垂体腺瘤多为混合性PRL-GH腺瘤。目前仅在男性XLAG患者中发现了嵌合体突变,其与种系突变患者表型间无差异。

6. CNC　CNC是一种罕见的常染色体显性遗传综合征,其临床特征为皮肤色素沉着、心脏黏液瘤以及非内分泌或内分泌肿瘤,包括垂体腺瘤。多数CNC患者(73%)存在PRKAR1A基因的种系突变,PRKAR1A基因位于17号染色体,编码1α型PKA调节亚基,发挥抑癌作用,其突变导致PKA催化亚基活性增强。75%的CNC患者存在GH、胰岛素样生长因子(IGF-1)和PRL水平异常,但在这些患者中,仅10%的患者患有垂体腺瘤,CNC相关性垂体腺瘤以GH腺瘤或混合性PRL-GH腺瘤为主。

7. 嗜铬细胞瘤/副神经节瘤合并垂体腺瘤　嗜铬细胞瘤/副神经节瘤合并垂体腺瘤是一种罕见的联发疾病,病因可能与琥珀酸脱氢酶蛋白复合体基因SDH的种系突变相关。琥珀酸脱氢酶蛋白复合体参与细胞的有氧呼吸,其任何亚基的失活突变都会导致代谢物和低氧诱导因子-1α(HIF-1α)累积,继而诱导血管内皮生长因子(VEGF)水平上调,增强肿瘤细胞的糖酵解作用和抗凋亡活性。SDH突变相关性垂体腺瘤主要为PRL腺瘤、GH腺瘤及FSH/LH腺瘤等。

8. DICER1突变与垂体母细胞瘤　DICER1基因位于14号染色体,编码的RNA酶能将前体miRNA切割为成熟的miRNA。DICER1基因杂合性种系突变导致的综合征以多种肿瘤发生为特征,包括胸膜母细胞瘤、囊性肾瘤、睾丸间质细胞瘤以及垂体母细胞瘤等。目前认为垂体母细胞瘤是DICER1突变综合征罕见的临床表现,外显率小于1%,在童年早期有潜在致死性,主要表现为库欣病和眼肌麻痹。

（三）病理特点

在腺垂体细胞的分化过程中,转录因子及其他分化驱动因子发挥了重要作用,主要包括PIT-1(垂体特异POU类同源结构域转录因子1)、T-PIT(T-box家族成员TBX19)和SF-1(类固醇生成因子1),三者分别表达于嗜酸性细胞系、促肾上腺皮质激素细胞系和促性腺激素细胞系。来源于嗜酸性细胞系的垂体腺瘤包含GH腺瘤、PRL腺瘤和TSH腺瘤。

1. GH腺瘤　GH腺瘤占所有垂体腺瘤的15%~20%,PIT-1、GH免疫染色阳性。GH腺瘤最常见亚型为致密颗粒型 GH 腺瘤。稀疏颗粒型 GH 腺瘤的低分子量细胞角蛋白(LMWCK)染色集中在胞质,形成纤维小体,这是与致密颗粒型 GH 腺瘤的重要区别。PRL-GH 腺瘤或混合性 PRL-GH 腺瘤可表达雌激素受体 α(ERα),可与单纯性 GH 腺瘤相鉴别。有研究证明,稀疏颗粒型 GH 腺瘤较其他亚型侵袭性强、治愈率低,且对生长抑素敏感性差。

2. PRL 腺瘤 PRL 腺瘤占所有垂体腺瘤的 30%～50%,PIT-1、ERα 和 PRL 免疫染色阳性。PRL 腺瘤常见亚型为稀疏颗粒型 PRL 腺瘤,其次为致密颗粒型 PRL 腺瘤和嗜酸性干细胞腺瘤。嗜酸性干细胞腺瘤染色中偶尔可发现 GH 局灶性阳性和 LMWCK 纤维小体,患者除存在高催乳素血症外,血清 GH 和 IGF-1 也可能存在异常升高,肿瘤多生长迅速,与前两种亚型相比侵袭性更强,手术治愈率最低。

3. ACTH 腺瘤 ACTH 腺瘤约占所有垂体腺瘤的 15%,表达转录因子 T-PIT、ACTH 免疫染色阳性。ACTH 腺瘤最常见的亚型为致密颗粒型 ACTH 腺瘤,其次为稀疏颗粒型 ACTH 腺瘤和 Crooke 细胞腺瘤。三种亚型 LMWCK 染色均呈阳性,其中 Crooke 细胞腺瘤被认为具有高复发可能性,超过 60% 的 Crooke 细胞中存在角蛋白环状沉积。

4. TSH 腺瘤 TSH 腺瘤罕见,占所有垂体腺瘤的 0.5%～1.5%,PIT-1、GATA-2 和 β-TSH 等免疫染色阳性。TSH 免疫染色阳性却无临床甲亢表现的 TSH 腺瘤称为沉默型 TSH 腺瘤,占 7%～75%。TSH 腺瘤以大腺瘤为主,微腺瘤占 30%～35%。约 30% 的 TSH 腺瘤同时分泌其他垂体前叶激素(GH 和 PRL 居多)。

5. FSH/LH 腺瘤和零细胞腺瘤 FSH/LH 腺瘤占所有垂体腺瘤的 15%～40%,SF-1、β-FSH 和 β-LH 等免疫染色阳性。功能性 FSH/LH 腺瘤罕见,既往 FSH/LH 腺瘤多与零细胞腺瘤归类为无功能性垂体腺瘤。零细胞腺瘤无相关细胞系转录因子表达,并且激素免疫染色阴性,在所有垂体腺瘤中占比小于 1%。

6. 多激素腺瘤 多激素腺瘤罕见,主要包括多激素 PIT-1 阳性腺瘤、具有不常见的免疫组织化学组合的腺瘤,如 ACTH/GH 腺瘤。多激素 PIT-1 阳性腺瘤被认为具有高复发可能性。

三、临床表现

垂体腺瘤的临床表现较为复杂多样,由垂体的解剖位置和其生理功能所决定,并受到肿瘤亚型、肿瘤大小及侵犯范围等因素影响。垂体作为重要的内分泌器官,调控着多个激素轴,其功能紊乱可直接影响垂体激素的水平,继而表现出相应临床症状;此外,垂体位于蝶鞍内,毗邻视交叉、海绵窦、下丘脑及第三脑室等重要结构,肿瘤增大可压迫相关结构引起临床症状。总体来说,垂体腺瘤的临床表现大致可分为垂体内分泌功能亢进、垂体内分泌功能减退和肿瘤压迫症状三个方面。当肿瘤最大直径<1 cm 时,我们称之为微腺瘤。肿瘤在微腺瘤阶段,即可引起内分泌功能亢进,随着肿瘤体积的不断增大,影响正常垂体组织及周围结构,可引起垂体内分泌功能减退及肿瘤压迫症状。不同亚型的垂体腺瘤导致不同垂体激素的异常分泌,由于其临床表现的复杂性,需要分类别进行讨论。垂体腺瘤大致可分为无功能性垂体腺瘤和功能性垂体腺瘤;此外,垂体卒中所产生的急性症状及垂体偶发瘤也在讨论之列。

(一)无功能性垂体腺瘤

无功能性垂体腺瘤是常见的垂体腺瘤,尤其是在大腺瘤中,该类肿瘤所占比例最高,是手术病例中最常见的肿瘤类型。此类肿瘤通常不分泌具有生物活性的激素,故而早期多无明显症状。只有在肿瘤长到一定体积并对周围正常腺体和其他结构产生压迫时才表现出症状,主要表现为垂体功能障碍或占位效应。

视野缺损是无功能性垂体腺瘤最常见的临床表现。在病程早期,仅有个别微腺瘤患者可能出现视力或视野障碍,这与微腺瘤影响视交叉的血供有一定关系;随着病程的进展,60%～80% 的患者可出现视力或视野障碍。肿瘤压迫视交叉的位置的不同可引起多种模式的视野缺损,包括单侧偏盲、双侧偏盲,甚至是中心性盲;其中最典型的视野障碍为双颞侧偏盲,通常是颞上象限最先受累,继而可出现颞下、鼻下、鼻上象限缺损甚至最终全盲。当肿瘤压迫一侧视神经与视交叉交界处时,引起"前视交叉综合征",表现为同侧视神经中央暗点,伴有对侧颞上区楔形视野缺损;视交叉后部受压可产生"视束综合征",引起同向性偏盲。长期的肿瘤压迫可引起视神经萎缩,导致渐进性的不可逆视力损害,但患者往往将其误以为是年龄增长所致的视力下降,从而延误诊断。研究表明,双颞侧偏盲者约占41%,单颞侧偏盲者约占33%,约16%的患者表现为全视野的严重缺损。

头痛是无功能性垂体腺瘤的另一重要临床表现,在病程早期即可出现,也是患者前来就诊进行神经影像学检查的常见原因之一。有头痛症状的患者可占所有垂体腺瘤患者的70%,不论肿瘤大小,均可引起头痛。头痛的部位和性质不定,可为眶后或额部胀痛或刺痛,也可蔓延至颞部或整个头部,多为发作性头痛。头痛的原因亦多样,鞍内压力升高,压迫鞍膈,刺激支配鞍膈的三叉神经第一支是导致头痛的主要原因,随着肿瘤生长并突破鞍膈,疼痛可随之减轻甚至消失。此外,侵及鞍旁、海绵窦等处的肿瘤也可压迫三叉神经继而引起头痛。若肿瘤向鞍上生长,累及第三脑室并阻塞室间孔等结构,引起脑积水,可致高颅压性头痛。

向鞍旁扩张的肿瘤还可引起前组颅神经损害的症状。肿瘤累及第Ⅲ、Ⅳ及Ⅵ颅神经时,可出现上睑下垂及眼球活动障碍,累及三叉神经时可引起三叉神经痛。单独的动眼神经/展神经功能损害或多组颅神经同时受累均可引起复视。在这些颅神经中,最易受累的是动眼神经,其次是展神经,三叉神经极少受累。除了上述症状,随着肿瘤侵犯方向的不同,还可出现一些较少见的临床症状,如向下侵蚀鞍底,累及蝶窦等处的肿瘤可引起脑脊液鼻漏,向后上方生长的肿瘤可引起下丘脑功能障碍,向额叶或颞叶生长的肿瘤可致癫痫发作等。

无功能性垂体腺瘤并非无内分泌学表现,其对正常腺体组织的压迫和侵犯会导致内分泌功能障碍。值得注意的是,该类肿瘤可能引起 PRL 水平的中度升高(高于正常值且小于 200 ng/ml)。在正常状态下,下丘脑通过多种抑制因子来调节垂体释放 PRL,多巴胺是其中最重要的一种,当下丘脑受累或多巴胺的释放通路(如垂体柄受压迫或侵犯)受抑制时,PRL 的释放将失去控制,从而引起 PRL 水平的中度升高,这种现象被称为垂体柄效应,在临床中应注意将其与 PRL 腺瘤所引起的 PRL 升高区别开来。除此之外,肿瘤对垂体柄的压迫也会影响其他下丘脑刺激性因子对垂体的调控,从而导致垂体功能减退,肿瘤自身还可直接压迫腺垂体引起其功能减退。垂体功能减退可导致激素轴下游的靶器官功能障碍,若影响甲状腺功能,可致畏寒、乏力、皮肤干燥、颜面水肿等症状;若影响肾上腺功能,可引起皮肤苍白、畏寒、便秘、闭经及性欲下降等症状;若影响性腺功能,可导致不育、闭经、睾丸萎缩等症状。无功能性垂体腺瘤患者中部分垂体功能减退者占37%～85%,全垂体功能减退者占6%～29%。

(二)功能性垂体腺瘤

功能性垂体腺瘤也可伴有如头痛、视力视野障碍、垂体功能减退及其他肿瘤占位效应所引起的临床症状,与无功能性垂体腺瘤相似。除此以外,功能性垂体腺瘤可因其过量分泌激素的不同而呈现出特征性的内分泌学临床表现。

1. PRL 腺瘤　PRL 腺瘤是功能性垂体腺瘤中最常见的一种,以血清 PRL 水平显著升高为主要特征,可引起闭经泌乳综合征,也称 Forbes-Albright 综合征。持续的高催乳素血症会影响下丘脑-垂体-性腺轴,造成的主要后果是性腺功能低下。在育龄女性患者中,表现为继发性的闭经及月经功能障碍、乳房泌乳、不孕等,男性患者则常表现为性欲下降、阳痿、乳房发育、泌乳和胡须少等症状。随着肿瘤体积增大并累及周围结构,可出现垂体功能减退、视力视野障碍及颅神经损害等表现。

2. GH 腺瘤　GH 腺瘤的特征性临床症状主要与过量分泌的 GH 和 IGF-1 有关。青春期前的患者由于骨骺未融合,过量 GH 可导致身高增长迅速,表现为巨人症。成年患者表现为肢端肥大症,这些患者常因面容改变前来就诊,典型的面容改变为头颅增宽增大、前额明显、下颌突出、颧骨高起、鼻大唇厚及手脚粗大等,询问病史可有近年来鞋码的显著变化。

除上述明显的外貌改变外,过量生长激素对骨骼、软组织及体内各脏器均有影响。有学者统计,70%

的 GH 腺瘤患者有骨骼肌肉系统疾病,如关节痛、退行性骨关节炎、椎体骨折等,影像学检查常可见患者骨质增厚。60% 的患者有心血管疾病,如心肌病、心律失常、高血压和瓣膜病;50% 以上的患者有呼吸系统疾病,如睡眠呼吸暂停综合征,这是由于肥大的舌头后坠或咽喉软组织增生所引起,患者常自述夜间鼾声较大。部分患者肺功能较差,可能是因气道管壁增厚狭窄,从而引起阻塞性通气功能障碍。过量的 GH 还会引起一系列内分泌疾病,如糖尿病、血脂异常、痛风等。此外,患者结肠息肉、结肠腺瘤的发病率也较正常人群高。由于上述心血管、呼吸系统等并发症的影响,患者的预期寿命较正常人群短。

3. ACTH 腺瘤 库欣病是由于垂体(腺瘤)分泌过量 ACTH 所引起的中枢性 ACTH 依赖性皮质醇增多症,其复杂的临床表现被称为库欣综合征。库欣综合征的典型表现为向心性肥胖,疾病早期仅为轻度肥胖,随病程发展向心性逐渐明显,出现满月脸、水牛背、锁骨上窝等处脂肪堆积,与其肥胖的躯干部相比,四肢显得瘦小。表皮和皮下结缔组织萎缩导致皮肤变薄,极易受伤破损,毛细血管壁也较脆弱,受伤后易出现淤血。菲薄的皮肤加上皮下毛细血管扩张,使面色暗红,呈多血质表现。腹部、臀部及大腿等处常出现紫纹,原因是蛋白质过度分解,胶原纤维断裂,皮下血管显露。皮质醇过量分泌可导致以下症状:①抑制患者的免疫系统,使患者易患感染性疾病;②抑制患者促性腺激素的释放,女性患者出现月经稀发乃至停经、泌乳、不孕等;男性患者可出现性欲下降、阳痿、睾丸萎缩等;③抑制钙的吸收与钙盐沉积,引起骨质疏松、病理性骨折,促进尿钙排出,可引起尿路结石;④刺激肾上腺素分泌引起痤疮、多毛等;⑤部分患者可有精神症状,以抑郁症最为常见;⑥患者还可出现糖耐量异常、胰岛素抵抗甚至糖尿病,约 80% 患者有长期的高血压症状,高血压和糖耐量异常可加剧动脉粥样硬化或其他心血管系统疾病。库欣病的诊断常常被延误,常在患者治疗高血压、糖尿病、肥胖等慢性疾病时被确诊。

ACTH 腺瘤多为微腺瘤,临床症状以内分泌学表现为主,较少出现肿瘤占位效应,如视力下降、视野缺损及颅神经损害症状等。

4. TSH 腺瘤 TSH 腺瘤较少见,由于 TSH 异常增多,引起三碘甲状腺原氨酸(T₃)、甲状腺素(T₄)水平增高,患者可表现出甲亢症状,如体重减轻、心悸、睡眠障碍、易疲劳等,仅凭临床表现难以将其与其他原因导致的甲亢相鉴别。TSH 腺瘤以大腺瘤为主,患者可伴有垂体功能减退及肿瘤占位效应所继发的一系列症状等。

(三)垂体卒中

垂体卒中是一种继发于垂体腺瘤梗死或出血的急性临床症状,并不是所有的垂体腺瘤出血/梗死的患者都会出现临床症状,只有当出现明显症状时才能被称为垂体卒中,否则称为亚临床卒中。垂体卒中主要表现为突发的头痛,常伴有恶心、呕吐,突然的视力下降或视野缺损,颅神经损害(如眼肌麻痹),不同程度的意识障碍等,当患者突然出现上述急性临床症状时,应警惕是否为垂体卒中。

头痛是最常见的临床表现,80%~90% 的患者有此症状,常为前额、眶后甚至颞部的突发性剧烈疼痛,其程度类似蛛网膜下腔出血,常伴有恶心、呕吐,小部分患者可伴有脑膜刺激征。30%~40% 患者出现视力下降、眼肌麻痹等症状,此类症状是由肿瘤的占位效应引起的。当肿瘤向上压迫视交叉时可出现视力下降、视野缺损,或原有的视力视野障碍突然加重;肿瘤向鞍旁侵犯海绵窦可引起前组颅神经损害的表现,以眼肌麻痹为主;肿瘤向后压迫间脑或中脑可引起意识障碍;肿瘤向后上压迫下丘脑可引起内分泌紊乱、低血压、体温调节异常等;卒中还可引起阻塞性脑积水,引起颅内压增高的表现。此外,正常垂体组织受压常引起垂体功能减退,80%~90% 患者会出现一种乃至多种垂体激素缺乏的表现,常见的是 GH 和 ACTH 缺乏。一旦考虑为垂体卒中,应及时给予氢化可的松以防止垂体危象的发生,未能及时发现并尽早行激素替代治疗是造成患者死亡的主要原因。

(四)垂体偶发瘤

垂体偶发瘤是指因非垂体疾病行脑部影像学检查时发现的垂体瘤,根据肿瘤大小可分为微偶发瘤(<10 mm)和大偶发瘤(≥10 mm),通常没有占位效应或相关的内分泌学表现,但是临床中应仔细询问病史,以判断是否有不明显的视力视野改变或颅神经异常。有指南建议所有垂体偶发瘤患者均应行内分

泌学检查,判断是否有垂体功能减退或激素异常分泌。垂体微偶发瘤较少发展成垂体大腺瘤。据统计,约 8% 的垂体偶发瘤患者的肿瘤会有所增长。对无明显症状的患者,可随诊观察,通常前 3 年每年行 MRI 检查;若肿瘤较稳定,可逐步延长检查间隔。若肿瘤有增长,应结合肿瘤大小、内分泌状态、对周围结构的影响及患者自身的意愿、合并症等情况,决定是否行手术治疗。

四、辅助检查

(一)影像学检查

1. X 线检查 X 线检查现在已经较少使用,其诊断价值被 CT 和 MRI 所取代。但在后两者广泛应用之前,X 线检查可用于评估蝶鞍的大小,并可通过鞍区骨性结构的变化来判断病变的存在与否。当出现蝶鞍球形扩大,鞍底受压下移变薄甚至呈双底等表现时,提示鞍区肿瘤的存在。若是颅咽管瘤,可出现后床突及斜坡的骨质侵蚀。若是 GH 腺瘤,有时可见鞍底等处的骨质增厚。

2. CT CT 是一种常用的检查方法,许多患者因 CT 检查而发现垂体腺瘤的存在。大腺瘤在 CT 平扫上主要表现为蝶鞍扩大及鞍区内低密度或稍高密度肿块,其中可有坏死、囊性变的低密度影,增强扫描多呈均匀强化,早期强化程度一般低于正常垂体组织。向下发展的大腺瘤可引起鞍底骨质破坏甚至侵入蝶窦,对于向鞍旁发展的肿瘤,应注意是否累及海绵窦,仔细寻找肿瘤边界。

通过 CT 平扫寻找微腺瘤有一定难度,通过增强或高分辨率薄层 CT 并重建可检出一些冠状位 CT 平扫难以发现的微腺瘤。即便如此,仍有约 30% 的微腺瘤难以被检出,所以结合临床表现及内分泌学检查对诊断微腺瘤很有必要。微腺瘤在 CT 上主要表现为鞍内超过 3 mm 的低密度区,增强扫描时强化程度较低。对于一些呈等密度、难以分辨的微腺瘤,可通过间接征象判断。常见的间接征象如下:垂体高度 >9 mm;上缘膨隆;垂体柄偏斜;鞍底下陷甚至骨质破坏;垂体后叶受压消失等。

由于 CT 对钙化的显示较好,肿瘤内部的钙化情况有助于鉴别垂体腺瘤、颅咽管瘤及鞍结节脑膜瘤等。一般来说,垂体腺瘤很少钙化,部分肿瘤可有点状钙化,有时也可见到环状钙化,而颅咽管瘤及鞍结节脑膜瘤的钙化相对较明显。对于一些垂体卒中的患者,CT 可显示瘤内高密度出血灶,有助于垂体卒中的诊断。

总体而言,CT 有较高的诊断价值,但对病变组织的显示不如 MRI 敏感。CT 在垂体腺瘤诊疗过程中的应用价值,更多地体现在对鼻旁窦骨性结构的显示能力、指导手术入路及术中导航方面。临床中常通过对冠状位及矢状位进行重建来明确颅底及鼻旁窦的结构。

3. MRI 及动态 MRI MRI 可更清晰地辨别正常组织与病变之间的差异,在明确肿瘤大小、性质及与周围血管、神经之间的关系等方面具有重要作用,尤其在显示微腺瘤方面较 CT 有明显的优势,是鞍区病变最常用的影像学检查手段。阅读 MRI 影像时,首先应尽量辨认正常垂体。垂体后叶在 T1WI 上呈典型的高信号(图 11-3)。

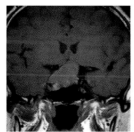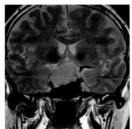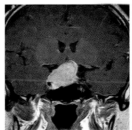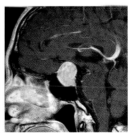

图 11-3 典型垂体腺瘤的 MRI 表现

在 MRI 上,垂体大腺瘤多与脑组织等信号,有囊性变、坏死时可呈长 T1、长 T2 信号,增强扫描明显强化。在冠状位上,可见向鞍上生长的肿瘤受鞍膈束缚,中部纤细,呈"束腰征"表现。垂体微腺瘤在 T1 上多呈略低信号,在 T2 上多呈略高信号,对于显示不清楚的微腺瘤,可通过一些间接征象(如垂体高度

>9 mm,垂体上缘膨隆,垂体柄偏移等),并结合临床表现及内分泌学检查协助诊断。

据学者统计,MRI的增强薄层扫描可检出50%~60%的微腺瘤(<5 mm)。对一些难以辨认的微腺瘤,可行MRI动态增强扫描以明确诊断。MRI动态增强扫描是在注射钆造影剂后,立刻连续快速采集T1WI 2~3 min。注射钆造影剂后,由于垂体周围血管丰富,且无血脑屏障阻隔,正常垂体会快速强化,而微腺瘤由于血管不丰富,强化的高峰会较正常垂体组织晚,持续时间也较正常垂体长。一些特殊的MRI序列,如扰相梯度回波序列(SPGR)对诊断微腺瘤也有一定价值。

4. CTA/MRA CTA是经周围静脉快速团注碘造影剂后,在检查部位靶血管内造影剂的高峰期对其进行连续多层面的CT,然后对数据进行三维图像处理,从而得到血管立体图像。对垂体瘤(尤其是垂体卒中及GH腺瘤)患者及时行CTA以排除颅内动脉瘤,明确鞍区血管受侵犯情况,可有效提高手术的安全性。相比于CTA,MRA通过时间飞跃法、相位对比法等技术,无需造影剂即可行血管成像,更为安全、无创,避免了造影剂过敏等不良反应。

5. 双侧岩下窦静脉取血(BIPSS) 对于难以在影像学上辨认肿瘤的库欣病患者,可通过BIPSS来协助判断过量ACTH的来源。BIPSS是指经皮下股静脉将导管置入岩静脉取血查ACTH,并结合去氨加压素(DDAVP)进一步明确诊断,若在基线状态下岩下窦与外周血的ACTH浓度比值≥2和(或)去氨加压素刺激后比值≥3,提示库欣病。这虽然是一种有创性的检查,但其引起出血、休克、穿刺部位血肿等并发症的风险并不高。通过结合外周血ACTH水平,可分析ACTH是否为中枢性来源(垂体源性)。

(二)视力视野检查

视力视野的异常是垂体腺瘤常见的临床症状,常做的检查包括视力、视野、眼底检查等。视力检查应当注意排除其他眼科疾病(如近视、青光眼等)的干扰。视野检查可用手指粗测,但最好还是采用电脑视野检查并进行眼底照相。所有伴随视力视野损害症状并准备行手术治疗的患者,术前均应完善视力及电脑视野检查并作为术前的基线,以便与术后进行对比,判断视觉症状是否改善。

(三)内分泌学检查

除了影像学、视力视野等检查,对垂体腺瘤的患者还需进行完善的内分泌学检查,这有助于了解激素分泌是否亢进、垂体功能是否减退,对于垂体腺瘤的诊断、分类、指导治疗、分析预后等方面都有重要作用。激素分泌过多会表现出相应的临床症状,所以通过询问病史和体格检查有时可对患者的内分泌状态做出简单的判断,但仍必须对激素水平进行定量检测以明确是否存在激素分泌过多或不足。测定方法可分为基础测定和动态测定两部分。

基础测定的主要指标包括PRL、GH、皮质醇、IGF-1、ACTH、TSH、三碘甲状腺原氨酸(T_3)、甲状腺素(T_4)、FSH、LH及雌二醇等水平,男性患者还应测量睾酮水平。但是,由于激素的分泌具有节律性,不同时段激素水平的差异可能很大,同时激素水平又易受到其他外界因素的干扰,所以应多次测量以获得准确结果,必要时动态监测激素水平(如地塞米松抑制试验和葡萄糖抑制试验)。

不同类型的垂体腺瘤内分泌学检查的侧重点不同。在诊断PRL腺瘤时,仅有PRL水平的轻中度升高不可直接诊断为PRL腺瘤,需排除垂体柄效应、下丘脑受累、一些药物作用甚至妊娠、哺乳等因素的影响。如果PRL水平>200 μg/L,则通常是由PRL腺瘤所引起的。需要注意的是,当PRL水平过高时,用放射免疫测定法测量可能会产生假性低值,即PRL水平仅有轻中度升高,这种现象被称为钩状效应,所以通常应同时测量普通的血清PRL水平和稀释后的PRL水平。

对于怀疑GH腺瘤的患者,空腹GH基础值测定及IGF-1测定是必不可少的检查。IGF-1可反映GH在24 h内的分泌情况,其标准值需要与年龄相匹配,IGF-1对诊断GH腺瘤的特异性可达90%。由于GH呈脉冲式分泌,其浓度又受到机体内外环境乃至情绪状态的影响,所以仅凭单次测量不能进行诊断。对一些临床症状不明显,IGF-1水平也不是很高的患者,可行口服葡萄糖耐量试验以协助诊断。被检查者口服75 g葡萄糖后,分别于0、30、60、90、120 min测量血糖及GH水平,正常人1~2 h的GH水平可被抑制到1 μg/L以下,但GH腺瘤的患者的GH水平不降低。此外,TRH兴奋试验等可反映GH

的储备功能。

对于怀疑库欣病的患者,内分泌学检查更为关键,因为约 80% 的 ACTH 腺瘤为微腺瘤,其中大部分难以通过影像学检查发现。而与 ACTH 腺瘤一样能引起库欣综合征的疾病种类繁多,如外源性糖皮质激素的应用、异位的神经内分泌腺瘤、肾上腺腺瘤或腺癌等。通过结合病史、临床表现及内分泌学检查来进行鉴别诊断在库欣病的诊断过程中尤为重要。

库欣病的诊断主要分为三步:①排除外源性糖皮质激素原因后确定有皮质醇增多症(库欣综合征):可测定 24 h 尿游离皮质醇水平(UFC/24 h)、午夜唾液皮质醇水平并进行低剂量地塞米松抑制试验来证实高皮质醇血症。血皮质醇也有参考价值,血/尿中的皮质醇增多没有节律性,低剂量地塞米松抑制试验不能抑制,提示高皮质醇血症。②确定是否为 ACTH 依赖性皮质醇增多:肾上腺疾病时,血 ACTH 常降低,而 ACTH 腺瘤及异位 ACTH 综合征时血 ACTH 水平常升高,血 ACTH 水平正常或中度升高(80～200 pg/ml)提示垂体源性 ACTH 水平升高,若显著升高(>200 pg/ml)常为异位 ACTH 综合征,但不能仅凭此来区分 ACTH 是垂体源性还是异源性。③区分库欣病和异位 ACTH 综合征:可通过结合高剂量地塞米松抑制试验和 CRH 刺激试验来判断,两者结合诊断 ACTH 腺瘤的准确率高达 98%,ACTH 腺瘤对糖皮质激素的负反馈调节仍然存在,但需足够高剂量的激素来诱发。在 23:00 给予 8 mg 地塞米松后,ACTH 腺瘤患者的次日血浆皮质醇含量下降超过 50%。在 CRH 刺激试验中,ACTH 腺瘤患者会出现血 ACTH 水平升高 50% 或血浆皮质醇水平高于基线的 20%,异位 ACTH 综合征患者则无此种变化。对于上述检查仍难以鉴别的患者,可行 BIPSS 做进一步诊断。

TSH 腺瘤所引起的甲亢症状与其他原因导致的甲亢难以区分,故完善内分泌学检查非常关键,血清 T_4 水平升高,伴 TSH 水平升高或 TSH 未被负反馈调节所抑制,是提示 TSH 腺瘤的关键指标。此外,TSH 腺瘤多为大腺瘤,应注意肿瘤可压迫垂体或下丘脑引起垂体功能减退,及时完善垂体功能检查。

对垂体功能减退的患者,内分泌学检查可见激素作用的靶腺(如甲状腺、性腺、肾上腺等)功能发生障碍,可见 T_3、T_4、皮质醇、性激素等指标水平下降,对甲状腺及肾上腺功能下降的患者,需及时行激素替代治疗,以避免垂体危象的发生。

五、诊断及鉴别诊断

(一)诊断

1. 无功能性垂体腺瘤

(1)病史:无功能性垂体腺瘤是垂体腺瘤较常见的类型,好发于中青年,男性稍多于女性。

(2)临床表现:无功能性垂体腺瘤通常不分泌激素,大多不引起内分泌学改变。最常见的临床表现是视力障碍,肿瘤通常从中线下方压迫视交叉,最初影响颞上侧象限视野,然后逐渐发展为双颞侧偏盲。约有 70% 的患者诉头痛,仅少数患者出现内分泌功能紊乱的表现,大多是因肿瘤占位效应或正常腺体受压引起垂体功能减退。

(3)影像学表现:由于无功能性垂体腺瘤的症状继发于肿瘤占位效应,因此出现临床表现时大多已发展为大腺瘤,CT 平扫中肿瘤多与周围正常垂体组织等密度,MRI 平扫时肿瘤与周围正常垂体组织呈等 T1、等 T2 信号,因此肿瘤与正常垂体组织无明显分界,仅表现为垂体体积明显增大,多呈圆形或不规则形,蝶鞍扩大,肿瘤可向上生长突破鞍膈或向下生长进入蝶窦,也可向鞍旁生长侵犯海绵窦。偶然发现的垂体微腺瘤的典型 CT 表现为垂体腺体体积不对称性增大,内见圆形或卵圆形较低密度区,边界清楚,垂体上缘可向上膨隆;增强扫描示周围正常垂体组织明显强化,肿瘤强化不明显。MRI 检查可表现为多种信号变化,典型表现为垂体上缘膨隆,内见 T1WI 低信号、T2WI 高信号,边界清楚,肿瘤可压迫垂体柄导致垂体柄向一侧移位;增强扫描中强化高峰多晚于正常垂体组织,正常垂体组织较肿瘤强化明显,肿瘤组织表现为相对低信号。

(4)内分泌学表现:无功能性垂体腺瘤最常见的内分泌学改变主要是高催乳素血症和 GH 分泌不

足,大多继发于垂体柄效应。但是所有出现肿瘤占位效应的无功能性垂体腺瘤均应完善整套的内分泌学检查,包括 GH、IGF-1、PRL、皮质醇、ACTH、TSH、T_3 及 T_4 等,以评估其内分泌功能。

(5)病理学表现:肿瘤细胞胞质丰富,无特殊染色颗粒,常呈乳突状分布,典型无功能性垂体腺瘤免疫组织化学染色均为阴性,少数无功能性垂体腺瘤虽无内分泌学改变,但免疫组织化学 GH、PRL 或其他指标均为阳性。

2. PRL 腺瘤

(1)病史:功能性垂体腺瘤最常见的类型,约占功能性垂体腺瘤的一半。多发于青中年女性,以 20～50 岁最为常见。

(2)临床表现:典型的临床表现为闭经泌乳综合征(Forbes-Albright 综合征),PRL 腺瘤过度分泌 PRL 可引发高催乳素血症,异常升高的 PRL 水平会抑制促性腺激素释放激素神经元的分泌活动而导致性腺功能减退。青少年表现为生殖系统发育延迟或障碍,绝经前妇女通常表现为泌乳、闭经或不孕,但儿童或绝经后妇女不会表现出性腺功能减退的临床症状。此外,有些患者也会出现性欲减退等雌激素缺乏的征象。约有一半的女性患者诉头痛,头痛程度与肿瘤大小无关。男性患者主要表现为性欲减退、阳痿和不育,1/3 的高催乳素血症男性患者出现乳溢。PRL 腺瘤患者也会出现各种心理和自主神经系统症状,包括敌意、抑郁、焦虑和体重增加。

(3)影像学表现:对于疑似 PRL 腺瘤的患者,应首选 MRI 平扫及增强扫描,冠状位及矢状位扫描均应完善。典型表现为垂体内 T1WI 低信号,T2WI 高信号,边界清楚,可压迫垂体柄引发垂体柄向一侧移位;增强扫描强化高峰多晚于正常垂体组织,即注射强化剂后立即扫描,肿瘤相对于垂体正常组织呈低信号,而注射强化剂后延迟成像时,肿瘤相对于正常组织表现为高信号。

(4)内分泌学表现:PRL 腺瘤引起的 PRL 水平升高幅度与肿瘤体积成正比。在未孕或产后哺乳的情况下,血清 PRL 水平超过 200 ng/ml 通常与 PRL 腺瘤相关。血清 PRL 水平超过 1000 ng/ml 则提示肿瘤有侵袭性可能。

(5)病理学表现:肿瘤多由嫌色性或弱嗜酸性细胞组成,呈乳头状或片状排列,胞质中可见神经内分泌颗粒。免疫组织化学染色:PRL(＋)。

3. GH 腺瘤

(1)病史:多发于 40～50 岁患者,男性和女性的发病比例接近 1:1。

(2)临床表现:肿瘤异常分泌 GH 导致的内分泌学表现最具特征性。骨骺闭合前儿童和青少年表现为身高异常增长的巨人症,而青春期后的患者主要表现为肢端肥大症。肢端肥大症可引起多系统的改变,结缔组织和骨过度生长,同时可出现面部特征性变化,如额骨隆起突出、嘴唇增厚、舌肥厚等,喉部肥大时声音呈现出低沉的共振音调,打鼾和睡眠呼吸暂停很常见;此外,肢端肥大症还可引起心血管和呼吸系统疾病,糖尿病及高血压的发病率也高于正常人群。

(3)影像学表现:首选 MRI 检查,典型表现为垂体内 T1WI 低信号,T2WI 高信号,可压迫垂体柄,引发垂体柄向一侧移位。肿瘤可向上生长突破鞍膈或向下生长进入蝶窦,也可向鞍旁生长侵犯海绵窦。

(4)内分泌学表现:GH 腺瘤的典型内分泌学表现包括基础 GH 水平升高,口服葡萄糖耐量试验 GH 抑制不足及血清 IGF-1 水平升高。除垂体腺瘤外,还应排除产生生长激素释放激素(GHRH)的垂体外肿瘤引起的 GH 过量,如胃肠道癌或肺类癌、胰岛细胞瘤、小细胞肺癌和嗜铬细胞瘤等,可通过放射免疫测定法测定血浆 GHRH 水平来鉴别。

(5)病理学表现:肿瘤细胞多为嗜酸性或嫌色性,圆形或卵圆形,大多呈滤泡状或乳头状排列,橘黄G 染色(－),红素染色(＋)。形态学上可分为致密颗粒型和稀疏颗粒型两种,稀疏颗粒型的侵袭性更强。免疫组织化学染色:GH(＋)。

4. ACTH 腺瘤

(1)病史:多发于 30～40 岁,女性多于男性。

（2）临床表现：ACTH 腺瘤引起的糖皮质激素过量可导致典型的库欣病临床特征，即体重增加与脂肪向心性堆积，表现为满月脸、水牛背和躯干肥胖。表皮和结缔组织萎缩可导致皮肤变薄，使皮肤容易受到损伤，毛细血管较脆弱，轻微创伤即出现淤青，腹部和股内侧可出现紫色条纹。此外，ACTH 腺瘤导致的高血压和葡萄糖耐受不良可增加动脉粥样硬化和其他心血管并发症风险。几乎所有的患者都有不同程度的骨质疏松，病理性骨折较为多见。女性患者还可出现月经紊乱或不孕症，这是由过量皮质醇直接抑制性腺作用而引起的，男性患者也会出现性欲减退和相对不育。

（3）影像学表现：MRI 是首选的影像学检查方法，典型表现为垂体内 T1WI 低信号，T2WI 高信号，边界清楚的微腺瘤可压迫垂体柄，引发垂体柄向一侧移位。肿瘤可向上生长突破鞍膈或向下生长进入蝶窦，也可向鞍旁生长侵犯海绵窦。增强扫描时肿瘤的强化高峰多晚于正常垂体组织，正常垂体组织较肿瘤强化明显，肿瘤组织表现为相对低信号。

（4）内分泌学表现：内分泌学诊断 ACTH 腺瘤分为三个步骤，即确认高皮质醇血症，鉴别 ACTH 依赖性皮质醇增多与非 ACTH 依赖性皮质醇增多，以及鉴别垂体腺瘤引起的库欣病和异位 ACTH 综合征。ACTH 腺瘤引起库欣病的典型内分泌学改变包括尿游离皮质醇水平升高，低剂量地塞米松抑制试验不能抑制皮质醇，高剂量地塞米松抑制试验结果显示皮质醇抑制率超过 50％，ACTH 水平中度升高。

（5）病理学表现：肿瘤细胞呈嗜碱性或嫌色性，多呈筛网状排列，橘黄 G 染色（一），红素染色（一），PAS（＋）。免疫组织化学染色：ACTH（＋）。

5. TSH 腺瘤

（1）病史：TSH 腺瘤发病率较低，多见于 40～60 岁女性。

（2）临床表现：典型的临床表现为甲状腺功能亢进的征象，通常表现为心悸、出汗、心律失常和体重减轻等，症状可轻微或较严重。此外，也可出现与肿瘤占位效应相关的头痛和视力障碍。

（3）影像学表现：MRI 作为其首选影像学检查方法，在判断肿瘤与肿瘤周围组织结构关系方面具有较高的敏感性。典型表现为垂体内 T1WI 低信号，T2WI 高信号。TSH 腺瘤更倾向于侵袭性生长，肿瘤可向上生长突破鞍膈或向下生长进入蝶窦，也可向鞍旁生长侵犯海绵窦。CT 检查可用于判断肿瘤是否侵蚀骨性结构。

（4）内分泌学表现：所有患者均应进行全面的内分泌学检查，若 T_3 和 T_4 水平均升高，TSH 却未被抑制，则应考虑 TSH 腺瘤可能。TRH 刺激试验阴性和 T_3 抑制试验阴性可作为辅助诊断方法。

（5）病理学表现：肿瘤细胞多为嫌色性细胞，肿瘤细胞较小，过碘酸希夫染色轻度阳性，TSH-β 免疫染色多呈阳性。

（二）鉴别诊断

1. 颅咽管瘤　可发生于任何年龄，发病年龄存在两个高峰，20 岁以前和 40 岁左右，男性较为多见。儿童颅咽管瘤主要表现为发育障碍及颅内压增高表现，成人则主要表现为男性性功能降低、女性闭经或月经不规律、视力障碍以及精神异常等。CT 示鞍上区有圆形、类圆形或不规则肿块，多为囊性或囊实性，囊性部分表现为低密度，囊内存在钙化时可见等或高密度，实性部分多为等密度，可见壳状、点状或斑片状钙化。MRI 示囊性部分含胆固醇较多时表现为短 T1、长 T2 信号，含蛋白质较多时表现为等 T1、长 T2 信号，钙化则表现为长 T1、短 T2 信号，实性部分多表现为等 T1、长 T2 信号；因肿瘤大多囊性、实性及钙化同时存在，故 MRI 多呈不均质信号。增强扫描可见肿瘤囊壁及实性部分呈中度或明显不均匀强化。

2. 鞍结节脑膜瘤　多见于中年人，40～60 岁好发，女性稍多见。绝大多数为良性，生长缓慢。多为圆形或类圆形，边界清楚。CT 示等或稍高密度，可有钙化，常伴有邻近骨质硬化，是确诊脑膜瘤的重要征象。MRI 表现为 T1WI 等或稍低信号，T2WI 等或稍高信号，常沿脑膜生长。CT 及 MRI 增强扫描均表现为肿瘤明显强化。

3. 拉克氏囊肿　发病年龄常在 20～40 岁，女性多见，多无临床症状，少数可表现为囊肿压迫引起的头痛、垂体功能不全、视力障碍及尿崩症。CT 表现为脑脊液样低密度影,脑池造影 CT 可见低密度充盈缺损。MRI 最常见的表现为长 T1、长 T2 信号,增强扫描囊肿不强化,囊壁及囊内极少有钙化。

4. 垂体脓肿　发病率极低,典型临床表现为颈强直、头痛、视力障碍和垂体功能不全等,常伴有发热等感染征象。CT 示鞍内或鞍上低密度肿物,密度均匀,肿物密度与脓肿内脓液的黏稠度密切相关。MRI 示 T1WI 低或等信号,T2WI 高信号。增强扫描示脓肿壁薄且均匀环状强化。MRI 检查优于 CT 检查。

5. 垂体转移瘤　发病率较低,多见于恶性肿瘤广泛转移者,常见原发病灶为肺癌和乳腺癌,多发于垂体后叶。CT 表现为鞍内圆形或不规则肿物,呈等或稍高密度,边界不清。MRI 示肿瘤在 T1WI 呈等或稍低信号,T2WI 呈高信号。CT 及 MRI 增强扫描示均匀或不均匀强化。仅依靠影像学检查很难与垂体腺瘤鉴别,但垂体转移瘤患者常有明确的恶性肿瘤广泛转移病史。

六、治疗与预后

(一)治疗原则和目的

垂体腺瘤过度分泌激素可引起内分泌相关症状,同时肿瘤占位效应可导致视力障碍或头痛。因此,应尽早发现垂体腺瘤患者,并给予有效治疗,以求尽快改善患者内分泌状况及视力损害。对于 PRL 腺瘤,首选药物治疗,手术治疗多用于药物治疗无效、出现视力损害或垂体卒中的患者;除 PRL 腺瘤外的其他类型垂体腺瘤,手术仍是一线治疗方法。对于具有全身内分泌影响的肿瘤,通常需要在手术切除肿瘤之前或之后进行辅助药物治疗。药物治疗也可用于不能通过手术治愈的患者。虽然垂体腺瘤被认为是良性肿瘤,但经过药物及手术治疗无效或不能行手术治疗时,也可给予放疗或放射外科治疗。

(二)手术治疗

1. 手术指征　垂体腺瘤患者是否应进行手术治疗,取决于医生对患者情况的整体评估及患方的手术意愿。以下情况通常需要手术治疗:①肿瘤占位效应明显,特别是已经或即将引起视力障碍或阻塞性脑积水;②除 PRL 腺瘤以外的功能性垂体腺瘤有激素异常分泌;③垂体卒中。垂体腺瘤手术治疗的目标是减轻肿瘤压迫症状,使激素分泌正常化,同时保存或恢复正常垂体功能,最大限度地降低肿瘤复发的可能。

2. 手术方式

(1)经鼻蝶入路:随着显微镜及内镜技术的发展,经鼻蝶入路手术已成为大多数垂体腺瘤手术的首选手术入路。经鼻蝶入路手术切除肿瘤无论是采用显微镜还是神经内镜,均应在术前准备一个下肢或下腹部切口,以备取脂肪组织及阔筋膜重建鞍底。

显微镜下经鼻蝶入路手术的方法如下:患者取仰卧位,切开鼻中隔黏膜,经黏膜下沿中线暴露蝶窦开口及前壁,打开蝶窦前壁暴露鞍底,用磨钻磨除鞍底骨质,剪开硬膜,暴露出肿瘤后用吸引器或环形刮匙切除肿瘤,确认肿瘤完全切除或已最大限度切除,妥善止血并用止血材料填塞,有时采用脂肪组织及阔筋膜重建鞍底,复位鼻中隔及黏膜后用碘伏纱布填塞鼻腔。

内镜下经鼻蝶入路手术的方法如下:患者取仰卧位,术者站在患者右侧,麻醉师站在患者脚边,助手站在术者左侧控制内镜,术者使用显微外科技术切除肿瘤。将 1% 利多卡因和 1:20 万 U 肾上腺素浸湿的纱布放置在中鼻甲和鼻中隔以收敛鼻黏膜。内镜进入鼻腔,确定蝶窦开口,在蝶窦前壁以及鼻中隔上沿蝶窦开口的前缘向内侧弧形切开黏膜,显露出蝶窦前壁。用磨钻磨除蝶窦前壁充分暴露鞍底后磨除鞍底骨质,切开硬膜,沿肿瘤假包膜分离肿瘤边界,再应用环形刮匙或吸引器切除肿瘤。肿瘤切除后妥善止血,用止血材料填塞并重建鞍底,用碘伏纱布填塞鼻腔。

(2)经颅入路:经颅入路虽然并非首选手术方式,但也有其优势,开颅手术便于术者清晰观察垂体腺瘤与颅内结构的关系。其主要局限性是肿瘤的鞍内部分难以显露和切除。常见的经颅入路包括经额下入路和经翼点入路。

①经额下入路:多采用患侧额部发际线内冠状切口,骨窗应尽量靠近颅前窝底,弧形切开硬膜后抬起

额叶,开放颈动脉池,探查视神经及颈内动脉位置并显露视交叉附近的肿瘤。切开肿瘤包膜,分块切除肿瘤,游离周边后将肿瘤完全分离切除。

②经翼点入路:切口尽量在发际内,骨窗尽量靠近颅底,尽可能磨除蝶骨嵴以减轻牵拉。沿侧裂打开硬膜及蛛网膜,显露视神经和颈内动脉,探查视交叉附近并显露肿瘤,分别经视神经和颈内动脉间隙切除肿瘤。

(3)内镜下经鼻蝶入路手术的应用及优势。研究表明,与显微镜下经鼻蝶入路手术相比,接受内镜下经鼻蝶入路手术的患者住院时间更短,并发症发生率较低,且在肿瘤全切除率、缓解率等方面水平相当或甚至更好。内镜下经鼻蝶入路手术目前在国内外多数垂体腺瘤诊疗中心已经成为主流手术方式。

与显微镜技术相比,内镜手术高亮度、宽视角及抵近观察等优势明显:①神经内镜可提供清晰的全景视野以辨认重要解剖标志,而显微镜易受直线视野路径限制;②内镜下手术在切除侵犯海绵窦和鞍上区垂体腺瘤时可做到直视下切除,从而提高了手术效率及安全性;③应用30°和45°内镜观察可进一步扩大视野范围,便于处理鞍后、鞍旁及额下等区域;④"双人三手"或"双人四手"技术的应用可获得仿真的三维手术视野。

虽然内镜手术有诸多优点,但神经外科医生需要经历一定的学习曲线。配备一名熟练的助手来控制内镜视野很有必要。

3. 术后并发症　现代垂体腺瘤手术在绝大多数情况下是安全的,术后并发症发生率相对较低。垂体腺瘤术后死亡通常由动脉损伤、下丘脑损伤或脑脊液漏相关的脑膜炎导致,死亡率<1%。

(1)鼻腔鼻窦并发症:鼻腔鼻窦并发症是经鼻蝶入路手术术后最常见的并发症。为创造手术通道而破坏黏膜或骨结构可导致术后鼻黏膜充血、鼻出血或出现呼吸困难感,严重时可丧失嗅觉。术后检查鼻腔大多可发现结痂和粘连,少数患者可出现鼻中隔穿孔和鞍鼻畸形,甚至可引起鼻中隔血肿并继发感染。

(2)脑脊液鼻漏:脑脊液鼻漏是一种较为常见的经鼻蝶入路手术的术后并发症,若不及时处理,可继发脑膜炎。随着鞍底重建技术的不断发展,其发生率已降低到1%。术后脑脊液鼻漏最典型的表现是在拔除鼻腔填塞物后或之后不久,患者出现明显的鼻腔流清水或咽部流水感。应立即行CT以评估是否有颅内积气并考虑再次手术以识别并修补漏口。术后可通过腰椎穿刺置管行脑脊液分流以降低颅内压,提高愈合概率。

(3)视力障碍加重:大多数术前视力受影响的垂体腺瘤患者术后视力都会改善,视力障碍加重多见于术前已经存在视力视野损害的患者,既往有开颅手术病史或放疗后发生粘连的患者术后该并发症的发生率更高。在垂体腺瘤手术中,直接手术创伤、出血或缺血均可引发视力障碍的进一步加重。为暴露手术窗口而移除鼻腔内骨质时可能导致骨折延伸而损伤视神经,引起损伤侧视力障碍。术中损伤筛前动脉可引起眶内血肿,导致眶内压力迅速升高,也会引起损伤侧视力丧失。此外,在清除肿瘤的过程中,供应视神经的细小血管受到损伤也会引起视神经的功能障碍,导致视力障碍进一步加重。在肿瘤切除后,鞍部的过度填塞可压迫视交叉,加重视力障碍。在经颅入路手术中过度剥离视交叉的背、腹侧面同样可引起术后明显的视力下降。

(4)垂体功能不全:多数情况下,现有的垂体功能得以保留,仅有1.4%~5%的经鼻蝶入路手术患者在术后出现新发生的垂体功能不全。术后垂体功能不全的发生率与肿瘤大小和手术入路相关。其中最为常见的是尿崩症,但绝大多数患者术后出现的尿崩症为暂时性的,只有1%~3%的患者会出现永久性的尿崩症。而术前存在的尿崩症极少在手术切除肿瘤后治愈。

(5)下丘脑损伤:直接的手术损伤或手术过程中的出血和缺血均可引起下丘脑损伤。临床表现主要包括意识障碍、尿崩症、记忆障碍以及摄食或体温调节紊乱,严重时可致死。既往有开颅手术或放疗病史的患者术后下丘脑损伤的发生率更高。

(6)血管损伤:颈动脉损伤是一种罕见但极为严重的经鼻蝶入路手术的并发症。颈动脉海绵窦段走行迂曲,肿瘤若与其发生粘连,可能会在手术切除过程中损伤血管,引发大出血。术中怀疑有血管损伤时,应立即填塞纱条,控制急性出血,术后立即行血管造影以确定有无血管损伤并采用血管内技术修补。利用解剖知识及神经导航反复评估确认骨性标志,仔细轻柔地切除肿瘤是避免颈动脉损伤最有效的方法。

术后轻微鼻出血多是由于小血管损伤,可给予鼻黏膜局部用药以减少血性渗出。严重鼻出血可能是由于筛动脉或蝶腭动脉损伤引起,出血可为延迟性的,若鼻出血严重且对填塞无反应,应在紧急填塞后在神经内镜下电凝止血,若仍无效,可行栓塞。

(三) 药物治疗

对于大多数垂体腺瘤,手术治疗多可取得较好效果,药物治疗并不是首选治疗方式,但 PRL 腺瘤对药物治疗较为敏感。多巴胺受体激动剂(溴隐亭)可结合 D_2 受体,抑制 PRL 的合成和释放,大多数 PRL 腺瘤患者对多巴胺受体激动剂反应良好,可使 PRL 水平正常化,并能减小肿瘤体积。但长期使用多巴胺类药物可引起不同程度的钙化、淀粉样蛋白沉积以及间质纤维化,可能会对未来手术切除肿瘤产生不利影响。除 PRL 腺瘤对药物治疗较为敏感外,其他类型垂体腺瘤的药物治疗一般仅用于手术治疗无效或不能耐受手术治疗的患者。生长抑素类似物、多巴胺激动剂和 GH 受体拮抗剂可用于 GH 腺瘤引起的肢端肥大症。治疗库欣病的药物主要分为三大类:①类固醇生成抑制剂,如米托坦、酮康唑、甲吡酮和依托咪酯等,抑制肾上腺皮质激素合成的单个或多个步骤;②ACTH 分泌抑制剂,如帕瑞肽和卡麦角林等,作用于 ACTH 腺瘤上表达的特异性受体;③糖皮质激素受体拮抗剂,如米非司酮。

(四) 放疗和立体定向放疗

虽然垂体腺瘤通常被认为是良性肿瘤,但对于经内科和外科干预无效,激素持续分泌,或经评估不能手术切除以及多次复发的肿瘤,也可给予放疗或立体定向放疗。放疗通常采用的剂量为 45 Gy,在 5 周内以每次 1.8 Gy 进行放疗,而立体定向放疗多以单剂量 20～25 Gy 进行治疗。

不同类型肿瘤对放疗的敏感性不同,ACTH 腺瘤对放疗相对敏感,大多在 2 年内激素水平明显降低;GH 腺瘤对放疗的敏感性相对较差,大多在 27 个月后激素水平下降 50%,在放疗后数年才完全缓解。PRL 腺瘤对药物治疗及手术治疗均有良好的反应,放疗应用较少。

放疗最常见的并发症是新发的垂体功能不全,其发生的风险与剂量密切相关。放疗后垂体功能不全具有选择性,通常最先影响 GH 分泌,随后影响促性腺激素、ACTH 和 TSH 的分泌。

(五) 垂体腺瘤亚型的治疗

1. 无功能性垂体腺瘤

(1) 手术治疗:对于偶然发现、无临床表现的无功能性垂体腺瘤,应评估其影像学表现及内分泌学表现,若肿瘤体积小、未表现肿瘤占位效应且无内分泌功能紊乱,可定期随诊。对于已经出现视力障碍或影像学显示肿瘤接近视交叉、内分泌功能紊乱、随诊发现明显增大或明显头痛的患者,应行手术治疗。首选经鼻蝶入路手术切除肿瘤,大多数肿瘤可完全切除,少数未完全切除的肿瘤术后可能复发,术后应严密随访。

(2) 药物治疗:对无功能性垂体腺瘤的药物治疗缺乏研究证实。应用多巴胺受体激动剂虽可减少促性腺激素和 α-亚基的产生,但其临床效果并不确定。有研究提示生长抑素类似物可使 20%～40% 的患者的视力得到轻度改善,然而缺乏有力证据支持其可使肿瘤消退。

(3) 放疗:虽然术后放疗可降低残留肿瘤的复发风险,但目前对放疗作为辅助治疗的作用尚存在争议。

2. GH 腺瘤

(1) 手术治疗:手术治疗是首选的治疗方法,推荐采用经鼻蝶入路手术。肿瘤压迫效应严重而出现视力进行性下降或垂体功能不全的患者应及早接受手术治疗,即使肿瘤包绕颈内动脉,手术无法完全切除,也建议行手术部分切除以提高药物治疗的有效性。

（2）药物治疗：对于手术治疗无效或不能手术治疗的患者，推荐采用药物治疗，也可将药物治疗作为术后未完全缓解患者的辅助治疗。术前药物辅助治疗可能使以下患者获益：①无明显视路压迫症状者；②术前存在因GH升高引起的全身合并症，无法即刻接受手术者；③术前GH和IGF-1水平明显升高者。可选择的药物包括生长抑素类似物、多巴胺受体激动剂和GH受体拮抗剂。

（3）放疗：放疗对GH腺瘤效果较差，仅用于手术治疗和药物治疗无效或不能耐受手术治疗或药物治疗的患者，手术治疗后存在残留肿瘤的患者无法行药物治疗时也可接受放疗。

3. PRL 腺瘤

（1）药物治疗：药物治疗是首选治疗，药物治疗的目标是降低PRL水平，抑制肿瘤进一步生长。PRL腺瘤药物治疗的适应证主要包括：肿瘤占位效应引起的视力障碍，长期性功能障碍、月经不调以及有妊娠需求等。药物治疗首选多巴胺受体激动剂，目前最常用的药物为溴隐亭，卡麦角林可作为溴隐亭的替代药物。溴隐亭治疗的有效剂量为 7.5 mg/d，多从初始剂量 0.625～1.25 mg/d 缓慢逐步加量至 5～7.5 mg/d 以减少胃肠道不良反应及直立性低血压。若效果仍不理想，可继续加量，若加量至 15 mg/d 仍不能改善，建议改用卡麦角林。与溴隐亭相比，卡麦角林药效更好且不良反应更小。

（2）手术治疗：通常不作为首选治疗方法，仅适用于药物治疗无效或药物治疗后出现脑脊液漏、对药物不耐受及肿瘤出血引发垂体卒中等情况。大多数情况下选用经鼻蝶入路手术，仅有极少数巨大侵袭性垂体腺瘤采用开颅手术。

（3）放疗：仅用于药物治疗无效、手术治疗后残余肿瘤或肿瘤复发以及侵袭性垂体腺瘤。

4. ACTH 腺瘤

（1）手术治疗：手术治疗为首选治疗方法，推荐经鼻蝶入路手术，侵袭性垂体腺瘤侵犯鞍外鞍旁也可选择经颅入路手术。术后应监测皮质醇水平以评估手术疗效，若术后皮质醇水平过低，应及时补充糖皮质激素。

（2）放疗：放疗并非ACTH腺瘤的首选治疗方法，放疗适应证包括术后肿瘤残留或复发且内分泌功能未缓解、不能行手术治疗以及复发侵袭性或恶性垂体腺瘤。术后病理显示为非典型垂体腺瘤的患者术后可辅以放疗以降低复发风险。

（3）药物治疗：国内治疗库欣病的有效药物不多，副作用较大，总体疗效欠佳，因此药物治疗处于辅助地位。药物治疗的适应证如下：不适合手术、已经接受放疗但尚未起效的患者，一般情况不适宜行双侧肾上腺切除者；严重高皮质醇血症，出现急性精神病、高血压、严重感染等情况需及时检测皮质醇水平，为进一步手术创造机会的患者。治疗库欣病的药物主要分为三大类：①类固醇生成抑制剂；②ACTH分泌抑制剂；③糖皮质激素受体拮抗剂。

5. TSH 腺瘤

（1）手术治疗：手术治疗为首选治疗方式，多采用经鼻蝶入路手术切除肿瘤的同时保留垂体功能。术前应用生长抑素类似物恢复甲状腺功能以控制甲亢，降低术中及术后甲状腺危象的风险。

（2）放疗：TSH腺瘤手术治疗效果较好，放疗仅用于存在手术或药物治疗禁忌证或手术治疗无效的患者。放疗最常见的并发症为新发垂体功能不全，应给予激素替代治疗。

（3）药物治疗：药物治疗主要用于手术治疗的术前准备，常见药物包括生长抑素类似物及抗甲状腺药物等。

（六）预后

垂体腺瘤在病理学上总体表现为良性，且手术及药物治疗效果较好，大多数垂体腺瘤患者经治疗后可实现完全缓解，部分患者手术治疗后仍需继续药物治疗，对患者生活质量无明显影响。因手术治疗引发的术后并发症大多为暂时性表现，经积极对症治疗可痊愈，极少数患者术后出现永久性后遗症。

总体来说，垂体腺瘤术后10年复发率为12%～14%，即使术后激素水平降至正常，复查MRI未见残留肿瘤，患者仍有肿瘤复发的风险。因此，垂体腺瘤患者术后均应定期行影像学检查及内分泌学检查。

（七）难治性垂体腺瘤

少部分垂体腺瘤的生长方式为侵袭性且生长快速,对手术、药物治疗及放疗等常规治疗有抵抗性,常在术后早期复发或再生长,但尚未出现颅脑或椎管内转移或远处转移,此类肿瘤在2017年WHO垂体腺瘤新分类中被称为难治性垂体腺瘤。

难治性垂体腺瘤的诊治依赖多学科团队(MDT)协作,包括神经外科、内分泌科、放疗科、放射影像科、病理科、肿瘤科及神经眼科等。手术治疗前需对患者进行系统性评估,并对手术的风险和获益做谨慎权衡,因为手术常难以完全切除病变,往往需要反复多次手术,包括分期经鼻蝶入路手术和经颅入路手术。不能耐受手术及术后影像学提示有肿瘤残留的所有难治性垂体腺瘤患者,可考虑进行放疗;立体定向放疗对肿瘤侵及视神经、下丘脑、垂体柄及脑干等重要结构的患者较为合适。在药物治疗中,目前认为替莫唑胺是一线用药,但是国内药品说明书的适应证中尚未列入难治性垂体腺瘤。在足量足疗程使用溴隐亭、卡麦角林等常规药物仍不能有效控制肿瘤生长及激素超量分泌后,应尽早考虑应用替莫唑胺。难治性垂体腺瘤一般预后较差,其生存周期尚无确切数据报道。

（倪石磊　戚其超　李刚）

参 考 文 献

[1] 鱼博浪.中枢神经系统CT和MR鉴别诊断[M].3版.西安:陕西科学技术出版社,2014.

[2] Molitch M E. Diagnosis and treatment of pituitary adenomas:a review[J]. JAMA,2017,317(5):516-524.

[3] Ntali G,Wass J A. Epidemiology,clinical presentation and diagnosis of non-functioning pituitary adenomas[J]. Pituitary,2018,21(2):111-118.

[4] Barkhoudarian G,Kelly D F. Pituitary Apoplexy[J]. Neurosurg Clin N Am,2019,30(4):457-463.

[5] Lopes M B S. The 2017 World Health Organization classification of tumors of the pituitary gland:a summary[J]. Acta Neuropathol,2017,134(4):521-535.

[6] Faltermeier C M,Magill S T,Blevins L S Jr,et al. Molecular biology of pituitary adenomas[J]. Neurosurg Clin N Am,2019,30(4):391-400.

[7] 中国垂体腺瘤协作组,中华医学会神经外科学分会.中国复发性垂体腺瘤诊治专家共识(2019)[J].中华医学杂志,2019,99(19):1449-1453.

[8] 中国垂体腺瘤协作组,中华医学会神经外科学分会.中国难治性垂体腺瘤诊治专家共识(2019)[J].中华医学杂志,2019,99(19):1454-1459.

第十二章　表皮样囊肿和皮样囊肿

表皮样囊肿和皮样囊肿都属于复层鳞状上皮残留于神经管导致的胚胎残余性肿瘤，和皮肤一样呈线性生长。但皮样囊肿所包含的成分更复杂，如脂肪、皮肤附属器（如汗腺或皮脂腺、毛发等）。

一、概述

神经系统的表皮样囊肿又称胆脂瘤、珍珠瘤、上皮瘤等，是一种主要累及颅脑椎管区域的先天性良性病变。胚胎细胞在母体妊娠的第 3～5 周时，神经管闭合期间将外胚叶组织包含于神经管内导致异位病变。

此病在神经系统的发病率较低，由于此类囊肿的诊断易与畸胎瘤、胆固醇肉芽肿等疾病相混淆，所以发病率难以准确统计，占颅内肿瘤的 0.2%～2.2%。皮样囊肿的发病率更低，约为表皮样囊肿的 1/10。

表皮样囊肿可发生于儿童至老年的任意时期，但主要集中在 30～50 岁之间。皮样囊肿的发病时间要早于表皮样囊肿，可能是由于囊壁内分泌细胞增殖更快及囊内容物刺激反应。总体上，上述肿物未表现出明显的性别及种族偏倚，并且不具备遗传倾向，在基因分析中也罕见相关位点缺失等特征。

二、形态学及病理学

（一）胚胎学

表皮样囊肿和皮样囊肿均为上皮组织异位形成的先天性胚胎残余性肿瘤。上述病变都来源于胚胎早期（第 3～5 周）神经管闭合时，具有多分化潜能的上皮组织被包绕所形成，在不同时段，包裹的组织位置不同而形成不同部位的囊肿。表皮样囊肿和皮样囊肿好发的部位与神经管闭合的时间先后相符，表皮样囊肿随着耳囊和视囊的发育而就近闭合包绕，随着神经系统次级脑泡的发育而形成小脑脑桥角表皮样囊肿，如果比此时期更晚时段被包绕则形成头皮及板障病变，所以表皮样囊肿更易偏中线生长。皮样囊肿常沿神经轴及脊椎后闭合线被包绕，所以更接近中线并附带其他皮肤附属器。

（二）病理

表皮样囊肿和皮样囊肿均为良性肿物，类似皮肤线性生长，全切除后很少复发。表皮样囊肿的囊表面为薄层纤维组织，呈银白色，有光泽，类似珍珠，囊内由鳞状上皮不断角化形成的豆渣样物质填充，还有胆固醇结晶。表皮样囊肿极少恶变，有罕见报道在手术后可能演变为鳞状细胞癌，可随脑脊液播散形成鳞癌性脑膜炎，但不会转移到颅外。皮样囊肿包囊更厚，可呈分叶状，囊内有皮脂腺分泌物和角化物，常伴随毛发为其特征。当包含指甲、牙齿等结构时，往往难以与畸胎瘤鉴别。皮样囊肿发生恶变的概率更低，要与恶性畸胎瘤仔细鉴别。

绝大多数表皮样囊肿源于患者在母体胚胎时期具有多分化潜能的上皮组织的异位再生，极少数可能源于后天医源性腰椎穿刺导致的上皮组织进入体腔深部继续生长。

表皮样囊肿多为色泽洁白珍珠样实性肿物，可见表面包囊。如并发感染或出血，可见其内胆固醇结晶为机油样囊液。表皮样囊肿囊内鳞状上皮不断增生脱落致瘤体不断增大，皮样囊肿的生长源于瘤内上皮细胞及腺体分泌的内容物。二者的生长方式均为线性生长，更新速率类似表皮细胞，不同于真性肿瘤。

（三）发病部位

表皮样囊肿多为单发，常位于颅脑旁中线区域，多发生于硬膜下（蛛网膜下腔，脑内），也可在硬膜外（通常在颅骨或鞍旁间隙等），好发于小脑脑桥角区、鞍区、鞍旁间隙（海绵窦）、颅骨板障、四叠体池、脑室等。表皮样囊肿具有蔓延生长的生物学特性,常沿基底池等脑池蔓延生长,可侵犯相邻颅窝。

皮样囊肿好发于中线区域,如头皮、颅骨穹隆、小脑间(第四脑室最常见),所以常伴发脑积水。脊髓的皮样囊肿发病率远高于表皮样囊肿,脊髓病变常伴随皮毛窦,如与外界相通,可导致反复颅内感染。患者常伴发其他先天性发育畸形,如脊髓裂、皮毛窦等。

化学性脑膜炎又称无菌性脑膜炎,往往脑脊液中白细胞水平无明显升高,皮样囊肿破裂后内容物引起脑膜炎的概率明显高于表皮样囊肿,可能与表皮样囊肿内胆固醇结晶等较多混杂物质引起的化学反应有关。脑脊液检查示单核细胞增多,糖含量降低,蛋白质含量升高(表12-1)。

表12-1　表皮样囊肿和皮样囊肿的鉴别

鉴别点	表皮样囊肿	皮样囊肿
发生率	0.5%~1.8%	0.3%
发病年龄	30~50岁	儿童
组织	复层鳞状上皮	复层鳞状上皮、皮肤附属器
囊内容物	角蛋白、胆固醇	角蛋白、胆固醇、皮脂
发病部位	旁中线	中线
合并症	单发	50%合并其他先天畸形
脑膜炎	无菌性脑膜炎、少	混合性脑膜炎、较多

三、临床表现

本病病程较长,可达数年至数十年。影像学检查的普及使很多无症状患者能够早期被发现。临床表现取决于病变部位,颅内囊肿的临床表现为病变进行性增大导致的占位效应及囊肿破裂溢出的刺激症状。颅骨和头皮的病变可无症状,仅表现为无痛性肿块。

(一)小脑脑桥角表皮样囊肿

最常见,约占50%,在小脑脑桥角区原发性肿瘤中的发病率仅次于听神经瘤和脑膜瘤(图12-1)。病变主体位于小脑脑桥角,可沿麦氏囊向颅中窝及鞍上侵犯,也可向脑干延髓蔓延生长。临床表现以三叉神经痛或三叉神经麻痹为主,病程长者可见神经支配区咀嚼肌萎缩。部分患者也可表现为面听神经症状,如面肌痉挛、面瘫及听力障碍,当病变巨大而压迫脑干时,可引起步态不稳、震颤等。

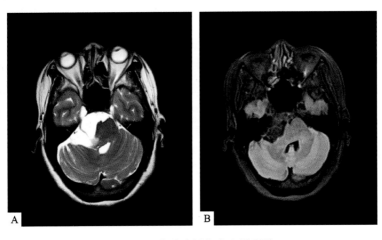

图12-1　小脑脑桥角表皮样囊肿
A. T2WI;B. DWI

(二)鞍区表皮样囊肿

可由鞍上向第三脑室及基底池侵犯,导致视交叉综合征。视神经萎缩致视力下降及视野缺损。当病变巨大而推挤下丘脑时，可引起意志力减退等，但较少引起垂体功能减退。

（三）海绵窦表皮样囊肿

位于鞍旁间隙两层硬膜间，以三叉神经半月节受累症状多见（图 12-2），可导致海绵窦综合征，如眼球运动功能障碍、面部感觉减退。当病变沿麦氏囊侵犯颅后窝形成哑铃状肿物时可引起面听神经功能障碍。

（四）轴外皮样囊肿

包括头皮及板障病变，多见于婴幼儿，表现为头顶中线圆形凸起，对于额鼻部的凸起，要与脑膜脑膨出相鉴别。颅骨板障的皮样囊肿常导致外板的膨胀性扩张变薄而内板侵蚀消融，当囊肿侵犯额窦时可导致感染或炎性黏液囊肿。

（五）脑室和大脑半球表皮样囊肿

脑室内多见于第四脑室，可堵塞脑脊液循环通路，引起高颅压性脑积水。大脑半球病变多见于纵裂间，外侧裂、胼胝体附近，早期症状不典型。

（六）椎管内皮样囊肿

好发于腰骶骨段，皮样囊肿更常见，可共存皮毛窦，引起感染。病变常累及马尾、圆锥、髓外硬膜下，可出现根性疼痛、肢体无力、排尿障碍等脊髓栓系症状。部分患者低位腰椎病变可能与腰椎穿刺有关。部分患者合并脊柱畸形、下肢关节畸形或因皮毛窦而出现反复感染症状。

（七）破裂症状

囊肿内胆固醇结晶溢出蛛网膜下腔可导致无菌性脑膜炎症状（图 12-3），常见头疼及癫痫发作，也可见相关颅神经麻痹。

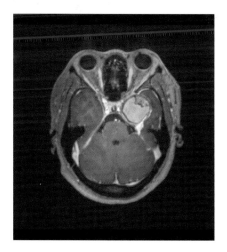

图 12-2　鞍旁表皮样囊肿的 T1 增强序列

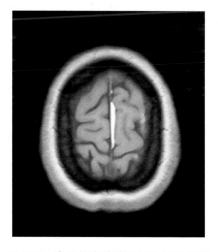

图 12-3　表皮样囊肿破裂后的 MRI 影像

四、辅助检查

（一）X 线检查

X 线检查通常只能发现颅骨板障及硬膜外病变，如典型的颅骨溶骨性侵蚀及扇贝形边界。此检查目前已基本淘汰。

（二）CT

CT 表现为类圆形或不规则的接近脑脊液密度的均匀低密度区，蛛网膜下腔低密度区，但难以与其他囊肿性病变如蛛网膜囊肿、肠源性囊肿相鉴别。增强 CT 无强化。如出现高密度，可能与感染或合并出血有关（图 12-4），囊肿内脂质胆固醇含量较高时密度可低于 10 Hu，累及骨质病变时可有出血、局部颅骨破坏表现。

（三）MRI

MRI 已成为诊断表皮样囊肿的金标准。颅内表皮样囊肿在 MRI 上有不同信号表现，T1WI 呈略低信号，T2WI 呈高信号，如病变较大，其内成分不同，可出现混杂信号。在普通自旋回波 MRI 中很难鉴别表皮样囊肿和蛛网膜囊肿，通过特殊序列如弥散加权成像（DWI）（图 12-5）、液体抑制反转恢复（FLAIR）序列，可鉴别囊内是脑脊液类物质还是囊肿。典型的皮样囊肿因为其内容物富含脂肪成分在 T1WI 为高信号，在 T2WI 可表现等或高信号。破裂的皮样囊肿在 T1WI 见病变远端蛛网膜下腔及脑室的散在低信号脂滴。

因胆脂瘤表面张力较小，MRI 表现为"见缝就钻"的蔓延征象。体积越大的表皮样囊肿和皮样囊肿，其内容物信号越混杂，如大理石花纹样，称"大理石花纹征"（图 12-6），又称"白胆脂瘤"，具有鉴别诊断价值。

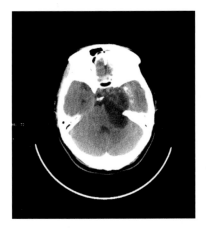
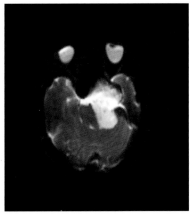
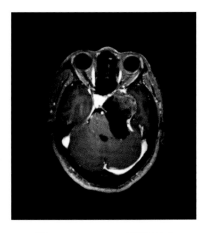

图 12-4　CT 影像　　　　图 12-5　MRI 弥散加权成像序列　　　　图 12-6　MRI T1 增强序列

五、诊断与鉴别诊断

（一）诊断

依据临床表现及 CT、MRI 表现，多可确诊。

直肠癌的肿瘤标志物 CA19-9 在表皮样囊肿患者血清中同样为阳性，因此血清抗原水平可用来检测肿瘤的复发及控制程度。术后 CA19-9 水平升高可能提示肿瘤复发。

（二）鉴别诊断

1. 胆固醇肉芽肿　表皮样囊肿易与胆固醇肉芽肿相混淆。胆固醇肉芽肿为一种后天性侵犯颞骨岩部的慢性感染性疾病。位于硬膜外，常表现为中耳炎伴发外耳道渗血，累及前庭、耳蜗可出现耳鸣、耳聋、眩晕等症状。CT 可见岩尖端囊性病变，边缘强化，骨质明显破坏，乳突可出现渗液。MRI 可见 T1WI 及 T2WI 均为高信号，可能与囊液富含蛋白质有关。术中可见囊壁增厚，囊液多为机油样，显微镜下可见含铁血黄素、胆固醇结晶、巨噬细胞等。手术行囊液引流即可。

2. 肠源性囊肿　多发生在脑干、脊髓，儿童好发。可表现出脊髓压迫症状。由类似胃肠道的立方柱状上皮和可分泌黏液蛋白的杯状细胞构成，CT 可见高密度均匀囊液表现。

3. 畸胎瘤　起源于生殖细胞，至少包含 2 个胚层组织的肿瘤，多为良性。好发于脊髓，瘤内骨化或钙化明显时具有诊断价值，MRI 多信号不均，脂肪抑制序列如提示脂质丰富，有助于术前诊断。

4. 嗜酸性肉芽肿　好发于儿童，多为颅盖骨单一缓慢增大肿物，无压痛。CT 可见骨质溶骨性破坏及低密度肿物。多数属朗格汉斯细胞组织细胞增生症的一种。

5. 颅咽管瘤　好发于青少年，可出现多饮、多尿、视力障碍，病变多呈囊实性，CT 可见蛋壳样钙化，

MRI 增强下囊壁强化。

六、治疗与预后

　　患者出现相关症状时需首选手术治疗,手术目标是在尽可能安全的情况下切除病变,解除神经压迫,缓解患者的症状。对于偶然发现的体积较小的病变,无症状者及高龄患者,可随诊观察。

【适应证】

①病变有神经压迫效应或产生颅内压增高或脑积水;

②病变突出体表引起容貌改变;

③病变引起继发感染或存在感染可能性时;

④病变发生破裂引起化学性脑膜炎。

　　手术的目的在于尽可能全切除病变及其包膜。包膜的残留可能导致病变的复发及粘连加重,增大再次手术全切除的困难程度。但对于反复包绕周围神经血管等重要组织的囊肿,可适当残留,以免发生严重并发症。对于头皮及颅骨表面的表皮样囊肿,往往可全切除,很少复发。对于板障内的病变,除切除病灶外,还需要稍微扩大切除受累的骨质边缘及粘连的硬膜。硬膜缺损时可取筋膜或人工硬膜修补;如颅骨缺损过大,可考虑行一期钛网修补颅骨;如颅骨合并感染,待术后感染控制后,择期修补颅骨缺损。部分表皮样囊肿体积巨大,如环池旁表皮样囊肿可累及幕上下、脑干背侧和腹侧多个区域,单纯通过一个入路很难全切除病变,要考虑是否通过联合入路或借助神经内镜双镜联合增大显露,减少盲区。海绵窦表皮样囊肿可通过硬膜外入路切除,最大限度地避免神经功能障碍和无菌性脑膜炎的发生。

　　脊髓的表皮样囊肿和皮样囊肿往往合并脊髓栓系粘连等,在神经电生理监测下,要准确判断低位终丝是否需要松解。圆锥马尾的神经根丝往往和囊肿壁粘连紧密,全切除囊壁困难时,仅对囊内容物充分减压,切勿强行全切除囊壁引起神经根功能障碍。囊肿的残留可能导致复发,多数囊肿复发呈线性生长,增长极其缓慢,常不需要再次手术,扩大缝合硬膜囊并椎板减压常可获得满意疗效。但少部分病变可因手术刺激导致增生加速,需多次手术治疗。合并皮毛窦的表皮样囊肿往往合并感染,如抗感染治疗无效,应尽早一起切除,通常可有效控制感染。

　　无菌性脑膜炎可见于囊肿自发破裂或手术后,可用氢化可的松盐水(100 mg/L)反复冲洗术区及术后持续静脉滴注 2 周。自发性破裂的囊肿的脂滴可随脑池播散在蛛网膜下腔及脑室,此卫星病灶无摘除的必要。

　　部分患者因无菌性脑膜炎导致蛛网膜粘连引起脑积水,需另行脑室-腹腔分流术等。表皮样囊肿和皮样囊肿在非全切除情况下均可原位复发,但极少恶变,放疗和化疗对该类肿瘤无明显疗效。根据 Collin 法,肿瘤复发间隔时间的推算公式:复发间隔时间(月)=发病年龄(岁)×2+9。

(潘亚文　李峤)

参 考 文 献

[1]　李峤,段磊,董志强,等.中颅窝底表皮样囊肿的临床特征和治疗策略(附 13 例报告)[J].中华神经外科杂志,2017,33(8):829-833.

[2]　汪阳,洪涛.海绵窦表皮样囊肿一例[J].中华神经外科杂志,2008,24(12):930-931.

[3]　Ravindran K,Rogers T W,Yuen T,et al. Intracranial white epidermoid cyst with dystrophic calcification -a case report and literature review[J]. J Clin Neurosci,2017,42:43-47.

[4]　Hasegawa M,Nouri M,Nagahisa S,et al. Cerebellopontine angle epidermoid cysts:clinical presentations and surgical outcome[J]. Neurosurg Rev,2016,39(2):259-266.

[5]　Aboud E,Abolfotoh M,Pravdenkova S,et al. Giant intracranial epidermoids:is total removal feasible? [J]. J Neurosurg,2015,122(4):743-756.

［6］ Best J，Schneider J S，Turner J H. Endoscopic endonasal resection of a giant middle fossa epidermoid cyst［J］. Allergy Rhinol (Providence)，2015，6(3)：195-197.

［7］ Ren X H，Lin S，Wang Z C，et al. Clinical，radiological，and pathological features of 24 atypical intracranial epidermoid cysts［J］. J Neurosurg，2012，116(3)：611-621.

［8］ Liu J K，Gottfried O N，Salzman K L，et al. Ruptured intracranial dermoid cysts：clinical，radiographic，and surgical features［J］. Neurosurgery，2008，62(2)：377-384.

［9］ Tatagiba M，Iaconetta G，Samii M. Epidermoid cyst of the cavernous sinus：clinical features，pathogenesis and treatment［J］. Br J Neurosurg，2000，14(6)：571-575.

［6］ Best J，Schneider J S，Turner J H. Endoscopic endonasal resection of a giant middle fossa epidermoid cyst［J］. Allergy Rhinol (Providence)，2015，6(3)：195-197.

［7］ Ren X H，Lin S，Wang Z C，et al. Clinical，radiological，and pathological features of 24 atypical intracranial epidermoid cysts［J］. J Neurosurg，2012，116(3)：611-621.

第十三章 脊索瘤

脊索瘤(chordoma)是一种罕见的骨源性肿瘤,一般认为,脊索瘤起源于胚胎脊索组织残余物,常见于人体中轴骨质,如颅底区域、骶尾区及脊柱骨。脊索瘤组织学上表现为低级别肿瘤,但具有局部恶性侵袭的特点,脊索瘤的复发率较高、预后较差,其临床特征类似于恶性肿瘤。

一、流行病学

脊索瘤属于罕见肿瘤,占全部骨性恶性肿瘤的 $1\% \sim 4\%$,占颅内肿瘤的 0.4%,占脊柱肿瘤的 0.2%。根据欧洲人群统计,脊索瘤的发病率约为 $0.08/10$ 万;脊索瘤的发病有一定的男女性别差异,男性略多,常见的发病年龄为 $50 \sim 60$ 岁,40 岁以下人群少见,儿童和青少年患者占比小于 5%;颅底区域脊索瘤的好发人群为 $40 \sim 50$ 岁。国内外研究显示,脊索瘤的中位生存期为 6.29 年,其 5 年、10 年及 20 年的生存率分别为 67.6%、39.9% 和 13.1%。

脊索瘤生长缓慢,可侵袭周围骨质及软组织,对常规光子放疗不敏感,缺乏敏感的化疗方案。其隐匿性生长的特点,致使其常累及重要的神经及血管结构,从而导致手术切除和放疗难度较大,复发率较高,治疗棘手。

二、组织病理学

术中显微镜下可见脊索瘤为灰白色胶状病灶,有分叶,血供一般,可以有囊性变和钙化,侵蚀周围骨组织及硬膜,边界相对模糊(其侵蚀范围往往大于镜下所见)。1857 年,Virchow 首先描述了脊索瘤在显微镜下的形态学特点:空泡状细胞形态,这与其丰富的细胞质特点相关。19 世纪 90 年代,Ribbert 认为这种肿瘤为"脊索瘤"。目前支持脊索瘤起源于胚胎脊索残余组织的证据如下:①二者分布类似;②二者细胞形态学相似;③二者具有类似的免疫组织化学标志物。尤其是定位于 6q27 位点的 T 基因(brachyury 基因),是脊索组织发育过程中的一个关键转录因子,研究发现,该基因在散发及家族性脊索瘤中存在异常扩增,脊索瘤中 brachyury 蛋白表达为阳性(定位于细胞核)。

根据病理及临床预后特征,2020 年 WHO 骨与软组织肿瘤分类将脊索瘤分为四种亚型:经典型、软骨样型、去分化型及未分化型。经典型脊索瘤质地软,灰白色,有分叶(纤维隔)。经典型脊索瘤的典型细胞形态为圆形细胞核,富含空泡状胞质,因此又称为空泡细胞。低倍镜下观察,可以发现纤维隔较薄,将肿瘤细胞分隔,呈分叶形态。经典型脊索瘤不含有软骨样或其他中胚层组织形态分化。此外,部分肿瘤组织可发现细胞坏死等特征,提示预后不良;有时还可见少量的核分裂、核仁、血管形成以及核多形性等特征。

软骨样型脊索瘤相对少见,常见于颅底区域,该类型肿瘤细胞具有明确的软骨样型组织细胞分化,组织学形态包含脊索瘤和软骨肉瘤二者的特点,区别于黏液间质瘤的嗜碱性形态。有研究认为,软骨样型脊索瘤预后较经典型脊索瘤好。

去分化型脊索瘤,病理上表现为明确的恶性肉瘤样成分,可能是由经典型脊索瘤恶性转化而来,具有病理学上的双相性特征,其预后较差,生存期常为诊断后 1 年内,具有肉瘤样成分的病灶,brachyury 蛋白表达为阴性。

未分化型脊索瘤是 2020 年 WHO 骨与软组织肿瘤分类中新增的一个亚型,该类型脊索瘤侵袭性较强,常见于颅底及上颈段,尤其是儿童患者,预后较差。组织病理学上由巢样排列上皮样细胞组成,内含嗜酸性胞质及巨大的核仁,常见坏死区域。该亚型脊索瘤患者角蛋白及 brachyury 蛋白表达阳性,SMARCB1/INI1 表达缺失。

根据肿瘤细胞分化程度,可将脊索瘤分为两类:分化良好及分化差。分化良好的脊索瘤包括经典型脊索瘤、软骨样型脊索瘤以及经典型和软骨样型的混合型脊索瘤;而分化差的脊索瘤则主要指未分化型脊索瘤和去分化型脊索瘤。一般认为,分化良好者较多,其中经典型脊索瘤占 60.5%,软骨样型脊索瘤占 3.7%,混合型脊索瘤约占 28.4%,而分化差者约占 7.4%。

三、免疫组织化学染色

脊索瘤的免疫组织化学染色有助于对其进行诊断及鉴别诊断,角蛋白、细胞膜抗原、S-100 及波形蛋白表达阳性。脊索瘤表达 brachyury 蛋白(一种转录因子),该蛋白是脊索瘤的特异性标志物。SMARCB1/INI1 表达缺失见于脊索瘤的一个特殊亚型,常提示预后较差。

四、临床表现

脊索瘤呈隐匿性病程,生长缓慢,早期常没有特殊临床症状,有时可能因体检而被发现。随着肿瘤病灶的增大,脊索瘤患者可出现不同的临床症状,这些症状与病灶的位置相关。颅底脊索瘤患者有时首发症状为头痛,颅内压增高症状的出现则比较晚;位于斜坡区域的脊索瘤,首发症状可为颅神经麻痹症状,常见复视或外展神经麻痹;如果病灶累及鞍区,可出现内分泌功能障碍;当病灶累及视神经管时,可出现不同程度的视力障碍,甚至失明;当病灶累及颈静脉孔区域时,患者可出现声音嘶哑或饮水呛咳等表现。其他临床症状包括鼻腔出血、颅内出血、咽后壁肿块等。脊柱及骶尾区脊索瘤,主要表现为局灶性疼痛或者放射痛,依据累及的节段而出现不同的神经根性症状,晚期可出现肠道或者膀胱功能障碍。颈椎脊索瘤可表现为气道受阻或吞咽困难。然而,这些不典型症状及非特异性疼痛,缺乏特异性。总体而言,脊索瘤的诊断较晚。尤其是在 S2 以下区域的脊索瘤,CT 及 MRI 经常忽略,仅有的 X 线平片对这种溶骨性病灶缺乏敏感度,导致诊断延误。

脊索瘤转移一般发生在晚期,仅有 5% 的患者首发表现为转移至肺、骨、皮肤或者脑组织的症状,约有高达 65% 的极晚期患者可发现转移病灶。然而,脊索瘤的生存期主要受原发病灶影响而非转移病灶,因此,原发病灶的治疗是脊索瘤治疗的关键。

五、影像学表现

脊索瘤常见于中线区域,影像学表现为破骨性病灶,椎体骨质表现为中心性溶骨性表现。不同于椎骨骨肉瘤或软骨肉瘤,脊索瘤常侵袭椎间盘间隙并侵袭邻近椎体,不规则钙化及骨性膨胀性表现为其典型特征。

各种 X 线检查手段可对肿瘤病变进行初步定位。但由于 X 线平片密度分辨率低,颅底脊索瘤、脊椎部脊索瘤或骶尾部脊索瘤等肿瘤的成像受三维结构重叠重影的影响,不能提供充分的证据提示肿瘤的性质,对判断肿瘤性质价值有限,且部分检查为有创检查,现已不作为诊断的首选影像学检查方法。

CT 平扫上,脊索瘤呈伴广泛溶骨性骨质破坏的等密度或稍高密度软组织肿块。这些肿瘤最常见于斜坡或蝶枕软骨结合处,向多个方向发展。亦可见脊索瘤起源于枕骨基底、蝶鞍或更少见的鞍旁(图13-1)。近一半脊索瘤患者(46.7%)肿瘤可有不同程度的钙化影,但有时很难区别被肿瘤组织分隔的坏死骨质与肿瘤病理性钙化。肿瘤内单发或多发低密度影的脊索瘤,其直径都大于或等于 4 cm,这与脊柱及骶尾部脊索瘤一样,可能与病理上发现的黏液状或凝胶状物质有关。轴位和冠状位 CT 可评估肿瘤的三维边界。增强扫描可见肿瘤不同程度强化,肿瘤外缘强化效果更明显。

MRI 组织对比更明显,可显示更多的解剖细节,在评估肿瘤体积大小、位置及肿瘤与周围神经血管等组织的关系上优于 CT,是评估颅内脊索瘤治疗效果的最佳影像学检查手段。T1 加权的 MRI 上,肌肉组织表现为低或等信号,灰质表现为等或低信号,白质表现为低信号,而颅内脊索瘤表现为中等至低信号。正常斜坡富含脂质,在 T1 上呈高信号影,故脊索瘤在 T1 上很容易被辨别出来。但当肿瘤内出血或肿瘤内黏液聚集时,T1 上也可表现为高信号。若肿瘤内有出血,可附加行梯度回波序列,T1 上高信号的出血灶可变为低信号。T2 加权的 MRI 上,脊索瘤表现为高信号,这可能与肿瘤内部空泡细胞富含水分有关。但肿瘤之间有时可见低信号分隔影,这与肿瘤形态学上多叶有关。肿瘤内不规则 T2 低信号可能与肿瘤内钙化或死骨、出血后血液降解产物含铁血黄素和铁蛋白、黏液富集等有关。增强 MRI 上表现为中度至显著不均匀强化(图 13-1)。当肿瘤内坏死比较明显或肿瘤内大量黏液组织富集时,偶尔也可表现为轻度强化,甚至无强化。强化时,肿瘤内部低信号,可使脊索瘤有"蜂窝"样表现。

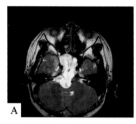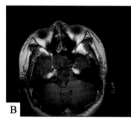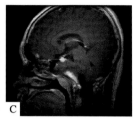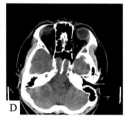

图 13-1 颅底脊索瘤 MRI 及 CT 表现

A. 病灶在 MRI T2 上表现为高信号;B. C. 轻度强化;D. CT 表现为溶骨性改变,该病灶侵入硬膜下,挤压脑干组织。

PET-CT 检查可发现,脊索瘤病灶对^{18}F-氟代脱氧葡萄糖(fluorodeoxyglucose,^{18}F-FDG)的摄取呈中度异质性,且在发现转移病灶上有一定价值。

六、鉴别诊断

尽管脊索瘤有着典型的临床及病理学特征,但针对不同的发病位置应有不同的鉴别诊断。需要与脊索瘤鉴别诊断的疾病主要有软骨肉瘤、脑膜瘤及脊索样型脑膜瘤、良性脊索细胞肿瘤等。

(1)软骨肉瘤:无论是颅底脊索瘤还是脊柱脊索瘤,均需要与软骨肉瘤相鉴别。颅底的软骨肉瘤常与脊索瘤有相似的临床症状、影像学特征和组织学表现,鉴别非常困难。不同于脊索瘤,大部分颅内软骨肉瘤多起源于岩枕裂的软骨结合处,故肿瘤多发生在颅底更外侧。软骨肉瘤偶尔也可起源于中线。这两种肿瘤的 T1WI 和 T2WI 类似,但软骨肉瘤强化不如脊索瘤明显。软骨肉瘤中出现线样、球状、弓样钙化(成骨)有助于与脊索瘤相鉴别(溶骨)。但需要注意的是,软骨样型脊索瘤亦会有与软骨肉瘤表现类似的骨化特征。然而,二者的鉴别,依赖于病理学检查。颅底软骨肉瘤类似于脊索瘤,含有骨性组织成分,免疫组织化学染色中 S-100 表达阳性,然而,软骨肉瘤中角蛋白和 brachyury 蛋白表达阴性,可以此鉴别。

(2)脑膜瘤及脊索样型脑膜瘤:颅底的脑膜瘤发病率高,脑膜瘤是需要与斜坡脊索瘤重点鉴别的一种肿瘤。脑膜瘤在影像学上表现可不典型,可表现为轴外生长伴骨质破坏和退行性钙化,表现出脊索瘤的特征。脑膜瘤和脊索瘤都呈膨胀性生长,在脊索瘤中,肿瘤周围脑组织水肿的情况少见,在脑膜瘤中,肿瘤周围脑组织水肿发生率可达 60%。蝶骨嵴脑膜瘤可向海绵窦和蝶骨体方向生长,脊索瘤也可有相似的表现。但是,蝶骨翼脑膜瘤多伴有骨质增生、骨内板增厚,造成骨密度增高,同时约有 20% 的患者伴有骨质破坏。瘤内钙化是脑膜瘤的典型特征之一,但在脊索瘤中,块状钙化比较罕见。注射增强剂时,脑膜瘤表现为明显、均一强化,而脊索瘤强化不明显且不具备强化特征。

脊索样型脑膜瘤非常少见,具有类似于脊索瘤的普通光镜下特征,有时需要与脊索瘤相鉴别。然而,脊索样型脑膜瘤位于颅内,免疫组织化学染色中角蛋白及 brachyury 蛋白表达阴性。

(3)良性脊索细胞肿瘤:良性脊索细胞肿瘤是一种胚胎发育性病灶,是胚胎脊索组织残余物,位于硬膜内或硬膜下,中线区域的脑干前方。脊索是胚胎源性结构,在妊娠第 3 周时开始发育,诱导脊柱生成。当脊柱发育完成后,脊索组织即退变形成髓核。胎儿出生后,在椎间盘可见脊索细胞,直至成年。脊索起源的良性肿瘤统称为良性脊索细胞肿瘤(benign notochordal cell tumor,BNCT)。BNCT 的影像学和组织学特征均有差异。BNCT 的大小通常仅有数毫米,影像学上不易被发现。当病灶大小在 1～4 cm 时,BNCT 在 CT 上表现为骨小梁结构增厚所致的骨质硬化,MRI 上可见病灶广泛累及椎体,T1 表现为低至中等信号,T2 表现为高信号,注射对比增强剂后病灶无明显强化。但 BNCT 无骨小梁的溶骨性破坏和软组织肿块,这是与脊索瘤最主要的区别。在光镜及免疫组织化学染色下,脊索瘤与良性脊索细胞肿瘤没有差异,然而,良性脊索细胞肿瘤病灶一般较小,完全没有骨性成分,不具有核分裂等肿瘤细胞增殖的特点。临床上,BNCT 多属偶然发现,患者常没有特殊临床症状或体征,一般而言,病灶在随访观察期间不会发生进展。

(4) 骨巨细胞瘤:骨巨细胞瘤的好发年龄为 20～40 岁,骶尾部脊索瘤的好发年龄为 40～70 岁。骨巨细胞呈膨胀性、偏心性生长,典型病变可见"皂泡征",肿瘤常跨越骶髂关节累及髂骨,但无钙化或坏死骨片。发病部位上,骶骨骨巨细胞瘤多发生在骶骨上部,S1 ～ S3 水平,骶骨下部的骨巨细胞瘤少见。而骶尾部脊索瘤与之相反,多发生在骶骨下部及尾骨上。骨巨细胞瘤血供丰富,强化明显,在动态增强 MRI 上表现为"快进快出",而脊索瘤强化血管不丰富,强化不如骨巨细胞瘤明显,动态增强 MRI 上表现为"缓慢持续强化"。

(5) 其他骨性肿瘤或转移性病灶。

七、治疗

脊索瘤的治疗主要为手术治疗及放疗。病理活检作为术前确诊的手段之一,目前应用较少,主要用于难以确诊且缺乏手术必要条件的情形。

(一)手术治疗

手术切除是脊索瘤必不可少的治疗措施。以"最大安全切除"为原则,尝试保护患者的神经功能。全切除的肿瘤患者一般伴有更好的临床预后,应用术中导航系统、术中磁共振成像、术中神经电生理监测等技术可扩大切除范围,同时可降低神经功能缺损风险。

1. 脊椎及骶尾区脊索瘤　20 世纪 70 年代开始,对于骶尾区脊索瘤,推荐整块切除。近年来,随着技术手段的进步,手术切除范围的扩大,脊索瘤的局部控制率及复发率均得到改善。研究发现,脊索瘤的局部控制率与切除程度明显相关,囊内切除病灶的复发率是全切除病灶复发率的 2 倍以上。肿瘤的术后残留是复发的主要原因,因此,提倡首次手术时尽可能全切除,而非减压切除。

对于骶尾区病灶而言,手术入路的选择与病灶累及范围相关,全面评估手术风险,术中对神经功能的保护及神经电生理技术等应用,有助于提高手术患者的生活质量。例如,对于累及骶髂关节下方的病灶,行整块切除时,常选择经会阴后入路,该入路的优点为在充分暴露的同时,避免了较大的重建。然而,骶髂关节尾部脊索瘤的切除在技术上更具挑战性,常需要同时暴露前方及后方,如前后入路联合。行 S2 神经根旷置的骶骨切除术,有高达 50% 的膀胱及肠道功能障碍的风险,然而,如果 S3 神经根得到保护,则上述并发症的风险将显著下降。保护双侧 S2 神经根及单侧 S3 神经根,可以维持正常的膀胱及肠道功能,若任意一侧的 S2 神经根损伤,至少将导致上述自主运动功能受损。

2. 颅底区脊索瘤　颅底区脊索瘤的手术入路主要根据病灶的位置及术者偏好选择,包括前方入路、侧方入路等。由于整块切除或全切除困难,目前的治疗策略为最大限度地根治性切除,术后辅助放疗。对于术后残余病灶,尤其是较小的病灶,可以采取放疗的方式进行治疗。

内镜辅助下的前方入路,包括经蝶入路、经上颌入路、经鼻腔入路、高颈段经咽后壁入路、经口入路等。由于病灶累及颅底骨质,如斜坡等,前方入路可较充分地磨除受累及骨质,尤其是对于硬膜外病灶而言,有着显著优势。随着黏膜瓣修补技术的进步,颅底硬膜受损后的脑脊液漏并发症也得到了良好的改善。

内镜辅助下的侧方入路,包括额颞入路、颞下入路、乙状窦后入路、乙状窦前入路、远外侧入路和极外侧入路等。根据病灶累及范围及位置进行综合判断,选择手术入路,尤其是对于复发或累及多个解剖部位的复杂脊索瘤,往往需要多个手术入路联合,以达到充分切除病灶的目的。内镜辅助手术是颅底神经外科医生的必备基本功,医生应该根据每个病灶的特点及患者的预期,针对性地选择最佳方案。

此外,对于神经血管等结构广泛受累及的病灶而言,其最佳治疗策略为切除病灶的同时,尽可能减少神经功能障碍。总而言之,制订手术治疗策略时,不但要考虑病灶切除程度,还要考虑保存患者的神经功能,提高生活质量。

（二）放疗

普通放疗在脊索瘤的治疗中仍存在一定的争议。由于脊髓、颅神经和脑干等结构对于放射剂量较敏感，颅底及脊椎区域放疗时的剂量常不足以达到脊索瘤的治疗剂量，一般认为，普通放疗（尤其是低剂量而言），不能控制脊索瘤的生长。近年来，随着放疗技术的进步，靶点的放疗剂量得到明显提升。高能粒子（如质子、带电粒子（碳离子、氢离子、氦粒子、硼中子等））放疗手段的进步可以使放疗剂量提升的同时减少周围软组织的副损伤，提高放射生物学效应。相比传统放疗，高能粒子放疗具有生物学效应及物理学效应的双重优势，能够提高脊索瘤的控制率。

现有的临床经验推荐脊索瘤标准治疗方案为完整切除联合术后质子治疗，尤其是针对原发病灶。相比于普通放疗，质子治疗对于非靶点区域的放射生物学效应较小。然而，受建设费用及操作费用高昂的影响，高能粒子放疗的应用并不广泛，调强放疗（IMRT）及立体定向放疗是替代的放疗手段。

然而，具体何时接受放疗，接受哪种类型的放疗更加有效，目前尚无明确定论。因为脊索瘤发病率较低，目前的研究绝大部分为单中心的回顾性研究，难以进行三期临床试验以比较不同放疗的疗效。

放射增敏剂是近年来的研究新热点，放射增敏剂可以使静止期的不敏感肿瘤细胞也对放射线敏感，进而提高放疗的效果，同时发挥放射增敏剂的抗肿瘤作用。丙亚胺作为放射增敏剂不仅能够增强放疗的效果，还可以用来预防某些恶性肿瘤术后的远处转移，但是由于丙亚胺具有骨髓抑制的不良反应而被限制了应用。

（三）复发脊索瘤的治疗

脊索瘤极易复发或者进展，对于复发脊索瘤的治疗方案，主要为再次手术和（或）放疗。然而，对于再次放疗而言，病灶的位置、大小、患者的年龄及状态、既往放疗的时间及剂量，均是影响再次放疗的因素。对于再次手术而言，复发脊索瘤治疗难度更大，并发症发生的概率较大，尤其是对于既往接受放疗的患者。尽管如此，很多患者不得不接受多次手术治疗，以此来缓解症状或减小肿瘤体积。

（四）药物治疗

一般而言，脊索瘤对传统化疗药物相对不敏感，有报道发现蒽环霉素、顺铂、烷化剂、喜树碱类及衍生物等可能对脊索瘤有效，如去分化型脊索瘤。

随着分子生物学的进展，靶向治疗及免疫治疗等新方向逐步进入临床试验，新的药物治疗不断涌现，寻找针对肿瘤靶基因与传导通路的药物，包括抑制酪氨酸激酶受体、拓扑异构酶及蛋白酶受体的药物，抑制 mTOR 信号通路的药物及诱导 DNA 降解的药物等，是目前脊索瘤药物治疗中具有潜力的方向。此外，PD-1/PD-L1 及针对 brachyury 蛋白的新型治疗方法，目前也取得了一定的进展。

八、预后

脊索瘤预后不佳，主要与肿瘤慢性侵袭性生长导致的局部病灶控制率低下相关。影响脊索瘤患者预后的因素有很多，包括年龄、术前状态、肿瘤生长部位、肿瘤体积、肿瘤切除程度、术前神经功能缺失情况、组织病理、分子病理等。

（1）一般情况方面：年龄超过 40 岁，肿瘤最大直径超过 6 cm，肿瘤跨越中线，患者术前 KPS 评分小于 80 分等因素均对患者生存期不利。颅底区脊索瘤预后较骶尾区脊索瘤略好。

（2）肿瘤切除程度方面：最大安全范围下切除肿瘤可使患者获得较好的预后。肿瘤全切除可以尽量延长肿瘤复发间隔时间，尤其是病灶较小时，应行充分的安全范围内切除，并去除周围邻近组织。

（3）组织病理方面：有文献报道，软骨样型脊索瘤预后较好，而去分化型脊索瘤则较差。组织病理上表现为有核分裂或者明显核异型性的病灶，预后往往较差。

（4）分子病理方面：Ki-67≥6%，P53≥25%等，显示预后不佳；另外，SMARCB1/INI1 表达缺失也提示预后不良。

九、现阶段的研究及展望

现阶段，手术治疗联合质子/重离子的规范化治疗与规范化随访，仍是目前提升疗效、改善预后的关键。然而，尽管患者接受最大安全范围内的手术切除以及高剂量放疗，脊索瘤的局灶控制率仍不佳，仍易复发。随着分子病理学研究的深入，免疫治疗及靶向治疗方兴未艾。研究发现，转录因子 brachyury 在脊索瘤中异常表达；脊索瘤中酪氨酸激酶受体及转录调节产物均增多。对这些信号通道受体及转录产物进行深入研究，可能会带来新的治疗期待。

（吴震　王亮　王科　田凯兵）

参 考 文 献

［1］ Wedekind M F，Widemann B C，Cote G. Chordoma：current status，problems，and future directions［J］. Curr Probl Cancer，2021，45（4）：100771.

［2］ Bakker S H，Jacobs W C H，Pondaag W，et al. Chordoma：a systematic review of the epidemiology and clinical prognostic factors predicting progression-free and overall survival［J］. Eur Spine J，2018，27（12）：3043-3058.

［3］ Wang L，Wu Z，Tian K B，et al. Clinical features and surgical outcomes of patients with skull base chordoma：a retrospective analysis of 238 patients［J］. J Neurosurg，2017，127（6）：1257-1267.

［4］ Wang K，Xie S N，Wang L，et al. Natural growth dynamics of untreated skull base chordomas in vivo［J］. World Neurosurg，2020，136：e310-e321.

［5］ Michmerhuizen N L，Owen J H，Heft Neal M E，et al. Rationale for the advancement of PI3K pathway inhibitors for personalized chordoma therapy［J］. J Neurooncol，2020，147（1）：25-35.

［6］ Duan W R，Zhang B Y，Li X Q，et al. Single-cell transcriptome profiling reveals intra-tumoral heterogeneity in human chordomas［J］. Cancer Immunol Immunother，2022，71（9）：2185-2195.

［7］ Wei W，Wang K，Liu Z Y，et al. Radiomic signature：a novel magnetic resonance imaging-based prognostic biomarker in patients with skull base chordoma［J］. Radiother Oncol，2019，141：239-246.

［8］ Sharifnia T，Wawer M J，Chen T，et al. Small-molecule targeting of brachyury transcription factor addiction in chordoma［J］. Nat Med，2019，25（2）：292-300.

［9］ Barber S M，Sadrameli S S，Lee J J，et al. Chordoma-current understanding and modern treatment paradigms［J］. J Clin Med，2021，10（5）：1054.

［10］ 中国医疗保健国际交流促进会颅底外科学分会，欧美同学会医师协会颅底外科分会，中国医疗保健国际交流促进会神经外科分会. 颅底脊索瘤多学科诊疗专家共识［J］. 中华神经外科杂志，2023，39（5）：433-439.

［11］ 王亮，田凯兵，马骏鹏，等. 颅底脊索瘤原发和局部复发阶段的病理学变化特点及其预后意义［J］. 中华神经外科杂志，2019，35（12）：1243-1248.

第十四章　边缘系统肿瘤

在每侧大脑半球的内侧面有一包绕胼胝体、间脑和基底节的脑回路,称为边缘叶(limbic lobe);边缘叶及其邻近的皮层和皮层下结构共同组成了边缘系统(limbic system)(图 14-1)。边缘系统的功能包括参与感觉、内脏活动,并与情绪、行为、学习、记忆等心理活动密切相关。

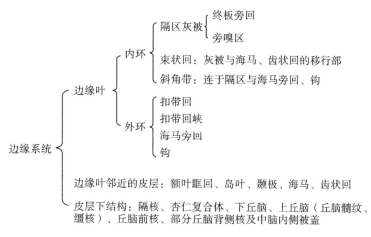

图 14-1　边缘系统的组成

边缘系统的结构特点是占据大脑半球的广泛区域且位置比较深,处于大脑半球的中线或脑叶的深部,彼此间存在着广泛的纤维联系,如由海马传出纤维组成的穹隆主要止于乳头体,但也有部分纤维止于束状回、灰被、扣带回、透明隔、隔核、缰核和中脑网状结构。而从扣带回发出的纤维可到达海马结构、隔核、丘脑前核等结构。

边缘系统肿瘤有其自身的特点。Yasargil 等曾总结边缘系统肿瘤主要有 5 个生长区(表 14-1)。概括起来可以总结为三个区域:①颞叶为主型(包括颞极、海马结构等);②岛叶及其邻近区域;③扣带回。边缘系统肿瘤可以仅限于单一亚区,或在某一个区域内生长,亦可延伸到邻近区域。在肿瘤生长的初期及中期,区域化生长是边缘系统肿瘤的明显特征,甚至有些肿瘤可以累及很大的区域。但这些过渡区肿瘤常趋向于向系统发生和结构上更原始的区域生长,而不是向更高级或更复杂的区域生长,因而很少损害邻近的皮质区域、基底节、中央核团及内囊。这种生物学行为特点可能与节段性血管系统的限制或该区特有的神经递质的抑制有关,或两者兼而有之。

表 14-1　边缘系统肿瘤生长方式

分型		累及区域
1	a	颞极(底中)
	b	杏仁核
	c	海马、钩、阿蒙角、齿状回、海马旁回
	d	灰被
	e	穹隆
	f	乳头体
	g	隔区

分型		累及区域
2	a	扣带回前部
	b	扣带回中部
	c	扣带回后部
3		岛叶
4		胼胝体下回及额眶回（与以上 1～3 种类型相结合）
5		全部（包括以上所有类型）

一、岛叶肿瘤

（一）概述

岛叶是大脑半球五大脑叶之一，又称第 5 脑叶，属于边缘系统的一部分，由 J. C. Reil 于 1809 年首次命名。岛叶在种系发生上属于旧皮质，在禽类比较发达，主要与嗅觉、觅食有关。在人类，岛叶主要与内脏感觉有关。随着人脑新皮质成分的增加，岛叶在功能上的重要性逐渐降低，加上颞叶的前移形成了外侧裂，将岛叶完全隐藏在外侧裂的底面，并被额盖、顶盖、颞盖等脑组织掩盖，因此在人大脑半球表面并不能直接看到岛叶皮层。

岛叶在外观上呈上宽下窄的三角形，左侧岛叶略大于右侧。岛叶的周围以未封闭的环岛沟与额叶、颞叶、顶叶分界，环岛沟的开口处指向岛叶的尖端即岛阈（limen insulae），岛阈构成了岛叶的前基底部。在岛叶的表面有一条深沟，称为岛中央沟，方向斜向后上方，从岛阈延伸至上环岛沟，是脑中央沟的直接延续。岛中央沟将岛叶分为较大的前部和较小的后部。前部由前、中、后三个短回和附属回、横回构成，这五个岛回均汇集于岛叶的尖部，是岛叶最表浅的部分；后部由前、后两个长回构成，二者被岛中央后沟分隔。岛前部仅与额叶相连，而岛后部与颞叶和顶叶均有联系。

岛叶皮层的深面由浅入深依次为最外囊、屏状核、外囊、壳核、苍白球、内囊、尾状核、丘脑和侧脑室。

岛叶的血液供应均来自大脑中动脉。尸体解剖显示供应岛叶皮层的动脉即岛叶穿通动脉，平均有 96 支（77～112 支不等），直径 0.23 mm（0.1～0.8 mm）。岛叶穿通动脉绝大部分起自大脑中动脉的 M2 段；岛叶穿通动脉分为短、中、长三种类型，短、中岛叶穿通动脉的供血范围包括岛叶皮层、最外囊，最深可达屏状核和外囊；长岛叶穿通动脉常经岛后短回和岛长回的顶部或上环岛沟穿过岛叶皮层汇合于卵圆中心，分布于白质纤维束（包括与运动相关的皮质脊髓束、皮质核束以及与优势半球和语言相关的弓状束、额枕束）。岛叶穿通动脉起自大脑中动脉的 M1 段的只有 1～6 支，且主要供应岛阈，其中最重要的是豆纹动脉（LA），是岛叶手术中的重要解剖标志，LA 起始处距岛叶的尖端 14.6 mm 并于岛阈内侧 15.5 mm 进入前穿质，其分布范围包括壳核、苍白球、尾状核及内囊；LA 与岛叶穿通动脉间没有穿通支，外囊是 LA 和岛叶穿通动脉供血区域的分界。

岛叶的静脉引流系统为深、浅静脉系统联合引流，主要回流至大脑中静脉系统，它走行在下环岛沟内并引流岛中央沟及岛中央前后沟内的三根岛叶静脉，通常直接汇入基底静脉，有时亦可汇入表浅的蝶顶窦。岛中央前静脉常回流至侧裂上静脉。

岛叶在解剖和功能上与其毗邻结构之间的联系密切，是边缘系统中"岛叶-额眶回-颞极"的核心；岛叶在这个核心中起到"中转"作用。在岛叶的前部，钩状束将额眶回和颞极相连，弓状束呈 C 形环绕岛叶，联系额叶、顶叶、枕叶、颞叶。

（二）流行病学及病理特点

发生于岛叶的肿瘤以低级别胶质瘤为主。国内文献报道岛叶肿瘤中胶质瘤占 86.7%，其中星形细胞瘤（Ⅱ级）占 60%，少枝胶质细胞瘤（Ⅱ级）占 5%，混合型胶质瘤（星形细胞瘤（Ⅱ级）＋少枝胶质细胞瘤（Ⅱ级））占 15%，间变性星形细胞瘤占 10%，海绵状血管瘤占 7.5%，血管畸形占 2.5%。国外文献报道岛叶肿瘤也是以胶质瘤为主,占岛叶病变的 58%～100% 不等。在 Berger 报告的 115 例岛叶胶质瘤中,低级别(WHO Ⅱ级)胶质瘤是最常见的,占 60.1%,WHO Ⅲ级胶质瘤占 30.4%,WHO Ⅳ级胶质瘤则占8.7%。

岛叶肿瘤好发于年轻人。国内文献报道岛叶肿瘤发病年龄在 40 岁以下者占 63.3%。Duffau H 等于 2000 年报告 12 例岛叶胶质瘤的发病年龄在 26～56 岁,术后组织病理诊断均为低级别胶质瘤(WHO Ⅱ级)。在 Skrap 报告的 66 例岛叶非增强胶质瘤病例中,平均发病年龄为 40 岁(19～68 岁),低级别胶质瘤(WHO Ⅱ级)占 80%,以纤维型星形细胞瘤(WHO Ⅱ级)最为常见,占 51.5%。

病变的病理性质与症状也有一定的关系。Yasargil 报道以癫痫发作为主要症状的岛叶肿瘤中约 65% 为低级别胶质瘤和良性肿瘤;以言语或运动功能障碍为主要症状的岛叶肿瘤中约 66% 为高级别胶质瘤。

岛叶肿瘤多发生在优势半球,国内文献报道发生在优势半球的占 67.5%,Lang 等报道占 59%,Vanaclocha 报道占 70%,具体原因不详。

(三)临床表现

岛叶的功能主要与内脏感觉有关,文献报道岛叶肿瘤的主要症状是各种类型的癫痫发作。在 Yasargil 报道的 57 例岛叶病变中,77% 的患者以癫痫发作为首发症状,其中 80% 表现为部分性发作。国内文献报道岛叶病变患者以癫痫发作为首发症状的占 96.7%,个别患者表现为记忆力下降。

(四)岛叶病变的临床分型

由于岛叶在解剖关系和功能上的复杂性,岛叶胶质瘤的外科治疗仍有很大的挑战性。对起源于岛叶的胶质瘤进行临床分型,有助于更为细致和全面地描述病变范围、肿瘤生物学特点和患者的临床表现,进而指导个体化的手术治疗。

Yasargil 于 1994 年首先提出了按生长方式将边缘系统肿瘤分为五型(表 14-1)。1 型主要是指累及颞极、杏仁核、海马结构、灰被、穹隆、乳头体及隔区的肿瘤,包括 1a～1g 七个亚型。2 型是指扣带回肿瘤,按累及扣带回前、中、后部分,分别用 2a、2b、2c 表示。3 型则是指岛叶肿瘤,3a 型和 3b 型多扩展至额叶岛盖区,3c 型多向颞叶岛盖区扩展。4 型是指累及胼胝体下回及额眶回的肿瘤。5 型是指累及整个边缘系统的肿瘤。

除了 Yasargil 的岛叶肿瘤分型外,还有一些其他的分型方法:Moshe 等于 2008 年提出根据影像学上岛叶肿瘤与豆纹动脉的关系进行分型。方法是将术前肿瘤 MRI 影像与脑血管造影图像进行比较,判断岛叶肿瘤的累及部位与豆纹动脉的关系,将肿瘤边缘位于豆纹动脉外侧的归为 1 型;将肿瘤侵袭至豆纹动脉内侧并将其包绕的归为 2 型。2010 年 Saito 等提出对发生在岛叶-岛盖部的胶质瘤以环岛沟为解剖标志,将岛叶胶质瘤按不同侵袭方向分为四型:局限型(限于岛叶皮层内)、经前环岛沟型、经下环岛沟型、经上环岛沟型。2010 年,Berger 等提出按照外科解剖学标志对岛叶胶质瘤进行分型,其方法如下:从矢状位看,岛叶在水平切面上被外侧裂所在平面分开,从垂直切面上看,岛叶被室间孔所在平面分开,因此岛叶区域可被这两个近似垂直的假想平面分为四个空间上相邻的区域,即前上、后上、后下、前下,分别被定义为Ⅰ、Ⅱ、Ⅲ、Ⅳ区;岛叶肿瘤可累及上述一个或多个区域。当肿瘤累及范围大于一个分区时可用累及区域代码相加表示,如累及Ⅰ区和Ⅳ区则表示为Ⅰ＋Ⅳ区。当 4 个区域均被累及时则被定义为"巨大型"肿瘤。

上述岛叶肿瘤的分类方法有各自的关注点,同一肿瘤按照以上不同的方法分型会有不同的结果。合理利用上述分类方法,有助于准确分析岛叶肿瘤侵袭范围,对制订适宜的手术入路、判断手术风险、预测患者预后等都有一定的指导意义。

(五)辅助检查

1.CT　岛叶胶质瘤在 CT 上多表现为低密度,周围水肿不明显,肿瘤与周围组织结构有分界。

2.MRI　术前 MRI 对于确诊岛叶胶质瘤,精确定位岛叶、岛盖、肿瘤之间复杂的解剖关系十分有帮助。低级别岛叶胶质瘤,水肿不明显,根据 T2WI 容易判断肿瘤的边界及累及范围;高级别岛叶胶质瘤,根据强化扫描判断肿瘤的范围,具体的信号特点由于肿瘤的病理诊断不同而表现各异。纯岛叶胶质瘤局限于岛叶皮层内,未经环岛沟向岛盖侵袭,但由于其膨胀性生长,常向深面直接压迫壳核,而壳核内侧有坚韧的纵向走行的内囊纤维,肿瘤向内压迫壳核的同时又间接受到苍白球、内囊的阻力,因而壳核外缘变直,T2WI 上显示肿瘤内缘清晰平直,称为"内缘平直征"。部分侵袭性强的岛叶胶质瘤可突破壳核甚至累及内囊区域,肿瘤内侧边界不清。而大多数岛叶胶质瘤并非仅局限于岛叶皮层,多经环岛沟向额叶、颞叶侵袭,累及相应岛盖。通过 MRI 的 T2WI 也可显示豆纹动脉的血管流空影,有助于判断肿瘤与豆纹动脉之间的关系(是推挤还是包绕)。功能磁共振成像(fMRI)和弥散张量成像(DTI)有助于进一步了解肿瘤与运动、言语区及传导束的位置关系,均有助于指导制订手术方案(图 14-2、图 14-3)。

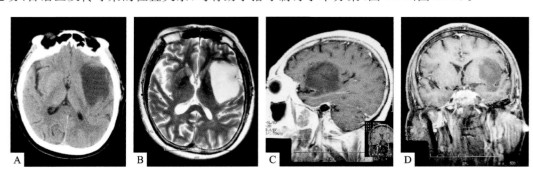

图 14-2   左侧低级别岛叶胶质瘤影像

A.CT 平扫示左侧岛叶低密度病灶,累及相应额颞岛盖;B.MRI 轴位 T2 扫描示高信号病灶;

C、D.MRI 矢状位及冠状位强化扫描示病灶无强化

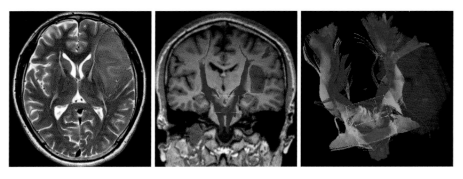

图 14-3   术前 DTI 显示肿瘤与纤维束的位置关系

3.脑电图   大多数岛叶胶质瘤以癫痫起病,癫痫灶往往位于肿瘤同侧,以棘波、棘慢波为主。术前常规行脑电图检查可为临床实施手术方案提供必要的依据。

(六)鉴别诊断

需与局限性脑炎和脑梗死相鉴别。前者多在皮层或皮层下,后者常在基底节和相应脑血管分布区。两者 MRI 表现均为低信号、无占位效应,强化扫描无强化。临床试验性抗炎治疗无效时,应考虑为肿瘤,如不易鉴别,可行立体定向穿刺活检或手术定性,确定下一步治疗。

(七)手术治疗

手术治疗是岛叶肿瘤主要的和首选的治疗措施。手术的目的如下:切除病灶、解除占位效应;缓解癫痫发作;明确病理性质,为后续治疗提供依据。同时积极的手术切除有助于改善术后的总生存期(OS)和无进展生存期(PFS),对于低级别岛叶胶质瘤,扩大切除范围还有助于延长恶变前生存期。

翼点入路是岛叶肿瘤手术的经典入路,根据肿瘤的侵袭范围不同,进入岛叶的方式也可有适当的变化。肿瘤局限于岛叶范围内,分开侧裂蛛网膜、牵开额盖及颞盖即可实现暴露和切除的目的;肿瘤侵袭岛盖时可先切除岛盖处的肿瘤,然后再处理岛叶肿瘤。颞叶肿瘤可采用标准的脑叶切除术,必要时可切除钩回、海马和海马旁回,但应尽可能多地保留健康的海马组织以避免术后记忆障碍。

肿瘤切除的边界,在解剖上应以豆纹动脉为界,在功能上应以内囊和锥体束为界。为了降低缺血的风险,肿瘤如果包绕豆纹动脉,可保留包绕部分的小部分肿瘤。

在岛叶-额眶回-颞极发生的肿瘤常以岛叶为中心向周围延伸生长。岛叶胶质瘤只有少数局限于岛叶皮层内,多数会突破环岛沟,侵袭至相邻的新皮层即岛盖区域,甚至会以岛叶为中心扩展至整个边缘系统。岛叶的胶质瘤常沿着这些白质纤维束走行方向弥散生长,多形成指突样形状复杂的肿瘤。在解剖上,岛叶皮层的内侧紧邻壳核、苍白球、尾状核及内囊,这些结构的血供来自大脑中动脉 M1 段的分支——豆纹动脉。岛叶胶质瘤向内侧生长时,压迫内侧结构可造成其移位,更重要的是肿瘤常包绕豆纹动脉,术中损伤这些动脉会造成严重的神经功能障碍。鉴于岛叶在解剖关系和功能上的复杂性,岛叶胶质瘤的外科治疗仍有很大的挑战性。

岛叶肿瘤切除后比较严重的并发症是偏瘫和言语功能障碍。这些不良的预后通常是由于周围结构及其血液循环的破坏,而非切除岛叶功能组织本身的问题。运用术中皮层电刺激和神经导航技术可以降低岛叶手术并发症的风险,但是在优势半球,由于言语区结构的重要性,它们的使用仍受到限制。研究认为言语及运动功能障碍大多与以下因素有关:岛盖的过度切除、大脑中动脉的损伤、外侧豆纹动脉及大脑中动脉 M2 段长岛叶穿通动脉的阻断,以及肿瘤上面放射冠的伤害。避免并发症的方法如下:尽可能宽地分离侧裂,识别各个环岛沟的边界以确定上下方的切除面,识别豆纹动脉的外侧以确定内侧的切除面,切除肿瘤前游离大脑中动脉,软脑膜下切除肿瘤以保护所有大脑中动脉 M2 段长岛叶穿通动脉,采用术中唤醒皮层下电刺激进行手术。

(八)预后

胶质瘤的异质性是由其病理类型、基因和位置的多样性决定的。岛叶胶质瘤作为一个特殊的亚型,其行为特征与其他部位类似级别的肿瘤不同。岛叶胶质瘤往往有更长的临床过程,表现为较长的总生存期(OS)和无进展生存期(PFS)。岛叶胶质瘤预后 OS 和 PFS 依赖于许多因素,包括患者年龄、病理学特征、术前 KPS 评分、肿瘤位置和生长方式、切除程度(EOR)等;目前多数文献认为 EOR 是影响岛叶胶质瘤预后的独立预后因素。Berger 报道的 115 例岛叶胶质瘤预后分析显示低级别组(WHO Ⅱ级)患者中,EOR≥90%的患者 5 年无进展生存率为 88%,5 年生存率为 100%,而 EOR<90%的患者 5 年无进展生存率为 69%,5 年生存率为 84%。高级别组(WHO Ⅲ、Ⅳ级)中,EOR≥90%的患者 2 年无进展生存率为 82%,2 年生存率为 91%;EOR<90%的患者则分别为 68%和 75%。Simon 等报道的 101 例岛叶胶质瘤手术的多因素影响生存分析发现:年龄<40 岁、术前无功能障碍的 WHO Ⅰ~Ⅲ级的胶质瘤患者预后良好,其术后 KPS 评分在 80~100 分者占 91%;预后不良的因素包括病理学诊断为胶质母细胞瘤、高龄、术前 KPS 评分低等。

岛叶胶质瘤严重的并发症是偏瘫和言语障碍。在 Simon 等报道的 101 例岛叶胶质瘤手术中,术后新发或加重的永久性偏瘫占 13%。术后 DWI 影像的研究表明,术后新发的运动功能障碍通常是由小动脉血管损伤导致的缺血,而非白质纤维束的直接损伤所致。Moshel 等认为,豆纹动脉的损伤是岛叶胶质瘤切除术后出现神经功能后遗症的最常见原因,并与预后有直接的关系。根据术前豆纹动脉的位置和移位的程度可以判断岛叶胶质瘤是已经向内侧侵袭至内囊还是局限于岛叶范围。肿瘤能被全切除并且术后神经功能并发症较少的岛叶胶质瘤在 MRI 上往往有明显的边界,内缘仍位于豆纹动脉的外侧并使之向内侧有明显的移位。若肿瘤在 MRI 上与正常脑白质边界不清,已包绕豆纹动脉甚至侵袭至基底节区,术后极可能导致永久性的神经功能障碍。

大多数岛叶胶质瘤患者在切除岛叶区域病变后,术前癫痫症状都能得到控制和缓解。Duffau 等报道一组低级别岛叶胶质瘤伴有药物难治性癫痫的患者,术后 81.1%患者癫痫预后达到 Engel Ⅰ级。Simon 等报道的一组岛叶胶质瘤患者,术后 1 年 78%患者的癫痫发作消失或仅偶发。但术后患者一般仍需要继续服用一段时间的抗癫痫药物,对于无明显肝功能损伤的患者,建议在癫痫发作消失 1 年后在医生指导下逐渐停药。

目前涉及岛叶胶质瘤术后放疗、化疗的文献较少,国内的随访资料显示,岛叶胶质瘤患者术后配合放疗可达到良好的无病生存期,并可延缓肿瘤的复发。在治疗边缘系统胶质瘤时要有整体观念,放疗时,即使影像学检查未见明确的岛叶受累征象,也要适当扩大照射范围,将岛叶纳入放射视野。

近年来,胶质瘤的分子和基因研究取得了很多进展,关于岛叶胶质瘤的分子特征的研究也受到关注。Goze 等研究了 47 例 WHO Ⅱ级的岛叶胶质瘤分子特征与肿瘤位置的相关性,一组为 11 例纯岛叶胶质瘤患者,另一组为 36 例额-颞-岛叶胶质瘤患者,发现两组患者在 1p/19q 联合缺失和 TP53 突变率两项指标上无显著性差异,但两组 IDH1/IDH2 突变存在显著性差异($P=0.008$)。第一组 11 例均发生突变,第二组只有 20 例(56%)发生突变。IDH1/IDH2 突变,被认为会对肿瘤的生物学行为及预后产生影响,纯岛叶胶质瘤和额-颞-岛叶胶质瘤在分子特征方面的差异性值得关注。

二、扣带回肿瘤

扣带回肿瘤通常局限在一个节段内。一般分为三个节段:扣带回前、中、后部。肿瘤可在这些部位膨胀性生长,压迫邻近的胼胝体、侧脑室和透明隔。晚期,肿瘤可沿着扣带回生长,侵及相邻结构。因此,扣带回前部肿瘤易扩散至透明隔和额上回内上部。扣带回中部肿瘤易扩展至旁中央回和楔前回。扣带回后部肿瘤则易侵及海马旁回。依肿瘤部位,可经前、中、后纵裂入路至扣带回。通常肿瘤扩展到胼胝体上方,并叠盖胼周动脉。为避免伤及这些血管,需在软膜下以中心减压方式切除肿瘤,直至扣带回内侧软膜壁可以推向外侧。此时便可分清血管,电凝动脉并切除之,然后逐步切除全部肿瘤。对保留的过路血管,局部应用罂粟碱可防止血管痉挛。

(王磊)

参 考 文 献

[1] 江涛,刘福生.脑胶质瘤[M].北京:人民卫生出版社,2007.
[2] 王磊,赵尚峰,张懋植,等.脑边缘系统肿瘤(附 91 例分析)[J].中国微侵袭神经外科杂志,2006,11(1):3-5.
[3] 王磊,张懋植,赵继宗,等.岛叶病变的临床特征及其微创手术治疗(附 30 例报告)[J].中国微侵袭神经外科杂志,2003,8(2):70-72.
[4] Benet A,Hervey-Jumper S L,Sánchez J J G,et al. Surgical assessment of the insula. Part 1:surgical anatomy and morphometric analysis of the transsylvian and transcortical approaches to the insula[J]. J Neurosurg,2016,124(2):469-481.
[5] Delion M,Mercier P,Dinomais M. The long insular perforating arteries are essential cerebral perforating vessels too[J]. Acta Neurochir (Wien),2015,157(8):1391-1392.
[6] Ribas E C,Yagmurlu K,Wen H T,et al. Microsurgical anatomy of the inferior limiting insular sulcus and the temporal stem[J]. J Neurosurg,2015,122(6):1263-1273.
[7] Delion M,Mercier P. Microanatomical study of the insular perforating arteries[J]. Acta Neurochir (Wien),2014,156(10):1991-1997.
[8] Ius T,Pauletto G,Isola M,et al. Surgery for insular low-grade glioma:predictors of postoperative seizure outcome[J]. J Neurosurg,2014,120(1):12-23.
[9] Kaneko N,Boling W W,Shonai T,et al. Delineation of the safe zone in surgery of sylvian insular triangle:morphometric analysis and magnetic resonance imaging study[J]. Neurosurgery,2012,70(2 Suppl Operative):290-299.
[10] Majchrzak K,Bobek-Billewicz B,Tymowski M,et al. Surgical treatment of insular tumours with tractography,functional magnetic resonance imaging,transcranial electrical stimulation and direct

subcortical stimulation support[J]. Neurol Neurochir Pol,2011,45(4):351-362.

[11] Mavridis I,Boviatsis E,Anagnostopoulou S. Exploring the neurosurgical anatomy of the human insula:a combined and comparative anatomic-radiologic study[J]. Surg Radiol Anat,2011,33(4): 319-328.

[12] Sanai N,Polley M Y,Berger M S. Insular glioma resection:assessment of patient morbidity, survival,and tumor progression[J]. J Neurosurg,2010,112(1):1-9.

[13] Saito R,Kumabe T,Kanamori M,et al. Insulo-opercular gliomas:four different natural progression patterns and implications for surgical indications[J]. Neurol Med Chir (Tokyo), 2010,50(4):286-290.

[14] Kalani M Y,Kalani M A,Gwinn R,et al. Embryological development of the human insula and its implications for the spread and resection of insular gliomas[J]. Neurosurg Focus,2009, 27 (2):E2.

[15] Moshel Y A,Marcus J D S,Parker E C,et al. Resection of insular gliomas:the importance of lenticulostriate artery position[J]. J Neurosurg,2008,109(5):825-834.

[16] Varnavas G G,Grand W. The insular cortex:morphological and vascular anatomic characteristics [J]. Neurosurgery,1999,44(1):127-136.

第十五章　神经纤维瘤病

神经纤维瘤病(neurofibromatosis,NF)是一组出于肿瘤抑制基因突变,影响神经组织细胞生长,以中枢和外周神经系统以及全身多系统多发性肿瘤为特征的遗传性综合征。1982年,Riccardi将神经纤维瘤病分成八型(NF1~NF7以及NF-NOS)。NF1也称为冯·雷克林豪森病或周围型神经纤维瘤病,表现为皮肤、皮下组织、周围神经和脊髓的多发性神经纤维瘤,咖啡牛奶斑,视神经胶质瘤和虹膜多发Lisch结节。NF2的特征是双侧前庭神经鞘瘤、其他颅神经和椎管内神经鞘瘤、脑膜瘤、室管膜瘤、青少年晶状体混浊等。NF3为混合型神经纤维瘤病,具有NF1与NF2两种表征以及表现为多发性中枢神经系统肿瘤;NF4为变异型神经纤维瘤病;NF5为节段型神经纤维瘤病;NF6是仅有咖啡牛奶斑型的神经纤维瘤病;NF7为迟发型神经纤维瘤病;NF-NOS(NF8)为非典型神经纤维瘤病,不能分类。这种分类虽被应用,但始终存在争议。1987年,美国国立卫生研究院牵头制定神经纤维瘤病专家共识,将神经纤维瘤病分为神经纤维瘤病1型(NF1)和神经纤维瘤病2型(NF2)。但是近年来又有比较多的学者认为神经纤维瘤病的疾病谱应该包括3型,即神经纤维瘤病1型(NF1)、神经纤维瘤病2型(NF2)以及神经鞘瘤病(schwannomatosis)。神经鞘瘤病的特征性表现是多发性神经鞘瘤,无NF1和NF2的特征,可同时发生于脊柱、颅内和外周神经。

一、神经纤维瘤病1型

(一)概述

神经纤维瘤病1型(neurofibromatosis type 1,NF1),也称为冯·雷克林豪森病或周围型神经纤维瘤病,是一种常染色体显性遗传病,由编码神经纤维瘤蛋白的NF1基因突变引起。NF1基因位于常染色体17q11.2,是一种肿瘤抑制基因,是RAS信号转导途径的负调节因子。该基因突变与NF1、青少年髓单核细胞白血病和沃森综合征有关。其突变原理可能是该基因的mRNA受到RNA编辑的影响,导致翻译提前终止。在发病者,此染色体位点缺失,致使患者不能产生相应的蛋白质——神经纤维瘤蛋白。神经纤维瘤蛋白是一种肿瘤抑制因子,通过加快降低原癌基因p21-ras(在细胞有丝分裂信号转导系统中起主要作用)的活性从而减缓细胞增殖速度。NF1基因有很高的外显率,且突变率很高,80%来自父系。

NF1约占所有神经纤维瘤病病例的96%。全球平均患病率约为1/3000,但是患病率估计值因国家而异。据报道,以色列的患病率为1/960,俄罗斯的患病率为1/7812。50%的患者具有自发突变,而另一半则具有遗传突变。没有性别和种族差异。

(二)发病机制

神经纤维瘤病1型(NF1)是NF1基因突变所致,NF1基因于1990年被发现,它是人类基因组中最大的基因,包含280 kb的脱氧核糖核酸,其编码的神经纤维瘤蛋白可以在神经元、神经胶质细胞、免疫细胞、内皮细胞和肾上腺髓质细胞等许多细胞中表达。神经纤维瘤蛋白属于调节RAS/MAPK信号转导功能和mTOR信号通路的肿瘤抑制蛋白的GTP酶激活蛋白,通过加速活性GTP结合的RAS向非活性GDP结合形式的转化而使RAS失活;神经纤维瘤蛋白表达的丧失,可能通过RAS的超活化导致细胞增殖和存活的增加,然后,RAS通过mTOR信号通路的AKT靶点和细胞外信号调节激酶(ERK)传递其促进肿瘤生长的信号。

NF1是一种常染色体显性遗传病,所有具有NF1基因突变的人都可能患有这种疾病,但是患者的临床特征可能表现出极大的差异性,在同一家族不同受累个体中以及不同家族中,疾病的严重程度和具体表现也各不相同。除了更常见的散发性 NF1 外，一些患者还具有局限于身体某个部位的 NF1 的特征（"节段性"或镶嵌性神经纤维瘤病），这可能源于胎儿发育过程中发生的 NF1 体细胞突变。

一般 NF1 致病突变都被认为会导致该突变等位基因的神经纤维瘤蛋白功能丧失。鉴定 NF1 致病突变的分子检测的复杂性与基因的大尺寸（60 个外显子）、突变热点的相对缺乏和致病突变的多样性有关。通过血液基因组 DNA 和 mRNA 的分析，以及全 NF1 缺失的荧光原位杂交检测等可以确定超过 95% 的致病突变；但在部分 NF1 患者中，由于 NF1 致病突变在血液中检测不到，因此还需要对病变样本进行分析。迄今为止，通过对超过 7000 例 NF1 患者的检测找到了超过 3000 种不同种系的 NF1 致病突变；虽然基因型-表型相关性在 NF1 中并不常见，但已经确定了存在三种相关性。包含整个 NF1 基因的 1.4 Mb 缺失的个体通常表现为面部畸形、智力下降和癌症发病率增高；约 1% 的 NF1 患者有密码子 1809（REF）的突变，典型表现为咖啡牛奶斑、身材矮小和肺动脉狭窄，但缺乏外部可见的丛状或真皮神经纤维瘤。NF1 临床症状发生的确切机制可能各有不同，一些症状是由 NF1 的单倍体数量不足引起的，而另一些症状需要有双等位基因 NF1 失活或有激素或其他遗传改变等的调节；例如，双等位基因 NF1 失活对于咖啡牛奶斑和神经纤维瘤的发展是必需的，而 TP53 突变，对于恶性周围神经鞘瘤的形成可能是必需的。

（二）临床表现

1. 色素异常　主要表现为皮肤咖啡牛奶斑、雀斑以及 Lisch 结节。

（1）咖啡牛奶斑：一种良性的、平坦的棕褐色色素斑，可以出现在身体的任何部位，是 NF1 最常见的临床症状。到 1 岁时，99% 被诊断为 NF1 的患者将出现 6 个或更多大于 5 mm 的咖啡牛奶斑。尽管咖啡牛奶斑是 NF1 的一个共同特征，但它也是一个非特异性的发现，因为它可以在大约 10% 的普通人群以及其他遗传综合征中看到，比如 Legius 综合征等。

（2）雀斑：比咖啡牛奶斑小，出现时间更晚，常常于皮褶处成群出现，呈雀斑样色素沉着。腋窝和腹股沟的雀斑是 NF1 的另一个典型症状。大约只有 40% 的患者会在婴儿期出现雀斑，90% 的 NF1 患者会在 7 岁左右出现雀斑。

（3）Lisch 结节：发生在虹膜上的小的黑色素细胞性错构瘤，通常是多发性的，可以在约 93% 的 NF1 成年患者中发现，通常不伴有任何症状。

2. 神经纤维瘤　神经纤维瘤是 NF1 最常见的肿瘤，约发生于 60% 的患者。组织学上，NF1 的神经纤维瘤与散发性肿瘤难以区分，尽管前者通常较大。神经纤维瘤可以位于皮内，也可以涉及深层组织。通常在青春期开始出现，并在成年后变得更多。30%～50% 的 NF1 患者有皮下和丛状神经纤维瘤，其在胚胎中已经存在，起初是良性的，以网状方式生长，取代正常组织。在 8%～13% 的 NF1 患者中，丛状神经纤维瘤可以转化为恶性周围神经鞘瘤，这些肿瘤易发生早期转移，是 NF1 患者预期寿命较短的主要原因。

（1）皮肤型神经纤维瘤：可以是有蒂的、结节状的或斑块状的，在儿童晚期发展，成年后数量增加。内部或深部神经纤维瘤可以发生在全身，包括眶周、腹膜后、胃肠道和纵隔部位；女性患者在妊娠期间可能会加速生长。

（2）丛状神经纤维瘤：深部的神经纤维瘤，它不是在单根神经内生长，而是生长在涉及神经或神经丛的多个束或分支。这种生长模式导致在触诊或手术检查这些肿瘤时得出典型的"蠕虫包"描述。丛状神经纤维瘤通常在儿童时期发生并快速生长，可对邻近结构产生巨大影响。与皮肤型神经纤维瘤不同，丛状神经纤维瘤转化为恶性周围神经鞘瘤的风险较高。

（3）结节型神经纤维瘤：在皮下表现为有压痛的质硬而富有弹性的肿块；也可生长在体内深部，可压迫周围结构或引起疼痛，但基本不会像丛状神经纤维瘤那样侵犯周围组织。结节型神经纤维瘤也可转化为恶性周围神经鞘瘤。

3. 胶质瘤　NF1 患者患低级别和高级别胶质瘤的可能性明显增加。最常见的胶质瘤是视神经胶质瘤，通常为低级别或毛细胞型星形细胞瘤，可见于 15% 的 NF1 患者，其症状和体征可能包括视力或色觉下降、瞳孔功能异常、眼球突出和视神经萎缩。视神经胶质瘤在 7 岁以后多保持稳定,其中约半数患者无症状。少数儿童患者存在症状,表现为肿瘤进展引起的进行性视力下降,偶尔表现为下丘脑受累引起的性早熟或青春期发育延迟。NF1 第二常见的胶质瘤是脑干胶质瘤,多为毛细胞型星形细胞瘤。此外,NF1 患者患恶性胶质瘤的风险是普通人群的 5 倍,尤其是胶质母细胞瘤,平均生存期约为 1 年。

4.胃肠道肿瘤　NF1 患者的神经纤维瘤和恶性周围神经鞘瘤也常累及胃肠道,并可伴有其他各种胃肠道恶性肿瘤。胃肠道肿瘤可由局灶性神经纤维瘤或固有层的神经纤维瘤扩散累及胃肠道所致。胃肠道间质瘤在 NF1 患者中并不少见,据报道约达 25%。与普通人群中的胃肠道间质瘤相比,NF1 相关的胃肠道间质瘤很少出现 KIT 或 PDGFRA 突变。在大多数情况下,胃肠道间质瘤较小,无症状;组织学上,胃肠道间质瘤类似于平滑肌组织,由梭形细胞和肌纤维组成。胃肠道内分泌肿瘤也见于 NF1 患者,最常见的内分泌肿瘤是生长抑素瘤。

5.其他肿瘤　NF1 患者有明显的神经系统以外的恶性肿瘤倾向。与同龄儿童相比,NF1 儿童血液系统恶性肿瘤的风险增加了 7 倍,如白血病。NF1 患者患乳腺癌的风险也在增加,特别是年龄小于 50 岁的女性,风险增加了 5 倍。肾上腺嗜铬细胞瘤很少见,但其在 NF1 患者中比在普通人群中更常见,据报道,其发病率高达 5%。NF1 的儿童患者患横纹肌肉瘤的风险显著增加,约为普通人群的 20 倍;这些横纹肌肉瘤可发生在任何部位,多发生于泌尿生殖部位。

NF1 相关的恶性肿瘤和散发性肿瘤的治疗方法和预后相似。

6.骨骼异常　NF1 患者经常出现各种骨骼发育异常,典型的是脊柱侧凸、蝶翼发育不良、先天性胫骨发育不良和骨质疏松。此外,多数 NF1 患者身材矮小,但他们的身体各部分比例正常。目前尚不清楚 NF1 和骨骼畸形相关的原因;但 NF1 患者的骨密度较低可能与维生素 D_3 水平明显较低有关。受 NF1 影响的儿童患者的骨折风险增加了 3 倍,成人的骨折风险增加了 5 倍,重复骨折可能导致假关节的形成。

7.神经系统异常　神经系统功能障碍包括认知缺陷、学习障碍和癫痫发作,还可见大运动和精细运动发育迟滞,常表现为大头畸形。在至少 60% 的 NF1 儿童患者的 MRI T2 上可以看到病灶区域,但是它们的临床意义仍然不清楚。受影响的儿童患者平均智力水平稍低,60%～81% 有特定缺陷(诵读困难、计算障碍或注意力缺陷障碍)。大约 11% 患儿有自闭症,患病率明显高于普通人群(1%)。

8.节段型 NF1　节段型 NF1 由 NF1 基因突变导致染色体嵌合所致。节段型 NF1 和全身型 NF1 表现基本相似,也有少数例外。节段型 NF1 中,色素性特征和丛状神经纤维瘤往往出现于儿童中,而真皮神经纤维瘤则发生于成人。Lisch 结节可能出现在单眼或双眼。在大多数节段型 NF1 患者中,受累区域仅限于一侧,受累范围可从一段窄条区域至半侧躯体不等。NF1 较严重的并发症有视神经胶质瘤、假关节、丛状神经纤维瘤和学习困难,在节段型 NF1 患者中不常见。

(四)辅助检查

1.超声检查　可见多发实性肿块,可位于皮下、腹腔、盆腔等。

2.眼科检查　通过裂隙灯可见虹膜粟粒状、棕黄色圆形小结节,也称为 Lisch 结节或虹膜错构瘤。眼底镜可能发现颅内压增高导致的视乳头水肿或视神经萎缩。

3.CT 和 MRI　对于脊柱内或颅内的肿瘤,可通过 CT 或 MRI 检查发现。在 CT 上,病灶表现为略高密度的圆形或类圆形影;在 MRI 上,神经纤维瘤表现为 T1 上低或等信号,T2 上高信号,部分肿瘤可伴有囊性变;增强扫描后肿瘤多明显强化。另外,2%～6% 的 NF1 儿童患者合并脑血管异常,如烟雾病、颅内动脉瘤等。

4.神经电生理检查　表现为神经源性损害、电信号传导减慢等。

5.基因检测　抽取患者血液,进行血液基因组 DNA 和 mRNA 的分析可确定超过 95% 的致病突变。节段型 NF1 患者中,由于突变通常在血液中检测不到,应取组织样本进行基因组分析。

(五)诊断及鉴别诊断

1.诊断标准　1987 年,美国国立卫生研究院牵头制定的神经纤维瘤病专家共识,确定 NF1 主要诊断标准有 7 个,必须满足其中 2 个才能确诊。

（1）6 个或 6 个以上的咖啡牛奶斑（青春期前直径＜5 mm，青春期后直径＞15 mm）。

（2）2 个或 2 个以上的任何类型的神经纤维瘤，或 1 个或 1 个以上的丛状神经纤维瘤。

（3）腹股沟或腋窝雀斑。

（4）视神经胶质瘤。

（5）2 个或 2 个以上的 Lisch 结节。

（6）蝶骨发育不良；长骨皮质发育不良或变薄。

（7）一级亲属患有 NF1。

NF1 的诊断基于其特征性临床表现，通常不需要为了诊断而进行基因检测，但对于不满足诊断标准或仅显示有咖啡牛奶斑及腋窝雀斑的儿童，基因检测有助于明确诊断。约 70% 的 NF1 患者，在 1 岁生日之前满足上述 2 个标准，就可以明确诊断。97% 的 8 岁以上患者至少满足 2 个标准；到 20 岁时，所有的患者都有显著的 NF1 特征。

2. 鉴别诊断　基因检测可鉴别 NF1 与其他疾病。

（1）Legius 综合征：又称 NF1 样综合征，具有 NF1 的部分表现，主要表现为多发咖啡牛奶斑、腋窝雀斑、大头畸形。但该病不存在神经纤维瘤和中枢神经系统肿瘤，没有 Lisch 结节，且 NF1 基因检测阴性。Legius 综合征是一种常染色体显性遗传病，是由 15 号染色体上的 SPRED1 基因发生功能丧失性种系突变所致。SPRED1 是 SPROUTY/SPRED 蛋白家族的成员，该家族对 RAS-RAF 激酶相互作用和 MAPK 信号通路起负调控作用。

（2）结构性错配修复缺陷综合征（CMMR-D 综合征）：一种罕见的常染色体隐性遗传病，病因为 4 个错配修复基因中有 1 个基因的 2 个拷贝同时遗传了有害突变。仅有咖啡牛奶斑，但也有报道称出现了腋窝雀斑和 Lisch 结节。两种疾病的主要临床差异是并发的恶性肿瘤类型不同。CMMR-D 综合征并发的血液系统恶性肿瘤通常发生于婴儿期至儿童期早期，颅内肿瘤（主要是胶质瘤）发生于儿童期中期，结直肠癌发生于青春期至成人期早期。其他肿瘤不太常见。

（3）神经纤维瘤病 2 型（NF2）：NF2 表现为双侧前庭神经鞘瘤的概率很高，咖啡牛奶斑比较少见，无 Lisch 结节。NF2 患者不存在 NF1 患者中常见的认知功能障碍，相关神经鞘瘤不会恶变。两者均可出现脊神经根肿瘤，但 NF2 中为神经鞘瘤，NF1 中为神经纤维瘤。

（4）Noonan 综合征：Noonan 综合征的主要特征为身材矮小、蹼颈、特殊面容（眶距过宽、眼睛向下倾斜和低位耳）和肺动脉口狭窄。Noonan 综合征和 NF1 鉴别比较困难，有时两种疾病可能会同时发生，称之为神经纤维瘤病-Noonan 综合征。

（六）治疗与预后

NF1 为常染色体显性遗传病，其治疗目标是早期发现潜在的可治疗的病变并随访处理，目前主要还是对症治疗，其总体治疗效果并不理想。应向患者及家属做好宣教，内容包括疾病遗传特性（包括后代的潜在发病风险）、进展情况、可能的治疗方案、预后和社会心理适应方面的问题等。

1. 常规治疗　皮肤型神经纤维瘤的治疗包括手术切除、激光消融小病灶、电干燥、使用润肤剂（保湿剂）、化妆和心理支持等。皮肤型神经纤维瘤是良性的，除非有症状，否则不需要切除。快速生长，特别是皮下神经鞘瘤或丛状神经纤维瘤，可能需要活检或切除，因为这可能意味着恶变。复发更常见于 10 岁以下的患者和手术切除不完全的患者。

椎旁神经纤维瘤的治疗主要是手术治疗，手术的必要性应根据神经功能缺损的进展和是否有发生永久性神经功能缺损的风险（如瘫痪或尿道括约肌障碍）来决定。

丛状神经纤维瘤的治疗更加困难。疼痛管理和手术切除肿瘤是目前主要的治疗手段。不建议进行放疗，因为有可能诱发多发性骨髓瘤。

恶性周围神经鞘瘤可以按恶性软组织肉瘤进行分期和治疗。治疗包括手术切除和辅助放疗及化疗，辅助放疗可以降低局部复发的风险。辅助化疗（蒽环类药物，如多柔比星和异环磷酰胺），在晚期或转移性疾病中有作用,但预后仍然很差。一种新型的谷氨酰胺拮抗剂 JHU395 在恶性神经鞘瘤中显示出抗肿瘤活性,需要进一步研究证实。

NF1 相关视神经胶质瘤及其他低级别胶质瘤在儿童和青少年患者中通常无症状,应先观察一段时间,密切监测肿瘤大小、视力和其他症状进展情况,再决定治疗方案。需要治疗时,可用卡铂(含或不含长春新碱)化疗,通常避免放疗。尚无针对成人 NF1 相关视神经胶质瘤及其他低级别胶质瘤的特异性治疗。怀疑高级别胶质瘤时,推荐行活检或手术切除,成人应予以放疗,可联用替莫唑胺。

在 NF1 患者中,11.5%的嗜铬细胞瘤是恶性的,并且经常出现远处转移。手术切除是这些肿瘤的标准治疗方法。

NF1 患儿合并白血病者,治疗方法包括骨髓移植和化疗;与 NF1 相关的胃肠道间质瘤患者可出现肠梗阻、腹痛、胃肠道出血等,应行手术切除;在 NF1 患儿中可观察到幼年黄色肉芽肿,一般不需要治疗,通常会自发消退,但位于眼睛里的幼年黄色肉芽肿应予以处理,因其可能导致前房积血。

NF1 相关脊柱侧凸可以通过矫正手术来融合异常椎体;患有脊柱侧凸的儿童可以通过支具来控制疾病进展。建议使用支具来预防骨折。骨折后,采用植骨、髓内棒置入或与外固定相结合的方法进行刚性固定可以促进骨的正确复位和愈合。

NF1 患儿的认知障碍包括平均智商下降,并与学习障碍和注意力问题有关。此外,还有执行功能障碍、工作记忆减少、识字问题和视觉空间困难等。尽早认识到儿童的异常行为和学习困难对于及时干预至关重要;干预方法与非 NF1 的个体相似;许多患有 NF1 的成人在计算和识字方面也有问题。对于因言语功能障碍以及运动功能障碍导致平衡和步态异常的儿童,应提供言语治疗、技能训练和理疗。有些儿童存在注意缺陷障碍或注意缺陷多动障碍,使用兴奋药物治疗可能有效。

2. 靶向基因治疗　西罗莫司是一种免疫抑制剂,它可以抑制 mTOR 信号通路,其通常与 NF1 中的肿瘤生长有关,可影响疾病进展并可减轻相关疼痛,其耐受性良好。

替吡法尼通过抑制 RAS 的法尼基化来阻断 RAS 信号,从而下调这种信号通路。虽然替吡法尼不能阻止丛状神经纤维瘤的进展,但与安慰剂相比,它可能通过作用于海马神经元来改善患者的生活质量。

成纤维细胞抑制剂吡非尼酮也显示出影响疾病进展的作用,胃肠道不适是最常见的副作用,但它不会导致肿瘤消退。

聚乙二醇干扰素由于其抗增殖和抗血管生成的特性,已被证明可诱导肿瘤消退和降低疼痛水平。

伊马替尼是一种酪氨酸激酶抑制剂,也用于丛状神经纤维瘤。与西罗莫司相比,该药物可促使肿瘤消退,使肿瘤体积平均减少 26.5%,此外还可阻止肿瘤进展。但其使用受到副作用(包括水肿、皮疹、疼痛、体重增加、转氨酶水平升高和中性粒细胞减少)的限制。与伊马替尼相比,尼洛替尼也可促使肿瘤缩小,其副作用更少。目前,研究者还在进行塞卢替尼、卡波扎替尼和 PD0325901 的 Ⅱ 期临床试验,以期为不能手术切除的丛状神经纤维瘤提供其他治疗选择。

酪氨酸激酶抑制剂,如曲酸,已被建议用于 NF1 中的色素沉着过度。其他遗传途径抑制剂包括 MEK 抑制剂 PD032059 和 PKA-cAMP 途径抑制剂 HA1004 等,都在临床试验中。此外,由于 NF1 患者的维生素 D 水平明显较低,可行紫外线照射来提高维生素 D 水平。

二、神经纤维瘤病 2 型

(一)概述

神经纤维瘤病 2 型(neurofibromatosis type 2,NF2)也是一种常染色体显性遗传病,由 NF2 基因突变引起。NF2 基因定位于常染色体 22q11.2,是肿瘤抑制基因,由 17 个外显子和 2 个剪接异构体组成,编码含有 595 个氨基酸的细胞膜相关蛋白质,称为 Merlin 蛋白。NF2 基因突变后导致其编码的蛋白质变性,丧失肿瘤抑制功能;另外,NF2 基因 CpG 岛甲基化失活,被认为是神经鞘瘤的一个早期步骤;此基因位点缺失致使患者体内不能产生施万细胞瘤蛋白。该蛋白质是否具有抑癌功能及其作用机制目前尚不清楚,但它可能在细胞周期、细胞内及细胞外信号转导系统中起作用。

NF2 发病率比 NF1 低得多,但也高达 1/25000,外显率为 95%。典型表现为双侧前庭神经鞘瘤、其他颅神经和椎管内神经鞘瘤、青少年晶状体混浊等。没有性别或种族差异。

（二）发病机制

NF2 始终与 22 号染色体上的 NF2 基因异常有关。NF2 基因是一个肿瘤抑制基因,它编码含有 595 个氨基酸的细胞膜相关蛋白质——Merlin 蛋白。Merlin 蛋白与 Ezrin/Radixin/Moesin (ERM)蛋白家族有 50% 以上的序列同源性,而 ERM 蛋白家族是一种膜细胞骨架连接蛋白,有证据表明,它通过抑制 PI3K/AKT、Raf/MEK/ERK 和 mTOR 信号通路的信号而参与稳定细胞膜骨架界面。而 Merlin 蛋白的命名就是"Moesin-Ezrin-Radixin 样蛋白"的缩写,它是一种肿瘤抑制剂,在生物发展的不同阶段发挥作用。小鼠胚胎中 NF2 的纯合缺失会导致胚胎死亡,在成人组织中,Merlin 蛋白缺失与 NF2 和癌症有关。

NF2 肿瘤发生的机制尚未完全阐明,但涉及 NF2 等位基因丢失的杂合性丢失被认为是一种可能的模式,NF2 患者皮肤肿瘤、前庭神经鞘瘤和脑膜瘤的研究证明了这一点。表观遗传的作用,包括过度甲基化导致的 NF2 基因转录失活,是另一种可能的肿瘤发生机制。一般认为,受 NF2 影响的家庭成员经历相同类型和位置的 NF2 种系变异,其中 NF2 的表型表达在家庭成员中类似。家族内部的相似性和表型的严重程度很重要。随机或表观遗传因素的作用是肯定的,单卵双胞胎的表型变异证明了这一点;其严重程度可以根据发病年龄、听力损失程度和脑膜瘤数量进行分类,无义和错义变异分别与更严重和更轻微的表型相关,而剪接位点变异更具有可变性。Selvanathan 等人对 268 例 NF2 患者进行了分子遗传学分析,发现那些有无义变异的患者具有更严重的表型,包括更多的脑膜瘤和脊柱肿瘤。NF2 基因 5′端突变与颅内脑膜瘤增加有关。这种基因型与表型的相关性凸显了提供基因检测的重要性。研究者通过对 NF2 基因中 17 个编码外显子进行基因测序发现,具有 NF2 家族史阳性的变异检出率高达 90%;散发病例的检出率较低,在 25%～60% 之间,可能是由体细胞镶嵌现象所致。

NF2 肿瘤的形成均符合肿瘤生成两次打击学说,就是说在病变部位另一个基因也必须出现突变才会得病,"二次打击"一般是通过丧失整个 NF2 基因和大部分或全部 22 号染色体而发生,但通过致病性点位突变或启动了甲基化也可能发生。NF2 基因嵌合体也可以遗传给患者的后代。有报道,到目前为止,NF2 的外显率是 100%,就是说如果在外周血中查到基因突变,就一定会发生第二次突变,一定会得病。

NF2 的遗传有两种模式。一种是"胚系突变",一般情况下占 NF2 患者的 50% 左右,这个突变点来自患病的父母或者在受精卵发育过程中突变导致疾病的发生,源自父母的称为遗传型,父母正常的称为新发突变型。这种情况通过基因检测一般容易被发现。还有一种比较特殊的情况就是"嵌合突变",它是在胚胎发育到比较晚的时候产生了突变。体内的基因突变不是均匀的,受精卵分裂所处的阶段决定了基因突变的比例,例如当受精卵分裂成四个细胞时发生的突变,从理论上来说就是四个细胞里有一个细胞突变,这种患者的父母是正常的,患者会出现局限型的肿瘤,疾病严重程度也比较轻,NF2 患者中有 25%～33% 患者属于这种情况。嵌合突变最早就是在 NF2 患者中发现的。一项对 1000 多例新发 NF2 患者的研究发现,超过 50% 的此类病例可能是由于镶嵌所致。这种情况的患者有一部分即使通过基因检测也不能测出突变,原因在于突变的细胞比例比较低,即所谓突变丰度值低。

目前已知的 200 多个 NF2 基因的突变体,大部分为单个碱基的改变,小部分是一些大片段的缺失和插入。这种突变类型,大部分可以通过 NGS(二代测序)找到。还有一些比较大的片段存在二代测序不能识别的情况,可以用多重连接探针扩增技术（MLPA）或其他的一些技术来检测。但即使这样,NF2 的检出率仅有 60%,有时需要分析肿瘤组织和综合临床表现加以分析判断。

（三）临床表现

NF2 患者易患神经系统肿瘤,主要包括神经鞘瘤、脑膜瘤和室管膜瘤等。

NF2 的标志性的表现是双侧前庭神经鞘瘤,患者通常在 20 岁左右发病。初始或主诉症状根据就诊年龄不同而异。儿童期患者常表现为视力/眼部问题、无力、疼痛、单一颅神经症状、皮肤肿瘤和（或）癫痫发作等。成年患者常见的主诉是听力损失和耳鸣。

1. 前庭神经鞘瘤　NF2 中的前庭神经鞘瘤常为双侧，占 90%～95%，表现为耳鸣、听力逐渐减退和平衡功能障碍。在 NF2 患者中，几乎所有的前庭神经鞘瘤都是良性的，从组织学上看，它们类似于散发性前庭神经鞘瘤，但它们通常以多种形式生长。这些肿瘤包含具有不同 NF2 基因突变的混合细胞群（多克隆性）。若不治疗，可引起共济失调、构音障碍、吞咽困难、误吸和声音嘶哑等脑干压迫症状，引起脑积水、小脑扁桃体疝形成、死亡等。

2. 其他神经鞘瘤　NF2 患者可以伴发其他神经鞘瘤，如三叉神经鞘瘤和后组颅内神经鞘瘤，占 24%～51%。在 70% 的 NF2 患者中发现了周围神经鞘瘤（常见的是椎旁和皮下神经鞘瘤）。与 NF1 不同，NF2 的神经鞘瘤几乎不恶变。

3. 脑膜瘤　脑膜瘤发生在大约 50% 的 NF2 患者中，大多数是颅内脑膜瘤，通常为多发性，其发病率随年龄的增长而增长，总体发病率可能高达 75%。和散发性脑膜瘤相比，NF2 患者的脑膜瘤多为非典型或间变性。颅内脑膜瘤主要表现为头痛或癫痫发作，约占 30%。NF2 患者比一般人群更年轻，而约 20% 初始诊断为脑膜瘤的儿童患者最终被诊断为 NF2。

4. 椎管内肿瘤　多数 NF2 患者合并椎管内肿瘤，可导致根性疼痛、肌无力或感觉异常。神经鞘瘤最常见，起源于脊髓背根，可呈特征性的哑铃状。脊髓室管膜瘤约 85% 发生于颈和颅颈交界处，通常表现为脊髓内呈"珍珠串"状的多发性肿瘤。组织学上，通常是低度恶性的室管膜瘤，通常无症状，可通过常规影像学检查确诊。脑膜瘤也可发生于脊髓的椎管内髓外间隙。

5. 眼部表现　大多数 NF2 患者都有眼部并发症，遗传严重程度越高，眼部表现越严重。最常见的是由后囊下晶状体混浊引起的白内障（约占 80%），其他眼部表现包括视网膜错构瘤、视神经胶质瘤、视神经脑膜瘤和眼内神经鞘瘤。

6. 皮肤表现　约 70% 的 NF2 患者有皮肤表现，仅 10% 的患者有 10 个以上的皮肤肿瘤。可表现为皮内微微凸起的斑块样病变，以及可触及的皮下结节，有时结节沿着周围神经走行分布。偶尔可见到与 NF1 患者类似的皮内肿瘤。这些肿瘤常为神经鞘瘤，而非神经纤维瘤。

（四）辅助检查

1. CT 和 MRI　CT 或 MRI 检查均可发现颅内和椎管内的肿瘤。通常 NF2 相关肿瘤在 CT 上表现为略高密度。MRI 尤其是增强扫描多可清晰显示各部位的多发性肿瘤，NF2 的影像学特征性表现为双侧听神经瘤，起源于内听道，T1 为低或等信号，T2 呈高信号或略高信号，部分伴囊性变。增强扫描肿瘤多表现为明显的不均匀强化。

2. 眼科检查　约 80% 的 NF2 患者伴有白内障，裂隙灯或眼底镜检查可见晶状体混浊，并可见其他眼部病变，如视网膜前膜（或称特发性黄斑视网膜前膜）、视网膜错构瘤等。

3. 皮肤检查　可见斑块样病变，位于皮内并微微凸起，这些斑块可能比周围皮肤着色更深，并可能伴有表面毛发增加。常可触及皮下结节，多沿周围神经走行分布。偶尔也可见到与 NF1 患者类似的皮内肿瘤。但这些肿瘤常为神经鞘瘤。

4. 纯音阈值和言语识别率的听力学测量　NF2 相关前庭神经鞘瘤主要表现为单侧或双侧高频纯音听力丧失的感音性耳聋，前庭神经鞘瘤几乎均有言语识别率的下降，甚至低达 30%，测定言语识别率对判断听力障碍的程度具有重要意义。

5. 基因检测　采集患者外周正常组织（血液淋巴细胞、黏膜上皮细胞等）并提取 DNA，进行 NF2 基因检测，如发现 NF2 基因存在突变和（或）大片段缺失，可作为遗传学诊断依据。需要注意的是，由于超过 25% 的散发病例存在基因的嵌合突变，仅提取外周正常组织中的 DNA，可能检测不到 NF2 基因突变。在这些患者中，需要获取患者不同部位的 2 个及 2 个以上肿瘤进行 NF2 基因检测，才能进一步确诊。

（五）诊断及鉴别诊断

NF2 的诊断主要依据临床表现、影像学检查和基因检测。疑似 NF2 患者应进行初始评估，包括详尽的临床病史和家族史，仔细的皮肤和眼部检查，以及头颅、脊髓 MRI 检查。对于家族史阳性的患者，或临床表现不典型者，需进行基因检测以发现是否存在 NF2 基因突变。

1.诊断标准 既往 NF2 的诊断标准采用的是 1987 年制定的诊断标准和 2005 年推出的 Manchester 诊断标准。2019 年,美国神经纤维瘤病会议对 NF2 诊断标准再次进行了修订,具体推荐如下。

满足 A、B、C 任意一项即可诊断。

A:双侧前庭神经鞘瘤,可以诊断为 NF2。

B:不同部位 2 个 NF2 相关肿瘤中检测到同一 NF2 基因突变可以诊断为 NF2。

NF2 相关肿瘤是指神经鞘瘤、脑膜瘤、室管膜瘤等,由于在散发性脑膜瘤和神经鞘瘤上也常常能检测到 NF2 基因突变,所以必须是在 2 个不同位置上的肿瘤中测得 NF2 基因在同一位点发生突变方能诊断为 NF2。

C:满足以下 2 个主要标准或 1 个主要标准＋2 个次要标准也可以诊断为 NF2。

主要标准:单侧前庭神经鞘瘤;为 NF2 患者的一级亲属;2 个或 2 个以上脑膜瘤;血液或正常组织中检测出 NF2 基因突变。

次要标准 a(同类病变可以累积计数,如患有 2 个神经鞘瘤,则视为满足 2 个次要标准):室管膜瘤,神经鞘瘤(如主要标准为单侧前庭神经鞘瘤,需要至少包含 1 个皮肤型神经鞘瘤)。

次要标准 b(同类病变不可累积计数):青少年囊下或皮质性白内障,视网膜错构瘤,40 岁以下视网膜前膜,脑膜瘤等。

2.鉴别诊断

(1)散发性前庭神经鞘瘤:散发性前庭神经鞘瘤仅为单侧,而 NF2 通常是双侧的,比较容易鉴别。但在部分先后出现双侧听神经瘤的病例中有可能引起混淆,在 30 岁之后诊断为前庭神经鞘瘤的患者最后成为 NF2 的可能性极小。

(2)神经鞘瘤病:神经鞘瘤病是一种罕见的散发性或家族性神经纤维瘤病,主要表现为多发性周围神经鞘瘤和颅内神经鞘瘤,但不伴有前庭神经受累。神经鞘瘤病与 SMARCB1 基因及 LZTR1 基因突变有关,这两种基因也位于 22 号染色体。

(3)NF1:NF2 表现为双侧前庭神经鞘瘤的概率很高,咖啡牛奶斑比较少见,无 Lisch 结节。NF2 患者没有 NF1 患者中常见的认知功能障碍,相关的神经鞘瘤不会恶变。两者均可出现脊神经肿瘤,在 NF2 中为神经鞘瘤,但在 NF1 中为神经纤维瘤。

(4)家族性脑膜瘤:家族性脑膜瘤是一种罕见疾病,多发性脑膜瘤常见于年龄较大的成人。NF2 基因检测阴性。

（六）治疗与预后

NF2 的治疗较为复杂,需要多学科团队进行个体化治疗。多学科团队中应至少包括神经外科医生、五官科医生、神经放射科医生、神经内科医生、专科护士和遗传科医生等。

1.手术治疗

(1)前庭神经鞘瘤:双侧前庭神经鞘瘤是 NF2 的特征性表现,发病率为 95％。因双侧永久性面瘫将无法生活,而双侧完全失聪也是正常生活的重大障碍,所以手术的关键在于如何保留面神经功能和听力。NF2 的手术治疗比散发性听神经瘤更具挑战性,术中保留听力、面神经功能较散发性听神经瘤更为困难。所以还是建议在肿瘤比较小(1 cm 左右或以内)、没有明显听力损害的情况下早期进行一侧的手术治疗,争取保留至少一侧的听力和面神经功能。如双侧肿瘤均在 2 cm 以内,均有有效听力,应该建议分期手术切除,先手术切除一侧肿瘤,应全力保留面神经功能和听力,因为术后保留的听力是永久的,如成功,再切除另外一侧肿瘤,同样力争保留面神经功能和听力;如不成功,另外一侧肿瘤可行伽玛刀或射波刀治疗,不应勉强手术。如双侧听神经瘤导致明显的颅内压增高,威胁患者的生命,可手术切除一侧较大的肿瘤,保留较小的肿瘤,用伽玛刀或射波刀控制其生长。如双侧肿瘤均较大,可分期手术,分别切除,但至少要保留一侧的面神经功能,如一侧面神经功能保留不佳,则对侧只能做包膜下切除或大部分切除,残余肿瘤进行伽玛刀或射波刀治疗,绝不可强求双侧肿瘤的全切除。当然也可以根据听力损害的程度选择听力重建方式,对于术后有听力下降的患者可佩戴助听器来改善听力;如果术后有足够的残余听力,可以先用常规助听器进行听觉康复,然后再进行耳蜗植入或听觉脑干植入(ABI)来挽救听力。值得注意的是,立体定向放疗在NF2患者中的控制作用较散发性者差,如果为提高控制率过多增大放疗剂量则可加速听力损失。

(2)脑膜瘤:NF2第二常见的肿瘤,发生率约50%,常多发。发病年龄一般小于散发性脑膜瘤者,常具有更高的增殖活性。颅内多发性脑膜瘤是影响NF2患者生存期的重要因素,伴有颅内多发性脑膜瘤的NF2患者的生存期明显缩短,相对病死率是不合并脑膜瘤患者的2.5倍。NF2脑膜瘤症状与其大小和位置相关。手术是NF2脑膜瘤的主要治疗方法。一般来说,对无症状、随访无明显生长的NF2脑膜瘤患者,可采取保守观察策略。每年行薄层头颅增强MRI检查1次,并测量肿瘤体积,监测肿瘤进展。对于有症状和生长较快的NF2脑膜瘤,应及时手术治疗,避免其造成严重的神经功能障碍。对于多发性脑膜瘤,如果可能,应争取一次手术尽量全切除。

(3)三叉神经鞘瘤及其他颅内神经鞘瘤:这些神经鞘瘤的治疗原则和同一部位散发性神经鞘瘤总体一致。三叉神经鞘瘤的发生率仅次于前庭神经鞘瘤,占非前庭神经鞘瘤的72%。NF2的三叉神经鞘瘤通常体积较小,生长速度缓慢,大多无症状,一般只需密切观察即可。对于伴有临床症状的NF2三叉神经鞘瘤,可考虑手术治疗。术后复发率与肿瘤体积有关,肿瘤体积越大,复发率越高;常见复发部位为海绵窦。肿瘤复发后,可考虑再次手术治疗。NF2的后组颅内神经鞘瘤相对少见,主要表现为吞咽功能障碍;手术治疗风险较大,术后吞咽功能障碍可进一步加重,但如肿瘤明显压迫脑干等且有明显症状者,仍应及时手术治疗。

(4)椎管内肿瘤:NF2椎管内肿瘤较为常见,发生率为63%~90%。这些肿瘤压迫脊髓或脊神经可引起患者肢体运动和感觉障碍、肢体疼痛、大小便失禁等症状,严重影响患者生活质量,约30%的患者需接受手术治疗。NF2髓内室管膜瘤发生率为18%~53%,常位于延颈髓交界和颈髓处。主要临床表现为背痛、肢体无力及相应节段感觉障碍等,位于高位颈髓者可伴有呼吸困难。NF2室管膜瘤通常由多个结节和囊性变组成,与散发性室管膜瘤相比,手术全切除的难度大,术后并发症发生率高,以往治疗上比较保守。但是随访发现71%的NF2髓内室管膜瘤会在4~5年出现肿瘤增大,导致患者病情恶化;故发现NF2髓内室管膜瘤后,应在全面评估患者情况后决定是否应该早期手术干预。对于合并其他肿瘤较少的轻型患者,建议积极手术治疗;对于中枢神经系统肿瘤数目较多,已经有明显神经功能障碍的重型患者,为避免术后患者病情进一步恶化,可考虑使用贝伐珠单抗等药物保守治疗。多数NF2髓内室管膜瘤属于WHO Ⅱ级肿瘤,手术应尽可能完整切除病变,保留神经功能。对于肿瘤与神经组织粘连紧密的患者,可行部分切除或次全切除,术后进行放疗。NF2髓外肿瘤也较常见,神经鞘瘤发病率为55%~90%,脊膜瘤发病率约20%。许多患者具有多发细小的马尾神经鞘瘤,可长期无明显症状。椎管内神经鞘瘤、脊膜神经鞘瘤多生长缓慢,对于无症状者,可保守观察处理;对于压迫症状明显者,首选手术治疗。与髓内肿瘤相比,髓外肿瘤手术切除风险较低,术后神经功能保留率较高。另外,NF2椎管内肿瘤多发,建议尽量选择对骨质破坏少或者椎板复位等椎板成形术式,以减少因多次手术导致的脊柱不稳定的发生。

2.药物治疗 用于治疗NF2肿瘤的药物均处在临床试验阶段,初步结果表明已有数种药物可在一定程度上控制肿瘤生长,改善患者神经功能。

贝伐珠单抗(bevacizumab)是一种抗血管内皮生长因子的单克隆抗体,可使部分NF2相关前庭神经鞘瘤患者的肿瘤体积缩小和听力得到改善,对于危及功能的快速生长性前庭神经鞘瘤,术前也可先将贝伐珠单抗用作一线药物治疗。应用贝伐珠单抗后也可不同程度地改善NF2室管膜瘤患者的症状,但对脑膜瘤的效果尚不明确。

其他靶向药物处于Ⅱ期临床试验中,包括VEGFR多肽疫苗、小分子酪氨酸激酶抑制剂(厄洛替尼、拉帕替尼等)和mTOR信号通路抑制剂(依维莫司)等。此外,其他潜在治疗NF2肿瘤的药物,如RAF/MEK/ERK、FAK、PD-1/PD-L1、趋化因子受体及cMET通路抑制剂等,仍有待开展相关临床试验来进一步验证。

3.立体定向放疗 由于目前尚无证据表明放疗对NF2前庭神经鞘瘤患者听力的长期保留有效,对于外科手术有保留听力可能的 NF2 前庭神经鞘瘤患者，应首先建议患者行保留听力手术。对于手术切除困难、无保留听力可能或术后有残留、复发的肿瘤以及拒绝手术的 NF2 前庭神经鞘瘤患者，可以采用立体定向放疗。虽然立体定向放疗对 NF2 前庭神经鞘瘤的局部肿瘤控制率、有用听力保留率均明显低于散发性肿瘤，但对于控制肿瘤发展并延缓病程进展仍有意义。NF2 脑膜瘤、三叉神经和其他颅内神经鞘瘤，如果不适合手术治疗，可以进行放疗。放疗对于不适合或不愿意接受手术治疗的 NF2 患者是一个重要的治疗手段。而对于放疗的一些潜在风险，如肿瘤恶变，以及放疗后造成的肿瘤与周围组织粘连增加了以后手术的难度等，需要明确告知患者。

三、神经鞘瘤病

（一）概述

神经鞘瘤病（schwannomatosis）又称施万细胞瘤病，是一种不合并双侧前庭神经鞘瘤的，以多发性周围神经鞘瘤为特征的综合征。大部分病例由抑癌基因 SMARCB1 和 LZTR1 的失活突变导致；该病没有性别或种族倾向，诊断时的中位年龄约为 40 岁。有观点认为大约每 69000 个新生儿中就有一个患有这种疾病，但实际发病率可能会高得多，因为可能有更多病例的症状极少而未能检出。

（二）发病机制

神经鞘瘤是一种完全由施万细胞组成的良性周围神经鞘瘤，起源于颅神经、脊神经根或周围神经。呈偏心性生长，神经纤维受压移位，形态可以是有包膜的或丛状的；标志性病理特征为紧密排列成束的梭形细胞区域（Antoni A 区域）与有少量细胞、排列较紊乱的区域（Antoni B 区域）交替出现。尽管 SMARCB1、LZTR1 和 NF2 基因突变已经被确定与神经鞘瘤病的发生有关，但神经鞘瘤病的遗传背景和遗传模式还不完全清楚。目前已在 40%～50% 的家族性神经鞘瘤病患者和 10% 的散发性神经鞘瘤病患者中发现 SMARCB1 的种系突变或缺失。家族性神经鞘瘤病患者中发现的遗传性突变有可能是非突发性的（即错义或剪接位点），相比之下，散发性神经鞘瘤病患者更有可能存在截短突变（即移码或无义变异），这也会导致 SMARCB1 功能性缺失。SMARCB1（也称为 hSNF5、INI1 和 BAF47）是 SWI/SNF 复合物的亚单位，通过调节细胞周期和诱导衰老来发挥其肿瘤抑制功能。而 SWI/SNF 复合物是一种依赖 ATP 的染色质重塑复合物，主要调节谱系特异性基因表达和胚胎干细胞编程。SWI/SNF 复合物亚单位的突变在人类癌症中很常见。关于 44 项外显子序列的研究结果表明，SWI/SNF 复合物亚单位在19.6% 的人类肿瘤中发生突变。2014 年，研究者发现约 80% 的神经鞘瘤病患者存在 LZTR1 种系突变，这些患者缺乏 SMARCB1 突变，但其肿瘤细胞丢失了 22q 染色体，LZTR1 位于 22q11.21。LZTR1 基因突变在几种癌症中被发现，并且有报道该基因在有双等位基因突变的胶质母细胞瘤中起着肿瘤抑制作用。LZTR1 蛋白属于 BTB/POZ 超家族，参与多种细胞过程，包括染色质构象和细胞周期的调节。与有 SMARCB1 相关性的神经鞘瘤病一样，在 NF2 的神经鞘瘤中也发现了 LZTR1 基因突变的不同体细胞突变。有研究显示，约 40% 家族性神经鞘瘤病患者、25% 散发性神经鞘瘤病患者以及 5% 单侧前庭神经鞘瘤和其他的非前庭神经鞘瘤患者具有 LZTR1 基因突变。

（三）临床表现

神经鞘瘤病患者出现症状的平均年龄通常在 25～30 岁，但正式诊断通常会延迟大约 10 年。患者常表现为疼痛（46%）、肿块（27%）或两者兼有（11%）。疼痛是最常见的症状，68% 的患者存在慢性疼痛。

多发性神经鞘瘤是神经鞘瘤病的特征性标志。神经鞘瘤是神经鞘膜的良性肿瘤，常表现为颅神经、脊神经根或周围神经相关的孤立性、有包膜的肿块，通常影响脊柱（74%）和周围神经（89%），但颅内神经鞘瘤（主要是三叉神经鞘瘤）相对少见（8%）。几乎所有的神经鞘瘤病患者均存在一个或多个周围神经鞘瘤，常见于上肢或下肢，也可见于头颈部、胸部、腹部和盆腔；颅内神经鞘瘤的症状取决于受累的神经，以三叉神经受累为主。大约 74% 的患者存在脊神经根神经鞘瘤，腰椎节段最常受累。20%～30% 的患者发生皮下神经鞘瘤，但数量通常低于 5 个。约 30% 的患者可发生局限性或节段性病变，即局限于单个肢体或 2 个脊柱节段的多发性神经鞘瘤。单侧前庭神经鞘瘤在神经鞘瘤病中很少见,主要见于 LZTR1 基因突变的患者,针对合并单侧前庭神经鞘瘤和其他神经鞘瘤患者的研究表明,尽管在神经鞘瘤病中没有报告双侧前庭神经鞘瘤的存在,神经鞘瘤病和 NF2 之间可能存在表型重叠。脑膜瘤发生在大约 5% 的神经鞘瘤病患者中,多位于大脑镰;有报道发现了少数存在 SMARCB1 基因种系突变的家族存在神经鞘瘤病和多发性脑膜瘤。此外,神经鞘瘤病中是否有恶性肿瘤的发生一直存在争议,多数学者认为风险较低,但还是有可能发生。

(四)辅助检查

神经鞘瘤病的影像学表现包括沿周围神经(包括颅神经或脊髓神经根的外周段)分布的多个散在的、边界清楚的圆形至椭圆形病变。多达 1/3 的患者表现为节段型神经鞘瘤病,神经鞘瘤局限于一个肢体或 5 个或更少的相邻脊髓节段内。除了头颅 MRI 检查外,推荐对所有患者行脊柱 MRI 检查,明确脊髓有无受累,并排除脊髓压迫。还应依据已有症状或者神经系统检查阳性发现的部位对周围神经系统进行重点 MRI 检查;使用 STIR 序列的 MRI 检查有助于显示神经鞘瘤。

1. CT 和 MRI 在 CT 上,神经鞘瘤呈略低密度至等密度,可以有不同程度的增强。在 MRI 上,病灶在未增强的 T1 上通常为低至中等信号,在 T2 和 STIR 上显示高信号,T2 弛豫时间随着肿瘤细胞数的增加而减少,增强的 T1 呈明显的不均匀增强。有研究表明,与孤立的神经鞘瘤和良性周围神经鞘肿瘤的经典"靶样"信号相反,神经鞘瘤病的病变往往表现出更均匀的 T2 高信号。

2. 基因检测 基因检测可能有助于诊断神经鞘瘤病。但除了 SMARCB1 和 LZTR1 基因突变,神经鞘瘤病可能还存在其他尚未明确的致病基因和分子调节机制,这限制了通过基因检测排除神经鞘瘤病的可能性。另外,基因检测对确定神经鞘瘤病的预后或指导治疗并无帮助。

(五)诊断及鉴别诊断

1. 诊断标准

(1)现行的神经鞘瘤病诊断标准在 2005 年首次被提出,并在 2006 年进行了修订,现总结如下。

首先,所有明确的或可能诊断的神经鞘瘤病的患者,其临床表现都不能符合 NF2 现有的任何诊断标准,并且在 MRI 中没有前庭神经鞘瘤的证据(特别是双侧前庭神经鞘瘤),没有 NF2 一级亲属或已知的 NF2 基因突变。然后再根据以下标准,患者可诊断为确诊、疑诊或考虑为节段型神经鞘瘤病。

①有下述两种情况可确诊为神经鞘瘤病。

a. 年龄>30 岁且含有 2 个或 2 个以上非皮内神经鞘瘤,至少 1 个经组织学证实。

b. 1 个经病理证实的非前庭神经鞘瘤加上有一级亲属符合以上标准。

②有以下任一情况可疑诊为神经鞘瘤病。

a. 年龄<30 岁,且含有 2 个或 2 个以上非皮内神经鞘瘤,至少 1 个经组织学证实。

b. 年龄>45 岁,且含有 2 个或 2 个以上非皮内神经鞘瘤,至少 1 个经组织学证实。

c. 有神经鞘瘤的影像学证据,并且有一级亲属符合确诊神经鞘瘤病的诊断标准。

③节段型神经鞘瘤病。

患者符合确诊或疑诊神经鞘瘤病诊断标准,同时神经鞘瘤局限于单个肢体或者不超过 5 个连续脊柱节段。

(2)2011 年,又提出了包括分子诊断内容的诊断标准,现介绍如下。

①分子诊断。

a. 2 个或多个病理证实的神经鞘瘤或脑膜瘤,以及至少 2 个 22 号染色体杂合性缺失(LOH)和 2 种不同的 NF2 基因突变;如果存在常见的 SMARCB1 突变,就可定义为 SMARCB1 相关的神经鞘瘤病。

b. 1 个病理证实的神经鞘瘤或脑膜瘤,以及存在 SMARCB1 种系致病突变。

②临床诊断。

a. 2 个或 2 个以上非皮内神经鞘瘤,其中 1 个经病理证实,包括经 MRI 检查无双侧前庭神经鞘瘤(层面厚度不超过 3 mm 的内听道薄层扫描)。可能会有一些 NF2 嵌合体患者在年轻时被纳入诊断,并且少数神经鞘瘤病患者被报道患有单侧前庭神经鞘瘤或多发性脑膜瘤。

b.1个病理证实的神经鞘瘤或颅内脑膜瘤,并有一级亲属累及。

c.虽然有2个或2个以上的非皮内肿瘤,但都不能被病理证实为神经鞘瘤,但有与肿瘤相关的慢性疼痛,应考虑神经鞘瘤病的诊断。

（3）具有以下特征的患者不能给予神经鞘瘤病的诊断。

①具有致病性NF2基因突变;

②满足NF2的诊断标准;

③一级亲属患有NF2;

④神经鞘瘤仅发生在以前的放疗区域。

2.鉴别诊断

（1）NF2:神经鞘瘤病不累及前庭神经,而双侧前庭神经鞘瘤是NF2的关键临床特征,因此这是重要鉴别点。但鉴别这两种疾病仍有一定的困难,因为镶嵌型NF2患者也可表现为多发性神经鞘瘤,且不存在前庭神经鞘瘤,因此与神经鞘瘤病的表现类似。此外,多发性脑膜瘤在NF2患者中常见,但也可见于很少一部分神经鞘瘤病患者,因此依据有无脑膜瘤难以鉴别这两种疾病。详细采集家族史有助于鉴别诊断。

（2）节段型NF1:具有明显的NF1特征,比如皮肤色素异常（咖啡牛奶斑）,可以根据病理诊断为神经纤维瘤而非神经鞘瘤来排除。

（六）治疗与预后

神经鞘瘤病患者的治疗主要以症状为导向,应尽可能由具有神经鞘瘤病治疗专业知识的多学科团队对患者进行治疗。

1.手术治疗 适用于有症状的或病变迅速增大的患者。手术治疗可以减轻局部疼痛或邻近组织压迫引起的症状。手术治疗的主要问题是有可能无法避免术后相应的受累及的神经功能影响。

2.放疗 与神经鞘瘤病相关的经验有限。大多数专家认为对无法手术的、肿瘤增大需要治疗的患者可以进行各种放疗。

3.药物治疗 有报道称贝伐珠单抗治疗可使患者获益,但是对症状性（即疼痛性）神经鞘瘤的作用仍不清楚。大多数患者在病程的某个阶段需要使用止痛药,但没有统一的治疗方法;难治性疼痛患者可通过慢性疼痛管理（疼痛专病门诊）获得缓解。

（钟平）

参 考 文 献

[1] Asthagiri A R,Parry D M,Butman J A,et al. Neurofibromatosis type 2[J]. Lancet,2009,373 (9679):1974-1986.

[2] Baser M E,Friedman J M,Evans D G R. Increasing the specificity of diagnostic criteria for schwannomatosis[J]. Neurology,2006,66(5):730-732.

[3] Blakeley J O,Plotkin S R. Therapeutic advances for the tumors associated with neurofibromatosis type 1,type 2,and schwannomatosis[J]. Neuro Oncol,2016,18(5):624-638.

[4] Evans D G,Hartley C L,Smith P T,et al. Incidence of mosaicism in 1055 de novo NF2 cases: much higher than previous estimates with high utility of next-generation sequencing[J]. Genet Med,2020,22(1):53-59.

[5] Gutmann D H,Ferner R E,Listernick R H,et al. Neurofibromatosis type 1[J]. Nat Rev Dis Primers,2017,3:17004.

［6］ Kresak J L，Walsh M. Neurofibromatosis：areview of NF1，NF2，and schwannomatosis［J］. J Pediatr Genet，2016，5(2)：98-104.

［7］ Selvanathan S K，Shenton A，Ferner R，et al. Further genotype-phenotype correlations in neurofibromatosis 2［J］. Clin Genet，2010，77(2)：163-170.

［8］ Uusitalo E，Leppävirta J，Koffert A，et al. Incidence and mortality of neurofibromatosis：a total population study in Finland［J］. J Invest Dermatol，2015，135(3)：904-906.

［9］ Wilson B N，John A M，Handler M Z，et al. Neurofibromatosis type 1：new developments in genetics and treatment［J］. J Am Acad Dermatol，2021，84(6)：1667-1676.

［10］ 周良辅. 现代神经外科学［M］. 2 版. 上海：复旦大学出版社，2015.

［11］ 中国抗癌协会神经肿瘤专业委员会. 2 型神经纤维瘤病神经系统肿瘤多学科协作诊疗策略中国专家共识［J］. 中华神经外科杂志，2021，37(7)：663-668.